Zierden/Snowdon

Die beste Ernährung für die Wechseljahre

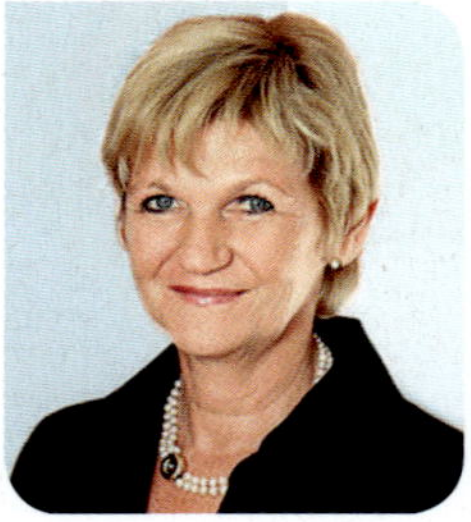

Dr. med. Irmgard Zierden ist Gynäkologin in eigener Praxis in Köln. Hier setzt sie auf einen ganzheitlichen Therapieansatz, bei dem Schulmedizin und Naturheilverfahren wie Akupunktur, die moderne Mayr-Medizin und Phyto- und Orthomolekular-Medizin ineinandergreifen. Da Beschwerden rund um die Wechseljahre ein sehr häufiges Thema in ihrer Sprechstunde sind, möchte sie mit diesem Buch ihre im Laufe der Jahre gesammelten Erfahrungen wiedergeben. Auch als Referentin bei verschiedenen Veranstaltungen rund um das Thema Frauengesundheit ist sie aktiv.

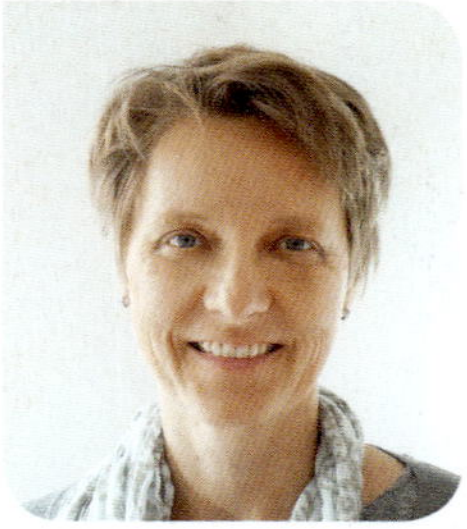

Die Diplom-Oecotrophologin **Bettina Snowdon** lebt und arbeitet in Hamburg. Nach vielen Jahren als Kochbuch-Redakteurin in der Buchverlagsbranche lektoriert und übersetzt sie nicht nur Koch- und Ernährungsbücher, sondern schreibt auch selber Bücher übers Essen und entwickelt Rezepte. Mit den damit gewonnen neuen Inspirationen bereichert sie immer wieder gerne auch ihre eigene Küche und Ernährungsweise.

Das Rezept zum Coverfoto finden Sie auf Seite 128

Dr. med. Irmgard Zierden · Dipl. oec. troph. Bettina Snowdon

Die beste Ernährung für die Wechseljahre

Hormone natürlich ausgleichen, Beschwerden lindern, Gewicht halten
Mit 140 vitalisierenden Rezepten

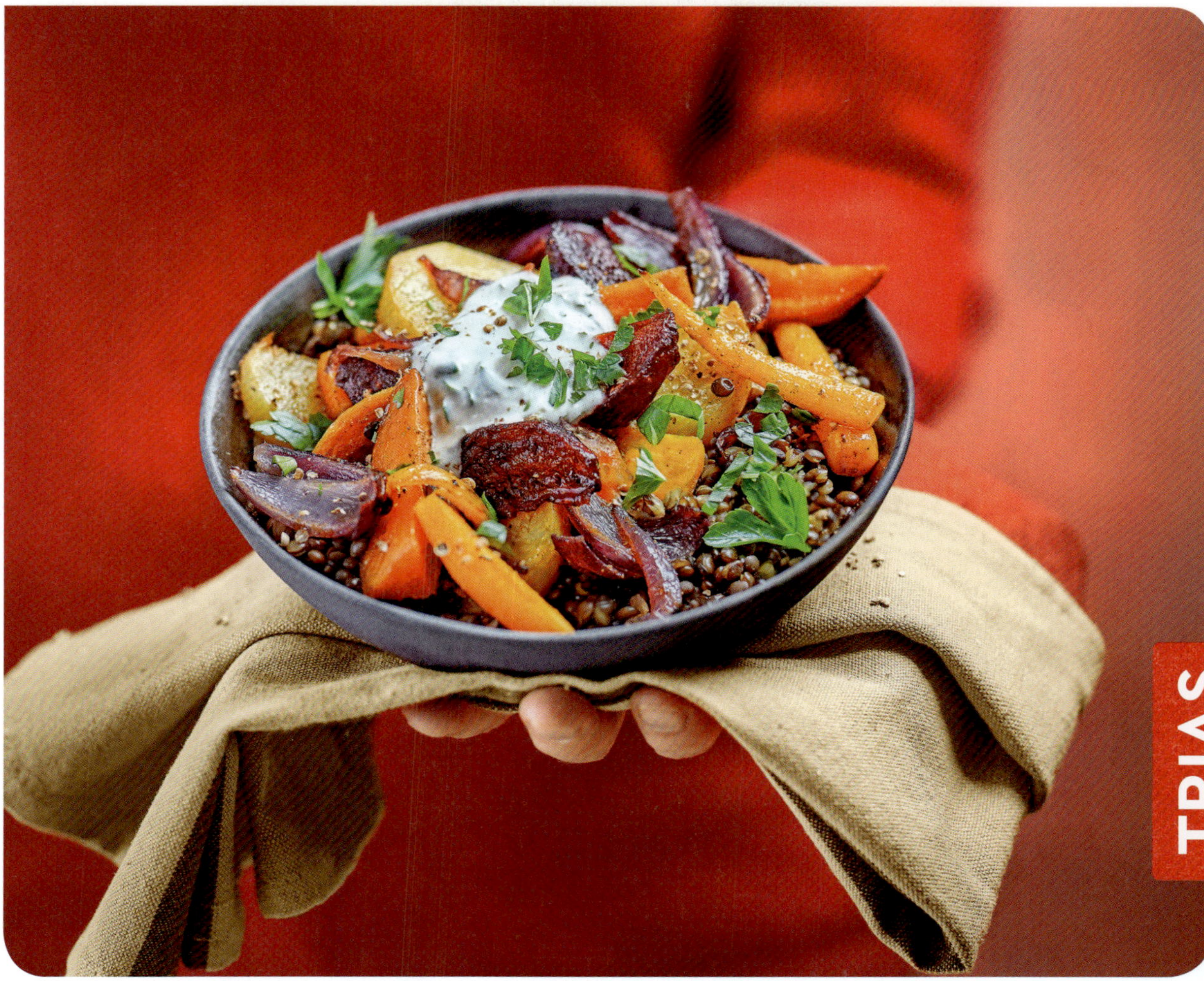

TRIAS

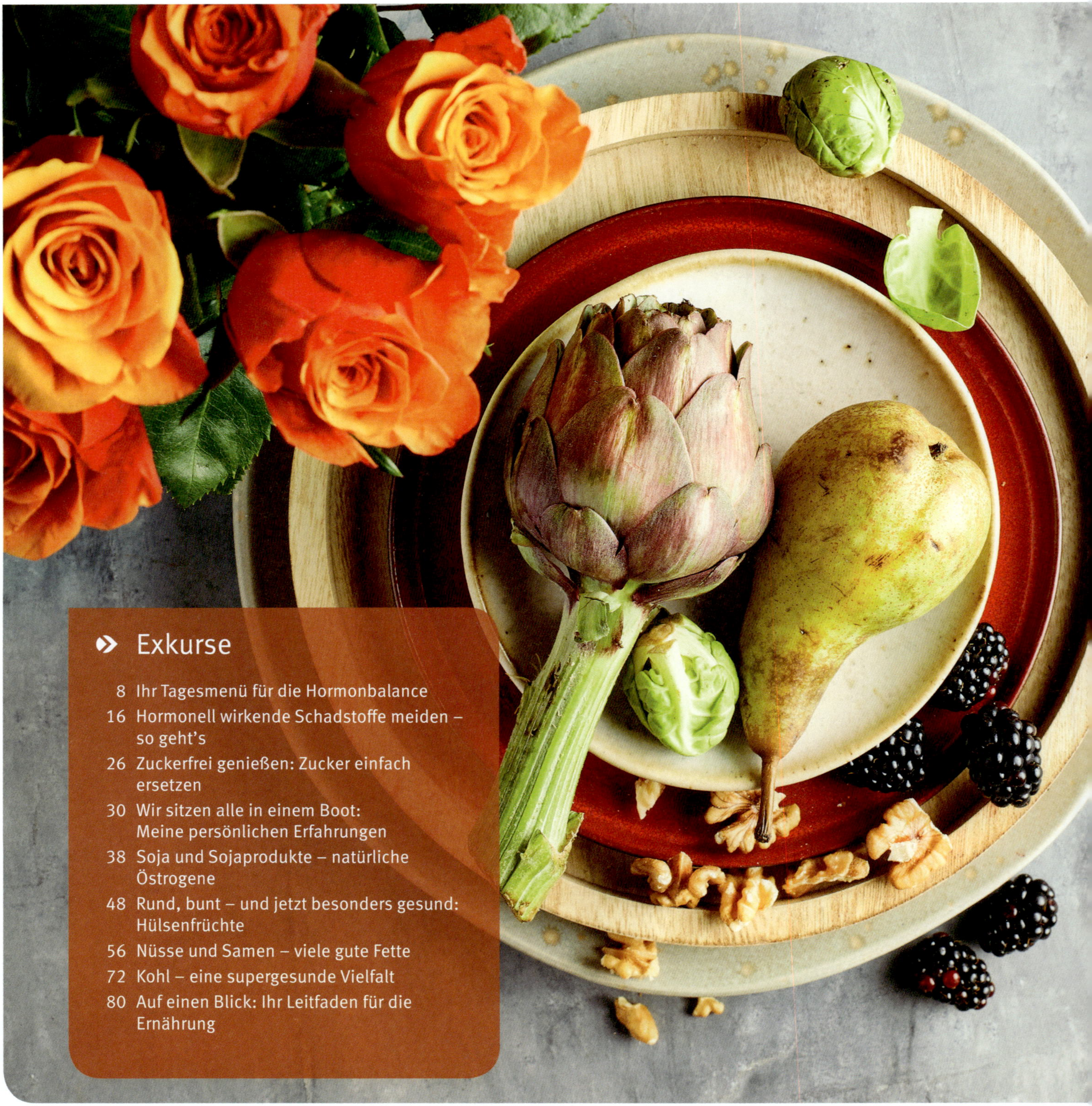

Exkurse

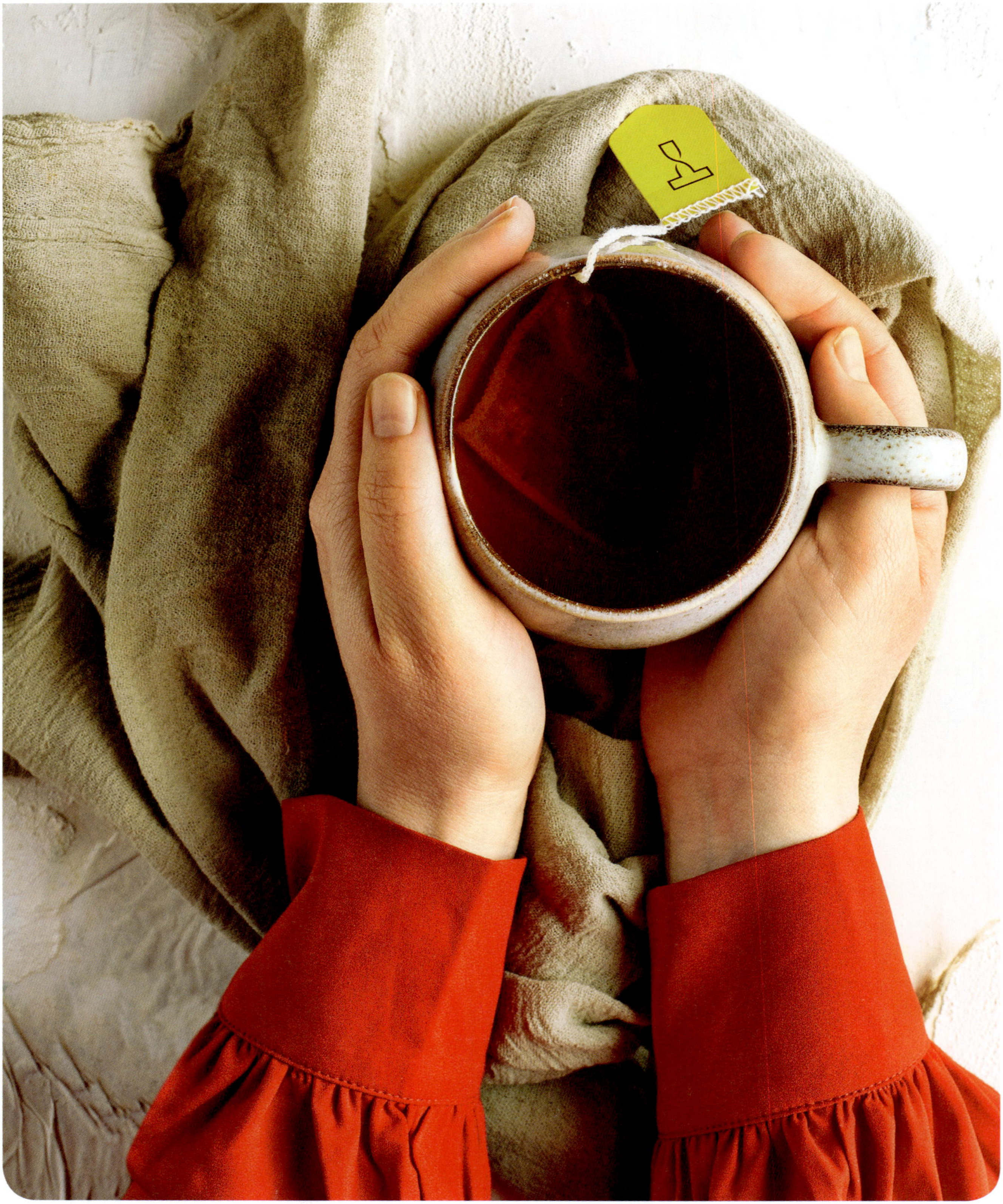

Willkommen in den heißen Jahren!

Mitten im Leben erlebt jede Frau früher oder später einen Wechsel, meist schleichend, selten plötzlich. Es ist ein Wechsel von Hormonen, Stimmungen, Temperaturempfindungen, körperlichen Formen und Funktionen. Man spricht von den Wechseljahren. Sie sind weder eine Krankheit noch eine Mangelerscheinung – sondern schlicht eine ganz normale Veränderung, wie die Pubertät in jungen Jahren.

Abgesehen von der Hormonumstellung mit Begleiterscheinungen wie Hitzewallungen, Stimmungsschwankungen und Schlafstörungen, betrifft diese Veränderung auch das Gewicht. Viele Frauen klagen über die Zunahme von Fettpolstern besonders am Bauch und fürchten sich davor, unattraktiv und dick zu werden.

Kein Grund, mutlos zu sein. Im Gegenteil, die Wechseljahre können den gewinnbringenden Start in ein verändertes Essverhalten bedeuten. Dabei geht es nicht ums Kalorienzählen, denn viel entscheidender bei der Gewichtskontrolle ist die Umstellung des Essverhaltens. Die richtige Lebensmittelauswahl kann dabei die lästigen Wechseljahrbeschwerden lindern.

In diesem Buch lernen Sie die Lebensmittel kennen, die in dieser Phase ganz besonders wertvoll für Sie sind. Und Sie bekommen mit fast 150 abwechslungsreichen Rezepten jede Menge Anregungen für ihre tägliche gesunde Ernährung.

Lassen Sie es sich gutgehen und gut schmecken.

Ihre Irmgard Zierden und Ihre Bettina Snowdon

Ihr Tagesmenü für die Hormonbalance

Frühstück

Sommerlicher Hirse-porridge

Für 2 Portionen
35 Min.

175 g Hirse • 300 ml Soja- oder Mandeldrink • ½ Zimtstange • ½ Granatapfel • ½ Mango • 1 Pfirsich • 3 EL gepoppter Amaranth • 2 TL Kokosblütenzucker

- Hirse in einem Sieb unter fließendem heißem Wasser waschen, bis das ablaufende Wasser klar ist. In einem kleinen Topf mit 300 ml Wasser und 150 ml Soja- oder Mandeldrink aufkochen. Die Zimtstange dazugeben und alles zugedeckt bei schwacher Hitze ca. 20 Minuten kochen lassen.

- Dann restlichen Drink dazugeben, aufkochen und die Hirse zugedeckt weitere 5 Minuten ausquellen lassen.

- Inzwischen Granatapfelkerne aus der Schale lösen. Mango schälen und das Fruchtfleisch vom Stein schneiden, Pfirsich waschen, entsteinen und kleinschneiden. Den Amaranth mit dem Kokosblütenzucker mischen. Hirse auf Schälchen verteilen, Früchte und die Amarantmischung daraufgeben.

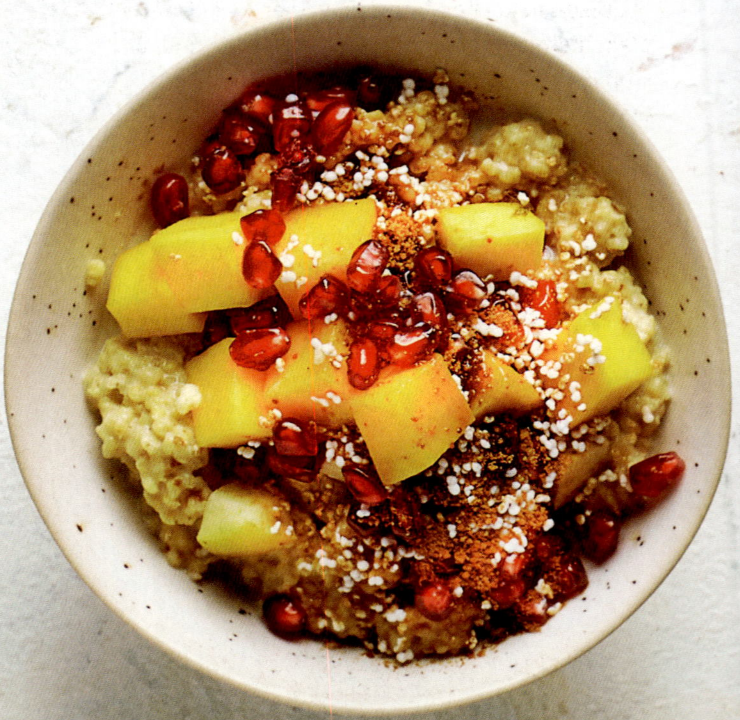

Mittag

Frittata mit Erbsen und Spinat

Für 2 Personen
⏲ 40 Min.

100 g TK-Erbsen • Salz • 30 g junger Blattspinat • ½ Bund Frühlingszwiebeln • 4 Eier • frisch gemahlener schwarzer Pfeffer • frisch geriebene Muskatnuss • 1 EL Öl • 100 g Frischkäse

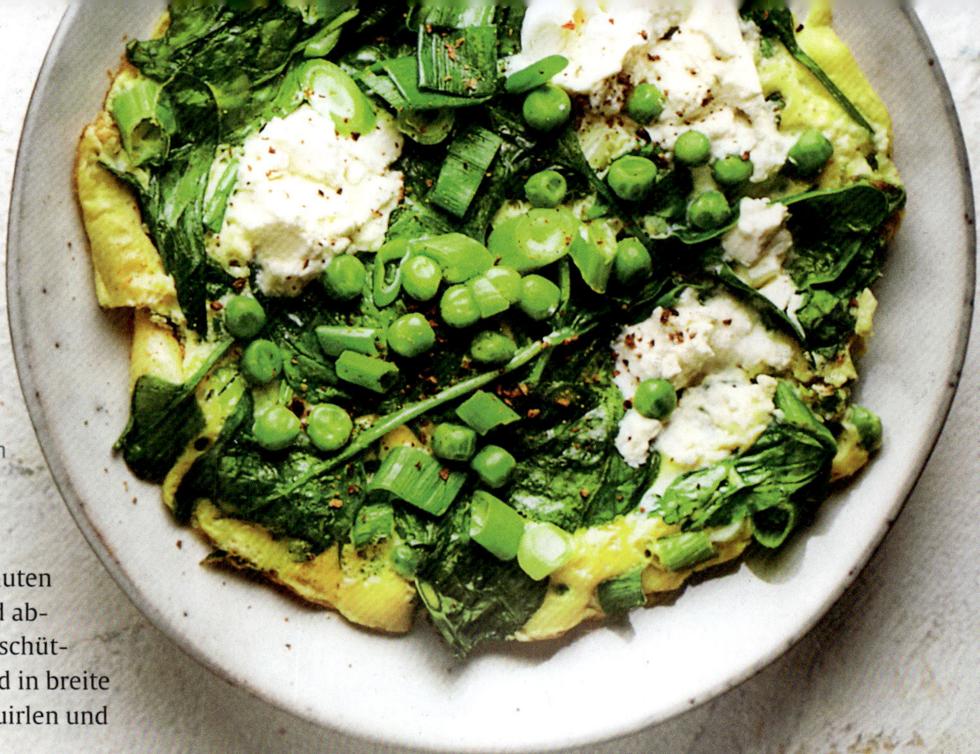

- Erbsen in kochendem Salzwasser 1–2 Minuten blanchieren. Abgießen, kalt abschrecken und abtropfen lassen. Spinat waschen und trocken schütteln. Frühlingszwiebeln putzen, waschen und in breite Ringe schneiden. Eier in einer Schüssel verquirlen und mit Salz, Pfeffer und Muskat würzen.

- Öl in einer ofenfesten Pfanne erhitzen und die Frühlingszwiebeln darin andünsten. Erbsen, Spinat und Eier zugeben und verrühren. Frischkäse in Klecksen darauf verteilen.

- Die Eier zugedeckt bei schwacher Hitze ca. 10 Minuten stocken lassen. Dann unter dem Backofengrill in ca. 3 Minuten goldbraun werden lassen.

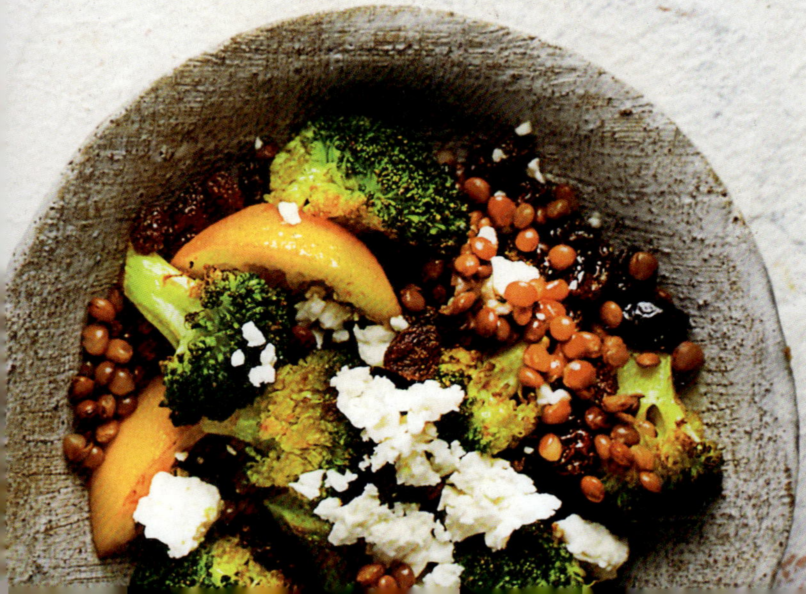

Abend

Brokkoli-Linsen-Ofensalat

Für 2 Portionen
⏲ 30 Min. + 25 Min. Kochzeit + 25 Min. Backzeit

75 g Belugalinsen • 500 g Brokkoli • 1 Bio-Zitrone • 25 g Sultaninen • 25 g Sesam • 1 EL Curry • ½ TL Salz • 2 EL Öl • 30 g Feta

- Linsen in der doppelten Menge Wasser aufkochen und bei schwacher Hitze 25 Minuten garen. Anschließend abgießen und gut abtropfen lassen.

- Backofen auf 180 °C vorheizen.

- Brokkoli waschen, gut abtropfen lassen und in Röschen teilen. ½ Zitrone in ½ cm dicke Scheiben schneiden. Brokkoli und Zitronenscheiben mit Sultaninen, Sesam, Curry, Salz und Öl vermischen. Auf einem mit Backpapier ausgelegten Blech verteilen und 25 Minuten im Ofen rösten. Nach 15 Minuten wenden.

- Linsen und Brokkoli mischen, den Feta grob zerbröseln und unterheben. Mit dem Saft der zweiten Zitronenhälfte abschmecken.

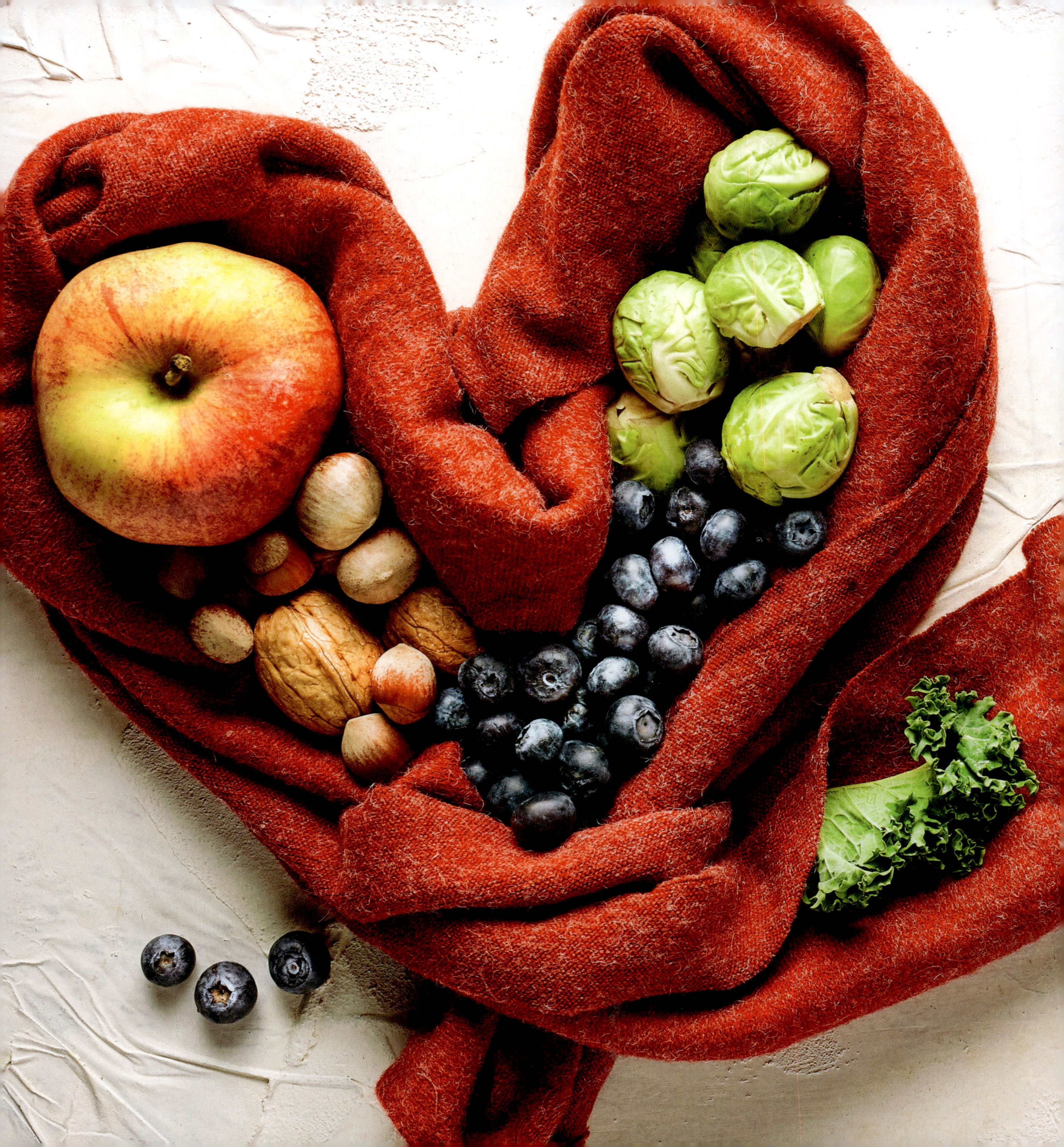

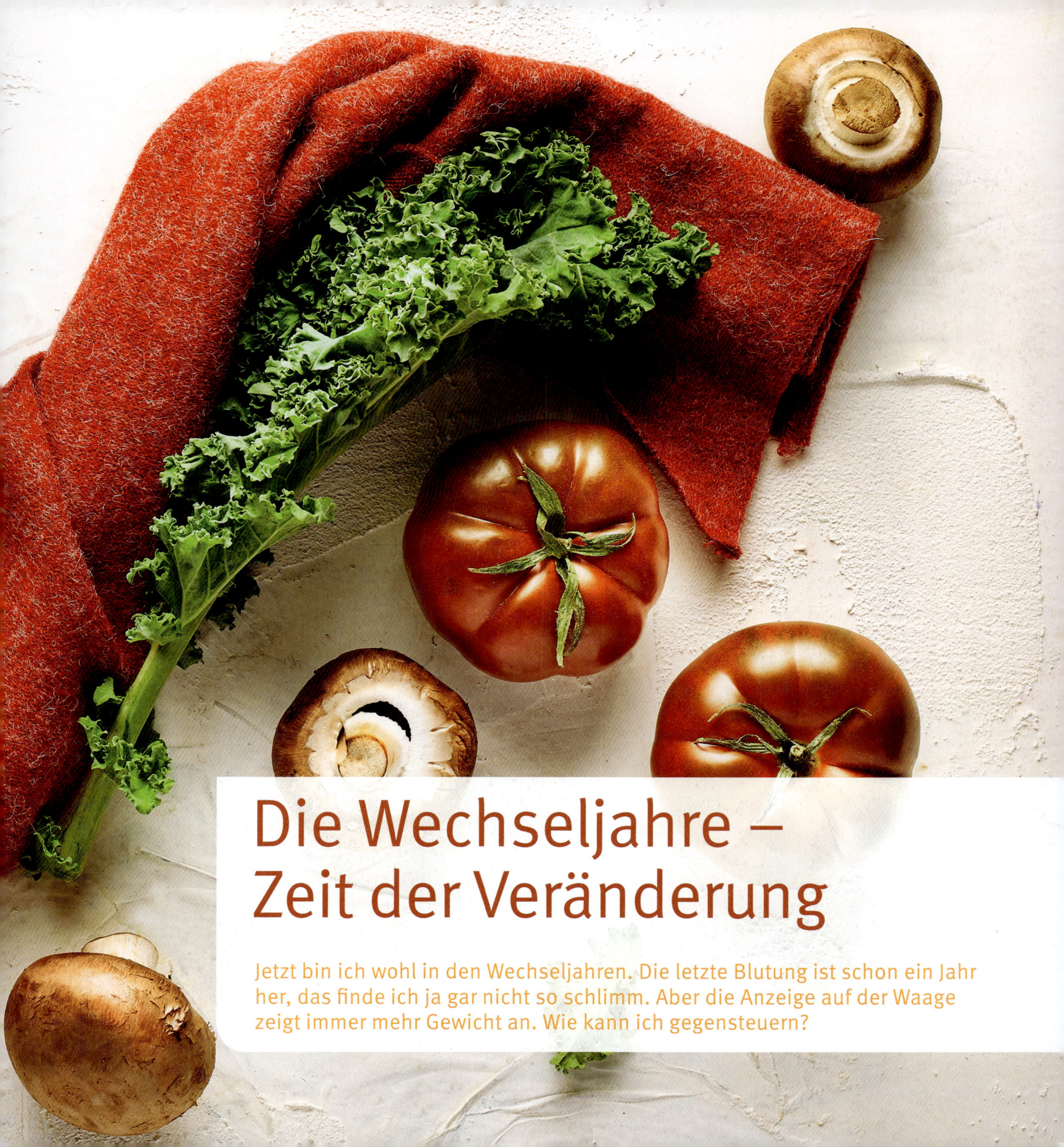

Die Wechseljahre – Zeit der Veränderung

Jetzt bin ich wohl in den Wechseljahren. Die letzte Blutung ist schon ein Jahr her, das finde ich ja gar nicht so schlimm. Aber die Anzeige auf der Waage zeigt immer mehr Gewicht an. Wie kann ich gegensteuern?

Das Auf und Ab der Hormone und seine Folgen

Die Wechseljahre sind eine Phase im Leben einer jeden Frau, die einen Zeitraum von mindestens 10 bis 15 Jahren umfasst. Die Eierstöcke stellen nach und nach die Hormonproduktion ein. Und das hat vielfältige Folgen.

Jede Frau kennt ihren Körper und weiß: Etwa alle vier Wochen setzt eine Blutung ein. Doch im Alter von etwa 50 Jahren dreht sich alles um die letzte natürliche Blutung, die sogenannte Menopause, auf die zwölf Monate keine weitere Periode mehr folgt. Die Zeit davor und danach ist ziemlich turbulent, denn die Eierstöcke produzieren nach und nach weniger Hormone und das Verhältnis der Hormone zueinander verändert sich.

Sie merken schon, es geht hier nicht um ein plötzliches Ausbleiben der Periode, sondern um einen jahrelangen Prozess der Umstellung. Das Auf und Ab der Hormone spüren Frauen an den immer wieder wechselnden Symptomen.

Überblick über den normalen Zyklus

Um die hormonellen Veränderungen in den Wechseljahren zu verstehen, schauen Sie sich doch einmal das Wechselspiel der Hormone im normalen Zyklus einer Frau an: In der Zyklusmitte erfolgt der Eisprung. Dieser wird durch den Anstieg der Steuerungshormone LH und FSH, die vom Gehirn ausgeschüttet werden, ausgelöst. Der Zyklus mit einer Länge von normalerweise rund 28 Tagen wird dadurch in zwei Abschnitte geteilt: In der Zeit vor dem Eisprung reift ein Follikel heran, der eine Eizelle enthält und Östrogene produziert. In der Zeit nach Eisprung entsteht aus dem Rest des Follikels der Gelbkörper, der seinerseits wiederum das Gelbkörperhormon Progesteron bildet.

Östrogene bewirken unter anderem den Aufbau der Gebärmutterschleimhaut. Unter dem Einfluss von Progesteron wird diese nach dem Eisprung so umgebaut, dass eine befruchtete Eizelle aufgenommen werden kann. Kommt es nicht zur Befruchtung, wird der Gelbkörper abgebaut. Durch den Abfall der Hormone wird die Gebärmutterschleimhaut abgestoßen. Es kommt zur monatlichen Blutung. Auch die unbefruchtete Eizelle wird vom Körper abgebaut und mit der Blutung ausgeschieden. Währenddessen reift im Eierstock bereits der nächste Follikel heran, da bereits wieder FSH vom Gehirn ausgeschüttet wird. Ein neuer Zyklus beginnt. Der weibliche Zyklus beginnt mit dem ersten Tag der Menstruation und endet mit dem letzten Tag vor der nächsten Blutung. Geringe Abweichungen von plus/minus zwei bis vier Tagen sind als normal anzusehen.

Was verändert sich?

»Ich bin immer gleich auf 180, so kenne ich mich gar nicht« – dieses Gefühl kann ein erster Hinweis auf den Beginn der Wechseljahre sein. Hierfür ist zunächst der Mangel an Gelbkörperhormon, dem Hormon der zweiten Zyklushälfte, verantwortlich. Das Gelbkörperhormon bereitet nicht nur die Gebärmutter, sondern den gesamten Organismus auf eine Schwangerschaft vor. Man nennt es salopp auch das »Kifferhormon«, denn es sorgt für Ausgeglichenheit, Ruhe und ausreichend Schlaf. Dementsprechend machen bei Mangel nicht nur unregelmäßige Blutungen, sondern auch Schlafstörungen, Unruhe- und Angstzustände sowie Gereiztheit Probleme.

In dieser **Prämenopause** kann es zugleich zu einem Überwiegen der Östrogene kommen. Dies führt zu Wassereinlagerungen, Brustspannen, Gewichtszunahme und manchmal zu starken Blutungen. Auch Hitzewallungen können hier schon plagen.

Im weiteren Verlauf wird in der sogenannten **Perimenopause** mal zu viel und mal zu wenig Östrogen produziert. Denn wenn das Gehirn, in diesem Fall die Hirnanhangsdrüse (Hypophyse), merkt, dass die Eierstöcke weniger arbeiten, schüttet es mehr von den stimulierenden Hormonen LH und FSH aus, um die Tätigkeit der Eierstöcke wieder anzukurbeln. Das gelingt zeitweilig, was zu einem »Auf und Ab« führt. Darum nennt man diese Phase auch eine »Achterbahn des Östrogens«. Die oben beschriebenen Symptome des »Zuviels« wechseln sich mit den Folgen des Mangels ab. Die Periodenblutungen treten seltener auf und es kann auch zu Stimmungstiefs kommen. Die Haare werden dünner und die Gelenke können schmerzen. Die Haut wird trockener, da mit dem Östrogenmangel auch ein Mangel an Hyaluronsäure und Kollagen einhergeht. Das Gelbkörperhormon bleibt in der Phase der Perimenopause konstant niedrig.

Diese Zeit ist unkalkulierbar: »Wechsel heißt Wechsel, weil es wechselt.« Es können sich symptomfreie mit symptomreichen Zei-

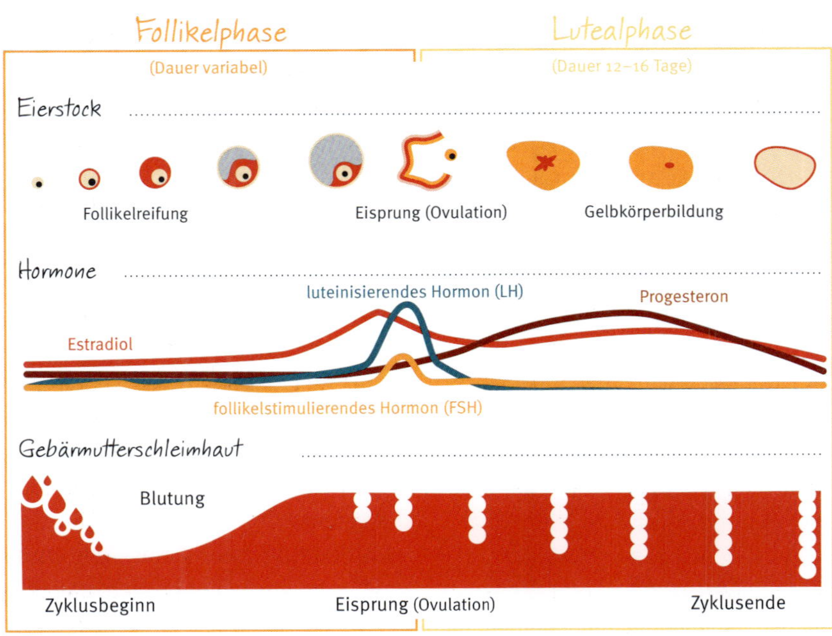

Schwenkhagen A., Schaudig K.: Kompass Wechseljahre: TRIAS Verlag; 2014

« Der weibliche Zyklus vor den Wechseljahren

ten abwechseln. So geraten sowohl der Körper wie auch die Seele durch das Auf und Ab der Hormone ins Ungleichgewicht.

Schließlich pendeln sich in der **Postmenopause** nach zwölf Monaten ohne Periodenblutung sowohl der Gelbkörperhomon- wie auch Östrogenspiegel konstant auf einem niedrigen Niveau ein. Die Beschwerden wie Hitzewallungen, Schlafstörungen und Stimmungsschwankungen lassen langsam nach. Der Körper hat sich an das Absinken der Hormone gewöhnt, allerdings entfällt jetzt auch der Gesundheitsschutz, den die Östrogene geboten haben.

Die Haut verändert sich

Durch den Mangel an einem Abbauprodukt vom Östrogen, dem Östriol, werden die Zellen der Haut und Schleimhaut weniger durch Hyaluronsäure gepuffert. Die Haut wird dünner und trockener. Dies führt zu einer erhöhten Anfälligkeit der Zellen der Harnblase für bakterielle Infektionen, Blasenentzündungen häufen sich.

Sie haben Schmerzen beim Geschlechtsverkehr? Auch daran ist der Mangel an Östrogenen schuld, der zu einer Trockenheit im Vaginalbereich führt. Aber hier helfen Ernährungsratschläge und Homöopathie nicht weiter.

Probieren Sie eine lokale Behandlung mit einer östriolhaltigen Salbe bzw. Vaginalovula. Östriol ist nicht krebserregend. Sie können es daher ohne Bedenken anwenden. Es wirkt über andere Gewebsrezeptoren, deren Aktivierung nicht mit Brustkrebs in Verbindung steht. Falls Sie unter häufigen Blasenentzündungen und Vaginaltrockenheit leiden, sprechen Sie dies bei Ihrer Frauenärztin oder Ihrem Frauenarzt an. Die entsprechenden Präparate sind verschreibungspflichtig.

Vorteile der Östrogene

- Östrogene sind der beste Gefäßschutz, den die Eierstöcke produzieren. Während Männer schon in frühen Jahren einen Herzinfarkt erleiden können, werden Frauen durch die schützenden Östrogene bis zur Postmenopause davon weitgehend verschont. Östrogene verhindern, dass das schädigende LDL-Cholesterin in der Gefäßwand zu Plaque-Bildungen und Gefäßverengungen führt. Außerdem wirken Östrogene gefäßerweiternd. Im Kapitel »Fett ist nicht gleich Fett« (Seite 52) finden Sie dazu weitere Informationen.
- Östrogene haben auch einen Schutzeffekt auf die Knochen. Die Knochen sind während des ganzen Lebens im Umbau, wobei sich die An- und Abbaumechanismen im Laufe des Alterns verlangsamen. Östrogene stärken den Knochenaufbau, bei Mangel wird der Abbau gefördert. Auch Bewegung und Ernährung sowie das Sonnenvitamin D haben einen Einfluss. Hierzu finden Sie weitere Informationen im Kapitel »Schützen Sie Knochen und Gelenke« (Seite 69).

Hormone ersetzen

Jede Frau erlebt den Zeitraum der Wechseljahre unterschiedlich. In meiner Sprechstunde sitzen mir Patientinnen gegenüber, die einen hohen Leidensdruck durch die unterschiedlichsten Beschwerden haben. Andere wiederum nehmen nur wahr, dass die Periode ausbleibt. Statistisch gesehen geben etwa 60 Prozent der Frauen an, dass sie sich durch klimakterische Beschwerden beeinträchtigt fühlen. Diese reichen von ständigen Hitzewallungen über Wassereinlagerungen und Zyklusunregelmäßigkeiten bis hin zu regelmäßigen Schlafstörungen und Stimmungsschwankungen.

Pflanzliche Hormone

Jede Frau kann sich selbst für eine Therapie entscheiden. Ich empfehle, zunächst mit pflanzlichen Hormonen zu arbeiten. Mönchspfeffer (Agnus castus) oder die Yamswurzel können beim Gelbkörperhormonmangel gut helfen. Die Studienlage zu der Wirksamkeit von sogenannten Phytoöstrogenen ist unklar, trotzdem kann auch ein Therapieversuch mit Sibirischer Rharbarberwurzel, Traubensilberkerzenextrakt und Rotklee unternommen werden. Lassen Sie es auf einen Versuch ankommen.

Bioidentische Hormone

Frauen, die wirklich einen erheblichen Leidensdruck haben, können sogenannte bioidentische bzw. humanidentische Hormone einnehmen. Diese Hormone werden zwar synthetisch hergestellt, entsprechen aber in ihrem Molekülaufbau eins zu eins den körpereigenen Hormonen.

Die Indikationsstellung zur Therapie mit bioidentischen Hormonen muss sorgfältig überlegt sein, Vor- und Nachtteile müssen abgewogen werden. Die Verschreibung gehört in die Obhut einer kompetenten Ärztin oder eines Arztes, die sehr viel Erfahrung mit dieser Therapie vorweisen können.

Das Problem mit dem Gewicht

Nicht alle Frauen kennen Hitzewallungen oder Schlafstörungen, aber wirklich nahezu alle Frauen, die mich aufsuchen, klagen über eine so nie gekannte Gewichtszunahme und Veränderung der Körperform. »Ich hatte nie Gewichtsprobleme, aber jetzt bekomme ich einen richtigen Schwimmring.« – »Ich nehme ganz schnell zu und ganz schlecht ab!«

Ohne zu wissen warum, haben Frauen in den Wechseljahren ihr Gewicht nicht mehr so richtig im Griff. Alle kämpfen um eine einigermaßen gute Figur.

Die gute Nachricht: Es gibt einen Weg aus dieser Misere. Wenn Sie verstehen, warum sich Ihre Körperformen so verändern, haben Sie auch einen Einfluss darauf. Und die weitere gute Nachricht ist, dass die Ernährung und die Lebensweise nicht nur einen positiven Effekt auf das Gewicht, sondern auch auf die lästigen Wechseljahrbeschwerden haben. Eine bewusstere Ernährung kann Sie auch vor den gefürchteten Folgen des Östrogenmangels wie Bluthochdruck, Herzinfarkt und Diabetes schützen.

Die Traditionelle Chinesische Medizin (TCM) bezeichnet die Wechseljahre als »Zweiten Frühling«, eine schöne Bezeichnung für die Änderungen im Leben eine Frau, die Sie positiv beeinflussen können. Kennen Sie nicht auch Frauen, die mit 50 Jahren erst so richtig durchstarten? Die lästigen Zyklusschwankungen sind vorbei und auch für die Kindererziehung müssen Sie keine Energie mehr aufbringen. Da liegt es doch nahe, die freiwerdende Energie für sich selbst und die eigene Gesundheit zu nutzen.

Wir möchten Sie einladen: Nutzen Sie Ihre Lebensmitte dazu, Ihren bisherigen Lebens- und Ernährungsstil zu überdenken und neu zu strukturieren. Somit bieten die Wechseljahre die Chance, sich für eine gesundheitsbewusstere Lebensweise zu entscheiden und aktiv dafür zu sorgen, gesund älter zu werden. Mit diesem Buch möchten wir Sie kompetent und mit vielen Tipps auf diesem Weg zu einem neuen Lebensstil begleiten.

Hormonell wirkende Schadstoffe meiden – so geht's

Hormonähnlich wirkende Substanzen kommen unter anderem in Plastik, in Nahrungsmitteln, in Verpackungsmaterialien, Kosmetika und Kinderspielzeug vor. Ständig und überall sind Sie diesen Stoffen ausgesetzt, meist ohne es zu wissen.

Hormone sind Botenstoffe, die an Rezeptoren andocken. Dadurch wird in der Zelle eine Reaktion ausgelöst. An die gleichen Rezeptoren können sich auch hormonähnlich wirkende Schadstoffe, sogenannte hormonelle Disruptoren, anheften und die Wirkung des natürlichen Hormons steigern oder blockieren. Es gibt einen ganzen Cocktail problematischer Substanzen aus Lebensmitteln und Umwelt, die auf diese Weise Einfluss auf den menschlichen Körper haben. Und gerade in den Wechseljahren können sie einiges durcheinanderbringen.

Diese Stoffe können das Hormonsystem des Organismus verändern und dadurch möglicherweise die Gesundheit schädigen. Viele Studien sprechen bereits dafür, aber die Beweislage ist äußerst kompliziert, da sich Tierversuche nicht automatisch auf den Menschen übertragen lassen. In den USA läuft schon seit 1999 eine große Querschnittsstudie, bei der die Schadstoffe mit hormonähnlicher Wirkung im Blut und Urin überprüft wurden. Bei Frauen mit den höchsten Konzentrationen dieser Stoffe und ihrer Abbauprodukte trat die Menopause im Schnitt zwei bis vier Jahre früher auf.

Wo findet man hormonelle Disruptoren?

Hormonähnlich wirkende Substanzen finden Sie überall in Ihrer Umgebung. Es ist gar nicht immer leicht, die Aufnahme oder den Kontakt mit Ihnen zu vermeiden. Aber es lohnt sich, genau hinzusehen!

Im Trinkwasser finden sich Verbindungen, die sich an Östrogenrezeptoren heften. Dies sind Rückstände der Antibabypille, die über den Urin ins Abwasser gelangen und Grundwasser, Seen und Flüsse belasten. Entsprechende Filter können das Wasser von diesen Stoffen befreien.

Tierische Lebensmittel enthalten immer Spuren von natürlichen Östrogenen, Milch und deren Produkte aus konventioneller Haltung häufig mehr als Bioprodukte. Ein hoher Konsum von Eiern, Milchprodukten, Fleisch und Wurstwaren ist daher immer mit einer gesteigerten Hormonaufnahme verbunden.

Fetthaltige Lebensmittel wie Käse und Wurst können zudem mit hormonell wirksamen Substanzen aus der Verpackung belastet sein.

Bisphenol A und Phthalate werden als die kritischen Bausteine der Kunststoffe und Plastikverpackungen gesehen. Bisphenol A findet sich als Bestandteil der Kunststoffe von Plastikflaschen und Trinkgefäßen sowie in der Beschichtung von Konservendosen. Phthalate sind Weichmacher und oft in den Dichtungen von Twist-off-Deckeln zu finden. In Fett lösen sich diese Substanzen besonders gut und verbleiben dort. Der Nachweis von Ursache und Wirkung ist auch hier schwierig, da es zurzeit noch kein allgemein akzeptiertes Verfahren zum Nachweis der Gesundheitsschädigung gibt. Gleichwohl wurde Bisphenol A von den europäischen Behörden als so riskant eingestuft, dass ein EU weit geltendes Verbot hierfür bei der Produktion von Babyfläschchen verhängt wurde.

Plastikbestandteile wie zum Beispiel Acrylate finden sich auch in zahlreichen Kosmetika. Es ist erschreckend, wie viele von diesen endokrinen Diruptoren Frauen sich täglich auf die Haut schmieren. Triclosan, eine antibakterielle Substanz mit hormonähnlicher Wirkung, wird in Kosmetika als Konservierungsstoff verwendet. Hinzu kommen noch Weichmacher wie Phthalate, die in Duschgels, Zahnpasta, Shampoos, Sonnen- und Feuchtigkeitscremes zu finden sind. Kosmetika enthalten auch oft Parabene die hormonell aktive Substanzen speichern. Durch diese Parabene werden die hormonell aktiven Substanzen auch auf die Haut übertragen. Außerdem verstopfen sie die Poren der Haut.

Aber auch Herbizide und Insektizide, also Pflanzenschutzmittel, enthalten diese Stoffe. Es wäre wünschenswert, dass Substanzen, von denen klar erwiesen ist, dass sie hormonell aktiv sind, nicht mehr verwendet werden. Hier ist noch viel zu tun. Daher sollten Sie selbst Vorsorge treffen und sich für das Thema hormonelle Disruptoren sensibilisieren.

Tipps zur Vermeidung hormoneller Disruptoren

Zunächst verbannen Sie alle Plastikflaschen aus Ihrem Haushalt und verwenden nur noch Glasflaschen. Auch Lebensmittel aus Dosen sollten die Ausnahme bilden. Kaufen Sie Käse und Aufschnitt frisch an der Theke und vermeiden Sie somit Plastikverpackungen und Müll.

Kaufen Sie Obst und Gemüse im Bioladen oder ernten Sie es im eigenen Garten. So können Sie einigermaßen sicher sein, dass die Früchte nicht mit Pestiziden und Herbiziden behandelt wurden.

Essen Sie weniger Fleisch- und Milchprodukte, da diese mit Hormonen belastet sein können. Kaufen Sie Fleisch immer im Bioladen oder aus artgerechter Haltung.

Achten Sie bei Kosmetika penibel auf die Inhaltsstoffe: Die Produkte sollten acrylat- und parabenefrei sein. Steigen Sie auf Naturkosmetik um oder stellen Sie Kosmetika selber her.

Warum Sie in den Wechseljahren zunehmen

Der Grundumsatz, auch Ruheenergiebedarf genannt, ist der Anteil am täglichen Energiebedarf eines Organismus, der für die Aufrechterhaltung aller körperlichen Funktionen in Ruhe wie Atmung, Pulsschlag, Verdauung benötigt wird. Der Grundumsatz ist abhängig von Geschlecht, Alter, Größe, Gewicht, Muskelmasse sowie von bestimmten Hormonen wie Schilddrüsen- und Wachstumshormonen. Die Muskeln benötigen dabei den größten Teil der aus der Nahrung gewonnenen Energie.

Durch die altersbedingte Abnahme von Wachstumshormonen verfügen wir über immer weniger Muskelmasse und so sinkt natürlicherweise auch der Grundumsatz. Bei Frauen in den Wechseljahren ist der Grundumsatz etwa um ein Drittel geringer als mit 25 Jahren. Gleichzeitig vergrößert sich der Fettspeicher. Die meisten Kalorien werden aber von Muskeln und nicht von Fettzellen verbraucht und so wird nun eine Spirale in Gang gesetzt, die zu immer mehr Fettgewebe und zu weniger Muskelgewebe führt.

Hinzu kommt noch die Abnahme des sogenannten Leistungsumsatzes, das ist die Energie, die Sie zusätzlich bei körperlichen Tätigkeiten verbrauchen. Im Alter werden Sie ruhiger, gesetzter, manchmal auch träger. Erste körperliche Beeinträchtigungen verderben zusätzlich den Spaß an Bewegung.

Der Körper spürt leider den mit dem Alter von 40 Jahren einsetzenden geringeren Grundumsatz nicht. Schön wäre es, wenn man dann entsprechend weniger Hunger hätte, aber leider bemerkt man nur die zunehmenden Fettpölsterchen.

Wenn Sie also so weiter essen wie bisher, nehmen Sie ab dem 40. Lebensjahr im Schnitt zehn Prozent, ab dem 60. Lebensjahr 20 Prozent zu viel Energie zu sich. Eine 50-jährige Frau braucht täglich ungefähr 400 Kalorien weniger als eine 25-jährige. Somit essen Sie jeden Tag etwas mehr, als Sie benötigen, mal sind es 50, mal 150 Kalorien, und das summiert sich dann im Laufe der Monate.

So bitter die Erkenntnis ist, mit zunehmenden Alter müssen Sie sich auf einen geringeren Kalorienbedarf einstellen oder die Energiebilanz durch vermehrte körperliche Bewegung ausgleichen.

Der leidige Schwimmring

Die Körperformen von Männer und Frauen unterscheiden sich und daran sind weibliche und männliche Hormone beteiligt. Normalerweise bilden sich bei Frauen Fettpolster auf den Hüften und am Po, bei Männern am Bauch.

Durch den sinkenden Östrogenspiegel bei Frauen erhöht sich in der Relation dazu der Anteil des männlichen Hormons Testosteron, das auch im weiblichen Organismus in den Eierstöcken und der Nebennierenrinde produziert wird.

Das hat zur Folge, dass Frauen in den Wechseljahren das männliche Fettmuster übernehmen. Nun wird das überschüssige Fettgewebe direkt am Bauch platziert, der sogenannte »Schwimmring« entsteht.

Gewicht als Gesundheitsrisiko

Für die Beurteilung des Gewichts und des Gesundheitsrisikos können Sie den Body-Mass-Index (BMI) und die Messung des Bauchumfangs zu Hilfe nehmen.

Body-Mass-Index

Der BMI wird wie folgt berechnet:
Körpergewicht (kg) : Größe (m) zum Quadrat

Beispiel: Sie sind 1,70 m groß und wiegen 69 kg.
$69 : (1{,}70 \times 1{,}70)^2 = 23{,}8$

Zur Orientierung gilt:
BMI unter 19 = Untergewicht
BMI 19 bis 24,9 = Normalgewicht

BMI 25 bis 29,9 = Übergewicht
BMI ab 30 = Adipositas

Bauchumfang
Der Bauchumfang bezeichnet den in der Mitte zwischen dem unteren Rippenbogen und dem Beckenkamm gemessenen Körperumfang. Legen Sie ein Maßband in die Mitte zwischen der unteren Rippe und der Beckenschaufel und ziehen Sie es gerade um den Bauch herum. Der Bauchumfang sollte bei Frauen 80 cm und bei Männern 94 cm nicht überschreiten, da sonst ein erhöhtes Gesundheitsrisiko besteht.

Der BMI darf im Alter etwas höher sein
Ein paar Pfund mehr auf den Rippen schaden im Alter nicht, wenn es sich um subkutanes, also unter der Haut befindliches Fettgewebe handelt. Senioren mit einem leicht erhöhten Gewicht überstehen schwere Erkrankungen oft besser als superschlanke Altersgenossen.

Aber die Betonung liegt auf »leicht«, was bedeutet: Ein BMI von 27 und ein Bauchumfang von 80 cm sollten nicht überschritten werden.

Versöhnen Sie sich mit der veränderten Körperform, wirken Sie aber trotzdem einer stärkeren Gewichtszunahme entgegen. Vergleichen Sie sich bitte nicht mit jüngeren Frauen, sondern suchen Sie sich Vorbilder aus ihrer Altersklasse, die trotz rundlicher Körperformen eine vitale und lebensfrohe Ausstrahlung haben.

Hüftgold ist gesünder als Bauchfett
Man unterscheidet grundsätzlich zwei Arten von Fettpolstern, das subkutane und das viszerale Fettgewebe.

- Das subkutane Fettgewebe befindet sich unter der Haut und wird meistens an Po, Oberschenkeln und Hüften, aber auch am Bauch sichtbar. Es hält warm und dient als Energiespeicher für schlechte, nahrungsarme Zeiten.
- Das viszerale Fettgewebe umgibt die inneren Organe wie den Darm und vergrößert dadurch ebenfalls den Bauchumfang. Man kann es nur in kostspieligen bildgebenden Diagnostikverfahren wie einer Magnetresonanztomografie (MRT) sichtbar machen.

Dieses viszerale Fettewebe ist sehr stoffwechselaktiv und produziert mehr als 200 Botenstoffe wie Fettgewebshormone und Entzündungsfaktoren. Diese haben einen entscheidenden Einfluss auf die Entstehung von Diabetes, Arteriosklerose, Bluthochdruck, Herzinfarkt und Schlaganfall.

Mithilfe eines Beispiels wird der Zusammenhang schnell klar: Um Zucker aus dem Blut ins Gewebe zu

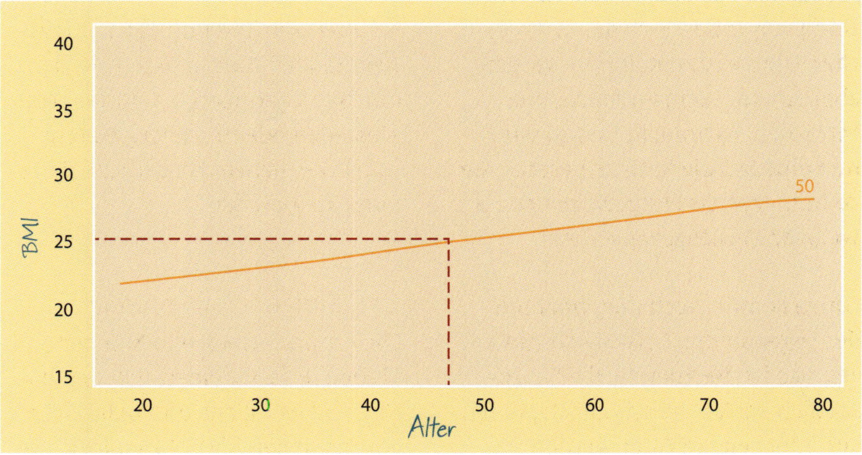

➧ Der BMI sollte immer auch mit Alter und Geschlecht in Verbindung gesetzt werden. Die 50er Perzentile (orangefarbene Kurve) stellt den Durchschnitt in der weiblichen Bevölkerung dar. Die Kurve steigt mit dem Alter an. So haben 50 Prozent der 47-jährigen Frauen in Deutschland einen BMI über 25. (Die Daten basieren auf Hemmlemann et al. 2010)

transportieren, wird das Hormon Insulin benötigt. Die Wirkung dieses Hormons ist von vielen Faktoren, unter anderem dem Adiponektin, einem Fettgewebshormon, abhängig. Bei vollen Fettgewebszellen wird weniger Adiponektin gebildet, was zu Folge hat, dass das blutzuckerregulierendes Hormon Insulin nicht mehr an den Zellen wirken kann. Der Zucker wird nicht mehr in die Zelle transportiert und zwangsläufig steigt der Blutzucker und somit das Diabetesrisiko. Im Kapitel »Die Rolle des Insulins« (Seite 21) wird das Insulin genauer betrachtet.

Ihr Gesundheitscheck
Um Ihr persönliches Risiko abzuschätzen, machen Sie einen ausführlichen Gesundheitscheck:

Zunächst greifen Sie zum Maßband, um Ihren Bauchumfang festzustellen. Dann lassen Sie bei Ihrer Ärztin oder Ihrem Arzt eine Blutanalyse durchführen, bei der die wichtigen Parameter Cholesterin, Triglyzeride, Blutzucker und Entzündungsfaktoren gemessen werden.

Beim Cholesterin muss zwischen dem guten HDL-(»Hab Dich Lieb«) und dem schlechten LDL-(»Luder«) Cholesterin unterschieden werden. Eine alleinige Gesamt-Cholesterinerhöhung ist nicht aussagefähig. Denn nur das erhöhte LDL kann zu den ungewünschten Plaquebildungen in den Gefäßen führen. Der Gegenspieler HDL hat zwar positive Auswirkungen auf die Gefäße, ein hoher HDL-Wert kann aber die Auswirkungen eines hohen LDL-Werts nur begrenzt kompensieren. Zu einem ausführlichen Gesundheitscheck gehören natürlich auch eine Ultraschallmessung der Halsschlagader und eine Beurteilung der Fettverteilung.

Besprechen Sie die ermittelten Werte mit Ihrem Arzt oder Ihrer Ärztin.

Hilfen im Kampf gegen die Pfunde

Sie wissen jetzt, warum es häufig zur Gewichtszunahme in den Wechseljahren kommt. Die gute Nachricht: Sie können gar nichts dafür und sind mit dem Problem nicht allein. Jetzt geht es darum zu erfahren, wie Sie gegensteuern können. Gesund abnehmen und das Gewicht dauerhaft zu halten ist das Ziel, das Sie erreichen können.

Der Kampf mit den Pfunden begleitet manche Frauen ein Leben lang, andere stehen erst mit den Wechseljahren vor dem Problem der Gewichtszunahme. Einfach nichts mehr zu essen oder von Diät zu Diät springen ist keine dauerhafte Lösung, sondern macht Sie nur unzufrieden. Wegen des Jo-Jo-Effekts zeigt dann Ihre Waage nach solchen Crashversuchen im schlimmsten Fall noch mehr Kilos an. Die Tortur war umsonst. Das muss nicht sein, wenn Sie die richtige Strategie entwickeln. Wenn Sie wissen, welche Dickmacher Sie ohne Probleme vermeiden können, welche Rolle das Hormon Insulin und die Bewegung bei der Fettverbrennung spielen, dann können Sie weiterhin mit Genuss essen.

Die Rolle des Insulins

Insulin hat die Aufgabe, Zucker aus dem Blut in die Körperzellen zu schleusen, damit diese den Zucker zur Energiegewinnung nutzen können. Werden aber zu viel Zucker oder kohlenhydratreiche Lebensmittel, aus denen Zucker gewonnen wird, konsumiert, speichert der Körper diese in Fett und baut Depots auf. Diese Fettdepots werden nicht schnell wieder aufgebraucht, vielmehr wird das zusätzlich konsumierte Fett in die Fettzellen eingebaut.

Eigentlich war dies ursprünglich ein fantastisches Prinzip der Natur. So wurde in früheren Zeiten ein Ausgleich zwischen nahrungsreichen und nahrungsarmen Zeiten geschaffen. Davon profitierten unsere Vorfahren, die Hungerzeiten überbrücken mussten. Sie fasteten quasi zwangsläufig, da keine Nahrung vorhanden war. Heute leben wir allerdings eher im Nahrungsmittelüberfluss. Die Fettdepots werden also nicht mehr aufgebraucht, im Gegenteil, sie wachsen eher noch an. Das Gewicht steigt.

Gefastet wird heute meist freiwillig, beispielsweise aus religiösen oder gesundheitlichen Gründen. Es gibt diverse Angebote von Fastenkuren zur Stoffwechselregulierung und Entschlackung wie die Mayr-Kur oder das Basenfasten. Diese zielen darauf ab, die Gesundheit zu verbessern, und das Abnehmen ist eher ein angenehmer Nebeneffekt. Eine moderne Form ist das Intervallfasten (Seite 24).

Das Prinzip bleibt in allen Fällen immer das gleiche: In Fastenzeiten sinkt der Insulinspiegel. Zur Aufrechterhaltung der Körperfunktionen und Energiegewinnung wird Fett verbraucht, die Depots werden abgebaut. Bei einer zucker- und kohlenhydratreichen Nahrungsaufnahme werden diese Depots aber sofort wiederaufgebaut und die Energie wird aus dem Zuckerkonsum gewonnen. Das heißt also:

- Wenig Zuckerkonsum bedeutet niedrige Insulinspiegel und Abbau der Fettdepots.
- Zuckerkonsum führt zu hohem Insulinspiegel und Aufbau der Fettdepots.

Lebensmittel in ihrer Wirkung einschätzen

Je nach aufgenommenem Lebensmittel wird der Insulinspiegel unterschiedlich stark beeinflusst. Verschiedene Kenngrößen liefern eine Hilfestellung, um die Wirkung der Lebensmittel einzuschätzen.

Glykämischer Index (GI)

Als Maß wurde zunächst der glykämische Index (GI) konzipiert. Mit diesem Indikator soll in Zahlen angezeigt werden, wie schnell und wie hoch der Blutzuckerspiegel ansteigt, nachdem man ein kohlehydratreiches Lebensmittel gegessen hat. Als Referenzwert 100 Prozent gilt die blutzuckersteigernde Wirkung von Traubenzucker. Hier einige Beispiele:

- hoch: glykämischer Index von mehr als 70 Prozent (z. B. Cornflakes mit 81 Prozent)
- mittel: glykämischer Index von 50 bis 70 (z. B. Weißbrot mit 70 Prozent)
- niedrig: glykämischer Index von unter 50 Prozent (z. B. Brokkoli mit 10 Prozent)

Entsprechende Tabellen findet man im Internet. Welcher GI empfehlenswert ist, wird nicht genau festgelegt, entsprechenden Diäten (Glyx-Diät, Montignac-Methode) basieren auf völlig unterschiedlichen Einteilungen. Tendenziell sind aber natürlich Lebensmittel mit niedrigerem glykämischen Index empfehlenswerter.

Der glykämische Index kann allerdings nur als grobe Orientierung dienen, denn es hat sich herausgestellt, dass diese Kenngröße zu ungenau ist. Dies liegt daran, dass der glykämische Index die Blutzuckerreaktion auf die Einnahme von 50 g Kohlenhydrate, die über ein bestimmtes Lebensmittel zugeführt werden, berechnet und nicht die Reaktion auf 50 g des Lebensmittels. Beispiel: Der glykämische Index sowohl von gekochten Möhren als auch von Baguette liegt bei 70 Prozent. Da Möhren sehr kohlenhydratarm sind, müssten 1,6 kg davon gegessen werden, um 50 g Kohlenhydrate zu essen. Bei Baguette genügen schon 104 g, um dieselbe Menge an Kohlenhydraten zu verzehren. Ein gleicher glykämischer Index ist daher irreführend, da er nicht die Menge des Lebensmittels berücksichtigt.

Glykämische Last (GL)

Aus diesem Grund wurde der Index glykämische Last (GL) eingeführt. Dieser wird nach einer Formel berechnet, die den glykämischen Index und die Menge der Kohlenhydrate des Lebensmittels pro Portion berücksichtigt. Durch die Berechnung der glykämischen Last wird eine Verzerrung korrigiert, bei der Ananas, Wassermelone und Papaya einen ebenso ungesunden und damit dickmachenden Charakter hätten wie Weißbrot. Durch die Umrechnung in die glykämische Last verändert sich die Wertigkeit deutlich. Auch hier einige Beispiele:

- hohe glykämische Last: mehr als 20 (z. B. Croissant, Gnocchi, Trockenfrüchte)
- mittlere glykämische Last: 11 bis 18 (z. B. Cola, Eiscreme, Mais)
- niedrige glykämische Last: unter 10 (z. B. Mandeln, Melone, Apfelsine)

Daraus können Sie erste Tipps für Ihre Ernährung ableiten:

- Bei der Ernährung sollten Sie Obst, Gemüse und Vollwertprodukte bevorzugen, um die Insulinausschüttung und den Blutzuckerspiegel günstig zu beeinflussen.
- Je stärker die industrielle Verarbeitung eines kohlenhydrathaltigen Lebensmittels ist, umso höher steigt der Blutzuckerspiegel nach dem Verzehr. Daher sind Brote aus Vollkornmehl gesünder als Brote aus weißem Auszugsmehl.
- Ballaststoffe wirken sich senkend auf den Blutzuckerspiegel aus.
- Fisch, Fleisch und Käse liegen ebenfalls im grünen Bereich, da sie keine Kohlenhydrate enthalten und somit den Blutzuckerspiegel nicht beeinflussen.

Insulin: Tipps aus der Küche

- Wählen Sie Lebensmittel, die eine niedrige Insulinausschüttung nach sich ziehen, um Ihr Gewicht zu halten oder abzunehmen. Orientieren Sie sich am glykämischen Index, besser aber an der glykämischen Last.
- Meiden Sie Zucker in jeglicher Form. Essen Sie weniger Fertigprodukte. Nur 20 Prozent des Zuckerkonsums sind auf den reinen Genuss zurückzuführen. Die restlichen 80 Prozent nehmen Sie unwissentlich über verarbeitete Lebensmittel zu sich. Fertiggerichte, Salatdressings und Säfte sind die reinsten Zuckerfallen. Kochen Sie, so oft es geht, selbst – mit frischen Lebensmitteln.
- Wenn Sie auf Fertigprodukte zurückgreifen müssen, meiden Sie versteckte Zucker wie Glucose, Dextrose, Maltodextrin, Saccharose, Fructosesirup, Ahornsirup und Honig.
- Machen Sie Essenspausen von vier bis fünf Stunden zwischen den Mahlzeiten und verzehren Sie keinen Apfel oder Keks zwischendurch. Auch der Milchkaffee ist nicht gut für einen ausgeglichenen Insulinspiegel. In diesen lebensmittelfreien Intervallen sinkt der Insulinspiegel deutlich und die Fettdepots werden abgebaut.
- Essen Sie nicht nach 18 Uhr. Je länger die Phase, in der Sie ohne Kohlenhydrate auskommen, umso mehr Fettdepots werden in der Nacht abgebaut. Darauf basiert das Prinzip des Intervallfastens (Seite 24).

Zucker macht krank

Wenn Sie langfristig zu viel Zucker konsumieren, kann das erhebliche Gesundheitsschäden zur Folge haben: Ein dauerhaft erhöhter Blutzucker führt entsprechend zu dauerhaft erhöhten Insulinspiegeln. Als Folge werden die Körperzellen insulinresistent. Sie reagieren nicht mehr auf das Insulin, der Zucker kann nicht mehr in die Zelle eingeschleust werden. Ein Teufelskreis wird in Gang gesetzt: Selbst wenn man wenig Zuckerhaltiges isst, bleibt der Blutzuckerspiegel hoch und es werden immer mehr Fettdepots aufgebaut. Ich höre in meiner Praxis oft den Satz: »Ich muss nur ein Stück Kuchen anschauen und schon nehme ich zu!«. Ja, das stimmt. Irgendwann kann sich daraus die Blutzuckerkrankheit, der Diabetes Typ 2, entwickeln.

Auch auf die Leber hat ein dauerhaft erhöhter Blutzucker schädigenden Einfluss. Dies wurde lange unterschätzt: Auch hier wird der gespeicherte Zucker in Fettdepots umgebaut, es entsteht eine »nicht alkoholische Fettleber«.

Das Gehirn benötigt eine gewisse Menge Zucker, um reibungslos zu funktionieren. Zugleich reagiert es regelrecht euphorisch auf diesen Stoff, er führt zur Ausschüttung des Glückshormons Dopamin. Dieses Glückgefühl befriedigt kurzfristig, aber dann steigt die Lust nach noch mehr Zucker. Zucker hat daher ein ähnliches Abhängigkeitspotenzial wie Drogen. Viele Menschen essen viel mehr Süßes, als sie sollten. Weltweit werden pro Person täglich 100 g Zucker und mehr konsumiert, maximal 25 g sind laut Weltgesundheitsorganisation akzeptabel.

Die Tricks der Lebensmittelindustrie

Bei Lebensmitteln, die mit Zucker angereichert sind, werden appetitdämpfende Signale überdeckt. Das macht sich die Lebensmittelindustrie zunutze und mischt in viele Nahrungsmittel reichlich Zucker hinein, um sie schmackhafter zu machen. Lesen Sie die Zutatenlisten: Haben Sie sich nicht auch schon darüber gewundert, warum dem verpackten geräucherten Lachs, Würstchen oder Meerrettich Zucker zugefügt wird? Leider machen da auch die Hersteller von vermeintlich gesunden Bioprodukten keine Ausnahme.

Synthetische Süßungsmittel, sogenannte Süßstoffe, sind keine gute Alternativen zum Zucker, da ihre Auswirkung auf die Gesundheit bis heute nicht geklärt bzw. die Aussagen dazu sehr widersprüchlich sind. Es steht der Verdacht im Raum, dass sich Stoffe wie Aspartam, Cyclamat, Saccharin negativ auf die Darmflora auswirken können. Da der Bakterienvielfalt des Darms, dem sogenannten Mikrobiom, inzwischen eine große Bedeutung für die Entstehung von Krankheiten zugeschrieben wird, ist jede negative Auswirkung fatal. Es wurde festgestellt, dass die Süßstoffe bereits nach wenigen Tagen zur Vermehrung von Darmbakterien führen, die ihrerseits vermehrt Kohlenhydrate freisetzen. Deren Resorption führt wiederum zu einem Zucker- und Insulinanstieg. Dieser Effekt macht dann letztendlich doch dick, es werden durch Süßstoffe zwar Kalorien gespart, aber durch den Insulinanstieg wird kein Fett verbrannt und Fettdepots werden aufgebaut. Der Konsum von Süßstoffen würde daher letztendlich nicht zur Gewichtsreduktion führen.

Die sogenannte Framingham-Heart-Studie aus dem Jahr 2017 kommt zu dem Ergebnis, dass der häufige Konsum von süßstoffhaltigen Getränken das Schlaganfall- und Demenzrisiko erhöht. Langfristig sollen Süßstoffe sogar den Appetit fördern und daher doch zu einer Gewichtszunahme führen. Wesentlich sinnvoller ist daher die Verwendung von natürlichen Zuckeraustauschstoffen, die den Insulinspiegel nicht so stark oder gar nicht in die Höhe schießen lassen.

Fazit: Ein maßvoller Zuckerkonsum ist tolerabel, Zucker sollte nur in Ausnahmen durch Süßstoffe, besser durch natürliche Zuckeraustauschstoffe ersetzt werden. Alles also eine Frage der Dosis!

Der neue Trend: Intervallfasten

Intermittierendes Fasten gewinnt zunehmend an Popularität. Im Gegensatz zu Diäten ist es eine Dauermethode, die der Gewichtskontrolle dient und der zahlreiche gesundheitsfördernde Effekte nachgesagt werden.

Unsere Vorfahren in der Steinzeit mussten im Gegensatz zu uns Hungerperioden überwinden. Sie kannten keine drei Mahlzeiten am Tag, sondern konnten nur essen, wenn Nahrung zur Verfügung stand. Die Energiegewinnung während des periodischen Nahrungsverzichts erfolgte durch Abbau der Fettreserven, die in nahrungsreichen Zeiten aufgebaut wurden. Hier spielt das Hormon Insulin eine wichtige Rolle.

Dieser Effekt wird durch das Intervallfasten nachgeahmt. Etwa zwölf Stunden nach der letzten Nahrungsaufnahme beginnt der Körper mit dem Entleeren der Speicher zur Energiebereitstellung. Zunächst werden die Kohlenhydratspeicher, dann die Fettreserven abgebaut. Auch aus den Proteinen der Muskulatur kann der Körper Glucose herstellen. Um einen Abbau der Muskulatur zu vermeiden, sollten Sie beim Intervallfasten immer auf eine ausreichende Proteinzufuhr durch Hülsenfrüchte, Fisch oder Fleisch und Milchprodukte achten. Lassen Sie sich von den zahlreichen geeigneten Rezepten im zweiten Teil des Buches inspirieren.

Formen des intermittierenden Fastens

Bei der 16 : 8-Regel verzichten Sie 16 Stunden am Tag auf das Essen und nehmen nur während der verbleibenden acht Stunden Nahrung zu sich. Während des Nahrungsverzichts wird der Fettverbrennungsstoffwechsel ordentlich angekurbelt. Sie können zum Beispiel abends um 18 Uhr eine letzte Mahlzeit zu sich nehmen und beginnen erst um zehn Uhr am folgenden Tag mit einem späten Frühstück. Wer erst abends spät die Möglichkeit zum Essen hat, kann dann erst am kommenden Tag mit dem Mittagessen starten. Wichtig ist es, dass Sie in der nahrungsfreien Zeit mindestens zwei bis drei Liter Flüssigkeit zu sich nehmen, natürlich ohne Energiegehalt, also keinen Cappuccino, Saft, Kakao oder Energydrink, sondern Wasser oder ungesüßten Tee.

Bei der 5 : 2-Methode wird in einer Woche an zwei nicht aufeinanderfolgenden Tagen die Kalorienzufuhr auf 25 Prozent des individuellen Energiebedarfs reduziert. Die ausgewählten Lebensmittel an diese beiden Tagen sollten sich möglichst aus Gemüse, Obst, Vollkornprodukten und Eiweiß zusammensetzen. Auch hier ist die reichliche Flüssigkeitszufuhr notwendig, um die Stoffwechselprozesse anzukurbeln.

Zu den Zeiten oder in den Tagen der Nahrungsaufnahme gibt es keine speziellen Vorschriften und Beschränkungen bezüglich der Lebensmittel. Ich empfehle Ihnen aber, sich durch das nun erlangte Wissen und Achtsamkeit im Umgang mit Lebensmitteln gesünder zu ernähren. Die Rezepte in diesem Buch sind eine hervorragende Ergänzung dazu.

Welche Variante des Intervallfastens für Sie geeignet ist, werden Sie selbst herausfinden. Die beste Methode ist diejenige, die zu Ihrem Alltag passt. Daher ist das Intervallfasten ganz unkompliziert und Sie sind absolut flexibel.

Aus medizinischer Sicht ist das intermittierende Fasten nicht für jeden Menschen geeignet. Schwangere oder Stillende sollten regelmäßig essen, ebenso Typ-1-Diabetiker. Menschen mit Essstörungen oder starken psychischen Problemen sollten ebenso wie Demenzkranke nicht fasten.

In den Wechseljahren ist das Intervallfasten, kombiniert mit entsprechender bewusster Ernährung, ein geeignetes Instrument, das Gewicht zu reduzieren bzw. zu halten. Allerdings sollten Sie sich auch hier in Geduld üben, der Effekt stellt sich nicht sofort ein. Bis ihr Stoffwechsel reagiert, benötigen Sie Zeit und Ausdauer.

Zu Beginn sind natürlich Disziplin und ein Umdenken gefragt. Es wäre nicht ehrlich, wenn ich Ihnen sagen würde, dass es ganz leicht ist, geliebte Essgewohnheiten in Frage zu stellen und zu verändern. Aber es gibt eine entscheidende Motivation, um den Beginn der Umstellung durchzuhalten: Sie werden schon nach kurzer Zeit ein besseres Körpergefühl wahrnehmen und genießen. Machen Sie sich das bewusst, es wird Ihnen helfen, nicht zu schnell in alte Verhaltensweisen zurückzufallen.

Entscheidend ist, was Sie essen

Es gibt also zahlreiche Gründe, welche die Beibehaltung des Gewichts erschweren:

- Der Organismus ist aus der Steinzeit darauf programmiert, in nahrungsreichen Zeiten Fettdepots zu bilden, die er in nahrungsarmen Zeiten wieder verbrauchen kann.

Zuckerfrei genießen: Zucker einfach ersetzen

Zucker sollten Sie so weit wie möglich meiden – aber Süßes muss trotzdem hin und wieder sein. Zum Glück gibt es Alternativen, die auf den Blutzuckerspiegel entweder gar keinen Einfluss haben oder ihn nur gering belasten. Damit sind allerdings keine synthetischen Süßstoffe wie Saccharin, Aspartam oder Cyclamat gemeint, denn die stehen unter Verdacht, den Appetit zu steigern und gesundheitlich problematisch zu sein.

Stevia

Stevia ist als Pflanzenextrakt ein natürliches Süßungsmittel. Seine Süßkraft ist bis zu 400-mal höher als die von herkömmlichem Zucker. Mit seinem leichten Eigengeschmack nach Lakritz passt es nicht zu allen Zubereitungen – und Vorsicht, es wird überdosiert schnell bitter! Zum Backen eignet sich vor allem das Pulver.

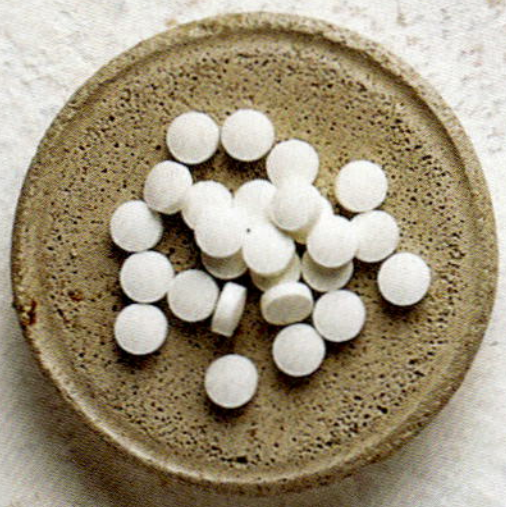

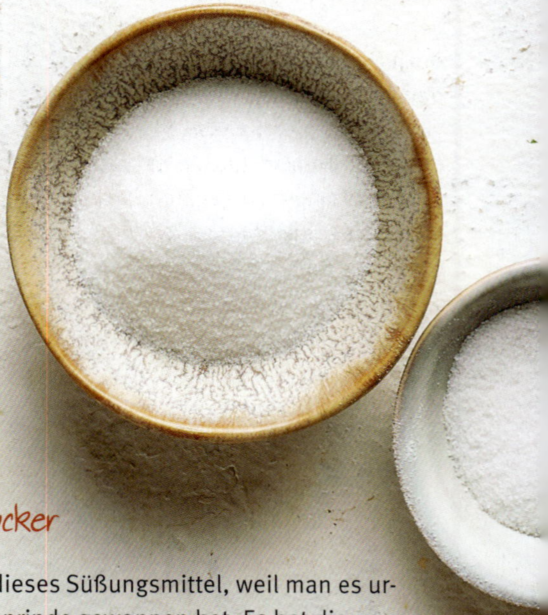

Erythrit

Der Zuckeraustauschstoff ist kalorienarm und hat keinen Einfluss auf den Blutzucker- und Insulinspiegel. Er besitzt 60–70 Prozent der Süße von Haushaltszucker und kann ebenso eingesetzt werden, besonders für Süßspeisen und Getränke, gemahlen ist er auch zum Backen geeignet. Wegen seines stark kühlenden Effekts wird er von der Industrie auch gerne für Kaugummi und Pfefferminzbonbons verwendet.

Xylit / Birkenzucker

Birkenzucker heißt dieses Süßungsmittel, weil man es ursprünglich aus Birkenrinde gewonnen hat. Es hat die stärkste Süßkraft unter den Zuckeraustauschstoffen. Xylit wird in einem chemischen Verfahren auf Basis von Holz oder Mais gewonnen. Es hat ähnliche Eigenschaften wie Erythrit, besitzt aber noch etwa 40 Prozent der Kalorien von normalem Zucker und einen geringen Kohlenhydratgehalt.

Kokosblütenzucker

Dieses Süßungsmittel wird aus dem Nektar von Kokosblüten gewonnen. Es hat einen niedrigen glykämischen Index und lässt den Insulinspiegel nur sanft ansteigen. Es schmeckt nicht nach Kokos, sondern hat eine leichte Karamellnote, ist wie herkömmlicher Zucker verwendbar und hat die gleiche Süßkraft, aber auch fast so viele Kohlenhydrate und Kalorien wie weißer Zucker.

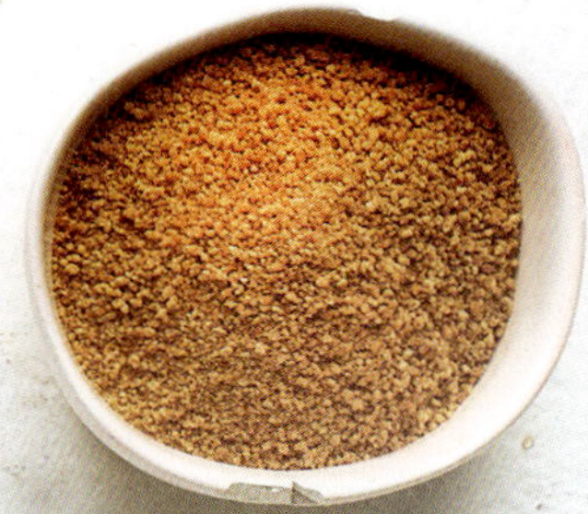

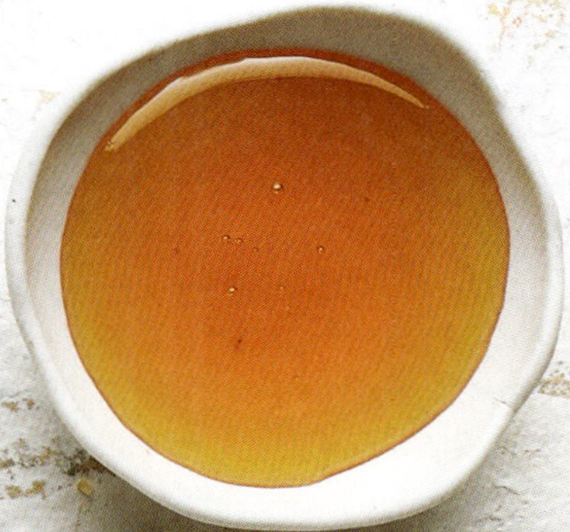

Vollrohrzucker / Rohrohrzucker

Beide stammen aus Zuckerrohr, werden aber etwas unterschiedlich hergestellt. Sie unterscheiden sich in ihrer Wirkung auf den Blutzuckerspiegel kaum von herkömmlichem Zucker, da sie hauptsächlich aus Saccharose bestehen, gelten aber als etwas gesünder, weil sie noch einen geringen Gehalt an Mineralstoffen und Vitaminen besitzen. In geringen Mengen eingesetzt sind sie immer noch etwas besser als weißer Zucker, zum Beispiel zum Karamellisieren, was mit anderen Süßungsmitteln nicht gelingt.

Honig

Auch Honig besteht zum allergrößten Teil aus Zucker und lässt den Insulinspiegel hochschnellen, hat aber den Vorteil, dass er viele wertvolle Inhaltsstoffe enthält. Zudem ist seine Süßkraft höher als die von Zucker, deshalb benötigt man nur 70–80 Prozent der Zuckermenge. Zum Backen ist er bedingt geeignet. Will man Zucker damit ersetzten, muss man die Flüssigkeitsmenge um 20 Prozent reduzieren und mehr Backpulver verwenden, weil der Teig schwerer wird. Bei mit Stärke gebundenen Speisen verhindern die enthaltenen Enzyme das Andicken.

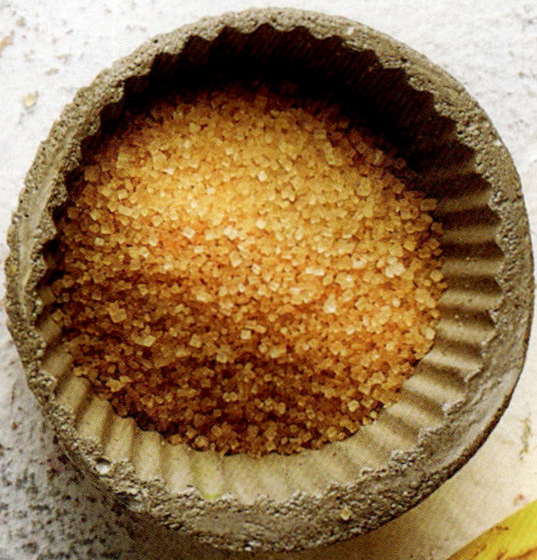

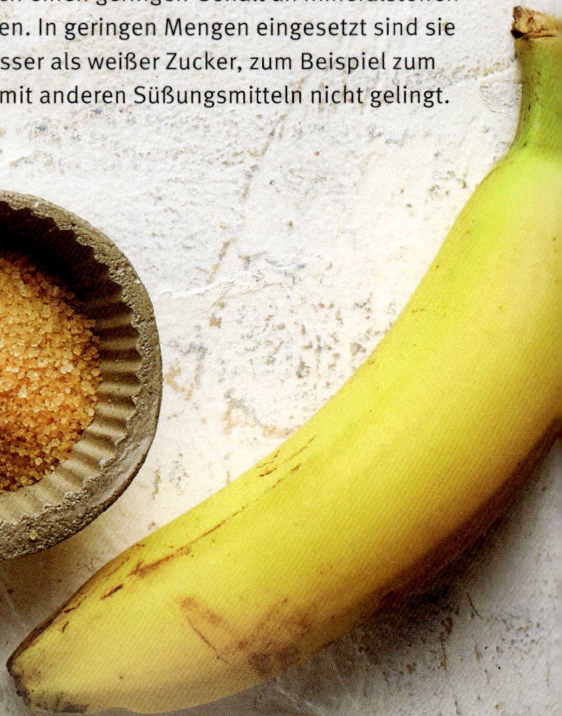

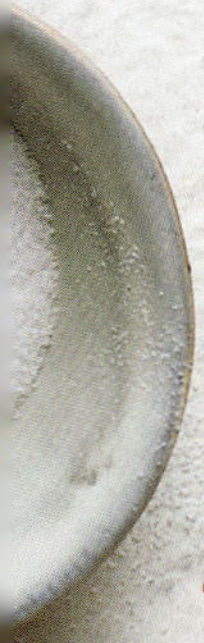

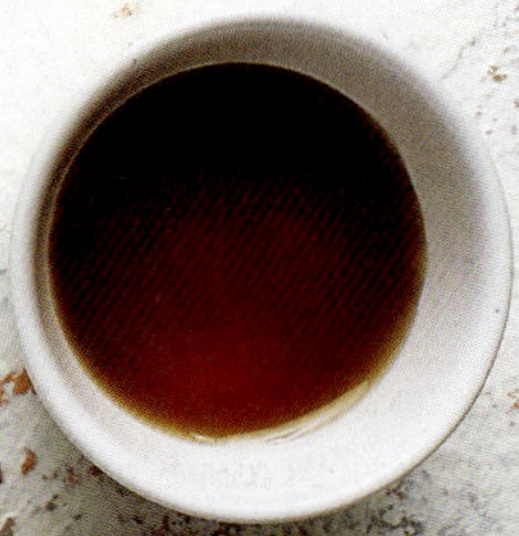

Ahornsirup

Ahornsirup besteht im Schnitt zu etwa 60 Prozent aus Zucker und hat damit eine geringere Süßkraft als herkömmlicher Zucker. Er wird gerne dann verwendet, wenn sein kräftiger Geschmack gewünscht ist sowie zu Pfannkuchen und Waffeln.

Bananen

Reife Bananen enthalten bis zu 30 Prozent Zucker, deshalb sollte man sie gar nicht so häufig pur essen. Zum Backen oder für andere süße Zubereitungen sind sie aber hervorragend geeignet, wenn man Zucker ersetzen möchte. Auch beim Backen kann Bananenbrei süßen, der Bananengeschmack ist allerdings recht deutlich zu schmecken.

Solche nahrungsarmen Zeiten gibt es aber in unseren Breiten nicht mehr. Dabei spielt das Hormon Insulin eine große Rolle.
- Energiereiche Lebensmittel mit Fett und Zucker schmecken besonders gut.

Aber: Einfach nur weniger essen ist nicht die Lösung. Auf keinen Fall sollten Sie nur noch Salat, Obst oder Kohlsuppen zu sich nehmen. Auch wenn der Energiebedarf mit dem Alter sinkt, wächst der Bedarf an Mikronährstoffen, da die schützende Wirkung der Östrogene weniger wird bzw. wegfällt. Daher schadet jede einseitige Ernährung. Und manchmal macht eine Heißhungerattacke jedes Gramm Gewichtsabnahme wieder zunichte. »Ich hungere die ganze Woche und wenn ich dann am Wochenende essen gehe, frustriert mich der Blick auf die Waage am Montagmorgen« ist eine Aussage, die ich fast täglich höre.

Die Energiedichte der Lebensmittel

Setzten Sie sich jetzt mit der Wertigkeit von Lebensmitteln auseinander und programmieren Sie Ihren Körper um. Hier möchte ich Ihnen Mut machen. Ich weiß aus eigener Erfahrung, aber auch durch den täglichen Umgang mit vielen ratsuchenden Frauen in den Wechseljahren, dass es gelingen kann, die Ernährung bewusst umzustellen. Wer weniger Kalorien benötigt, braucht nicht zu hungern. Entscheidend ist nicht so sehr der reine Kaloriengehalt, sondern eher die Energiedichte eines Lebensmittels. Damit ist die Anzahl der Kalorien pro Gewichtseinheit gemeint. Lebensmittel mit geringer Energiedichte helfen beim Abnehmen und Gewichthalten, da sie satt machen, ohne dass Sie ständig hungern.

Tipp aus der Küche

Kombinieren Sie geschickt Lebensmittel mit hoher und niedriger Energiedichte. Wenn Sie gern Pasta essen, wählen Sie Vollkornnudeln, reduzieren Sie diesen Anteil auf die Hälfte oder ein Viertel und kombinieren Sie das Gericht mit viel Gemüse oder einem sättigenden Salat. Durch diesen Trick werden Sie ausreichend satt, halten Ihr Gewicht und nehmen obendrein die erforderlichen Vitamine und Mineralstoffe zu sich. Denn auch diese Erkenntnis ist im Alter essenziell: Sie brauchen einen vollen Teller mit weniger Kalorien, aber mehr Nährstoffen, also Mineralien, Vitaminen, Aminosäuren und Spurenelementen.

Bei der Ernährungsumstellung spielt die Sättigung eine große Rolle. In Studien wurde gezeigt, dass die Gesamtmenge an verzehrter Nahrung und nicht die zugeführte Energie der Indikator für die Sättigung ist. Sie sollten daher möglichst viele Lebensmittel mit geringer Energiedichte essen, denn Hunger ist ein schlechter Begleiter und untergräbt die Disziplin.

Lebensmittel mit einer hohen Energiedichte enthalten viel Fett, Zucker und Stärke. Dagegen haben Lebensmittel mit einem hohen Ballaststoff- und Wasseranteil in der Regel eine niedrigere Energiedichte. Ballaststoffe schützen außerdem die Darmflora (Seite 64) und haben einen positiven Einfluss auf den Östrogenhaushalt.

So berechnen Sie die Energiedichte

Hier gilt eine einfache Formel: Teilen Sie den Kaloriengehalt eines Lebensmittels durch sein Gewicht.

Beispiel:
- 100 g Apfel haben 50 kcal, die Energiedichte beträgt dann pro Gramm Apfel 0,5.
- 100 g Croissant haben 510 kcal, die Energiedichte beträgt pro Gramm Croissant 5,1.

Einteilung:

- Zu den Lebensmitteln mit niedriger Energiedichte (unter 1,5 kcal/g) zählen alle Gemüsesorten, Obstsorten, Salate und fettarme Milchprodukte.
- Eine mittlere Energiedichte (1,5–2,5 kcal/g) haben Vollkornprodukte, Hülsenfrüchte, Avocado, Geflügel, fettarmes Fleisch, Wild und Fisch.
- Eine hohe Energiedichte (mehr als 2,5 kcal/g) haben fetthaltiger Käse, Butter, Frittiertes, Paniertes, Weißmehlprodukte, Kuchen, Schokolade, Softgetränke und Chips.

Wenn Sie abnehmen möchten, muss die tägliche Kalorienzufuhr unter ihrem Bedarf liegen. Striktes Kalorienzählen ist »out«, es verhindert, ein gutes Gefühl für die Nahrung zu entwickeln. Essen Sie ausreichend Lebensmittel, die einen hohen Wassergehalt und viel Volumen haben und gut sättigen. Füllen Sie die Hälfte Ihres Tellers mit Gemüse oder Salat, ein Viertel mit pflanzlichem oder tierischem Eiweiß und ein Viertel mit sättigenden Vollkornbeilagen oder Pellkartoffeln..

Mit Bewegung die Verbrennung ankurbeln

Setzen Sie dem sinkenden Grundumsatz im Alter einen gesteigerten Leistungsumsatz entgegen. Bewegen Sie sich einfach mehr, ohne sich zu quälen:

- Nehmen Sie die Treppe statt der Rolltreppe oder des Aufzugs.
- Fahren Sie Fahrrad statt Auto.
- Gehen Sie Strecken zügig zu Fuß.
- Steigen Sie eine Busstation früher aus oder parken Sie Ihr Auto etwas weiter vom Ziel entfernt.
- Wandern Sie am Wochenende.

Am besten besorgen Sie sich einen Schrittzähler oder aktivieren eine entsprechende App auf Ihrem Handy, um ihren Bewegungsstatus zu kontrollieren. 10 000 Schritte pro Tag werden empfohlen, um gesund zu bleiben. Das sind je nach Schrittlänge fünf bis acht Kilometer und das ist schon eine ganze Menge.

Fitte Muskeln, die besten Kalorienverbrenner

Muskeln haben die wunderbare Eigenschaft, Fett zu verbrennen und damit den Stoffwechsel anzukurbeln. Aber im Alter nimmt die Muskelmasse ab und wir müssen etwas dagegen unternehmen, nur was und wie und wie viel?

Je älter man wird, umso ganzheitlicher sollte das Training von Kraft, Beweglichkeit, Kondition und Koordination ausfallen. Ein Programm könnte mit zwei Einheiten moderatem Cardiotraining (Radfahren, Walken, Laufen, Schwimmen) pro Woche und mit zwei Einheiten Muskelaufbautraining, parallel oder unabhängig davon, gestaltet werden. Wichtig ist nur, dass Sie den Muskeln zwischen den Trainingseinheiten eine Pause von 48 bis 72 Stunden zur Regeneration gönnen.

Probieren Sie Yoga

Yoga ist ebenso ein hervorragendes Ganzkörpertraining, bei dem Sie Dehnung und Kräftigung der Muskulatur mit Entschleunigung kombinieren. Während der Übungen wird der Parasympathikus angeregt, das ist der Anteil des Nervensystems, der für die Entspannung zuständig ist. Die Ausschüttung des Stresshormons Cortisol wird gesenkt. Durch die bewusste Atmung werden die Sauerstoffaufnahme und der Kreislauf aktiviert. Bei einer klassisch aufgebauten Yogastunde werden so gut wie alle Muskelpartien im Körper trainiert. Auch bei Wechseljahrbeschwerden hat sich Yoga bewährt. Daher haben wir in diesem Buch (Seite 86) einige Übungen aufgeführt, die Sie leicht durchführen können.

Es gibt viele Möglichkeiten, Ihre Muskeln zu stärken und Ausdauertraining zu betreiben. Wichtig ist, dass man beides miteinander kombiniert und nicht einseitig trainiert. Und Spaß machen sollte es auch!

Wir sitzen alle in einem Boot: Meine persönlichen Erfahrungen

Gern möchte ich Ihnen von meiner persönlichen Erfahrung berichten, wie ich versuche, mein Gewicht seit den Wechseljahren im Griff zu behalten (Dr. Irmgard Zierden).

Ich mache grundsätzlich keine Diäten mehr, sondern habe im Laufe der letzten Jahre ein Gefühl dafür entwickelt, welche Lebensmittel mir guttun und mit welchen ich mich wohlfühle. Und die mir auch bei der tatsächlich nicht ganz so einfachen Erfüllung des Wunsches helfen, mein Gewicht zu halten. So bleibt mein Gewicht vielleicht nicht unbedingt im Idealbereich, aber doch sehr stark im Wohlfühlbereich. Bei der Auswahl richte ich mich nach der Energiedichte, also der Anzahl der Kalorien pro Gewichtseinheit, und der glykämischer Last, bei deren Berechnung auch die Menge der Kohlenhydrate des Lebensmittels berücksichtigt werden. Zu Beginn dieses Kapitels haben wir diese Begriffe ja ausführlich erklärt. Ich spüre deutlich, dass zum Beispiel zwei Riegel Schokolade nicht nur zu einem unangenehmen Völlegefühl, sondern auch zur Darmträgheit führen. Daher achte ich auch darauf, genügend Ballaststoffe zu mir zu nehmen. Denn die sind ja alles andere als Ballast - sondern eher Fittmacher für den Darm und für die Figur.

Ich esse in aller Regel keine Fertigprodukte, sondern koche naturbelassen, mit Zutaten aus der Region und mit Gemüse und Obst, das gerade Saison hat. Jeden Samstag lasse ich mich beim gemütlichen Gang über den Wochenmarkt von den frischen Produkten inspirieren. Dadurch kann ich Gemüse und Obst aus der Region kaufen, die keine langen Transporte hinter sich haben. So tue ich auch noch etwas für den Klimaschutz und unterstütze die hiesigen Bauern.

Ich nutze lieber hochwertige, kaltgepresste Pflanzenöle, statt üppiger Saucen und trinke keine Softgetränke, sondern nur Tee, Wasser und alkoholfreies Weizenbier.

Mein Frühstück besteht meist aus einer bunten, saisonalen Beerenauswahl mit Skyr oder magerem Quark. Beides enthält viel Eiweiß. Im Winter greife ich auf tiefgefrorene Früchte zurück. Ich versuche meine Hauptmahlzeit auf den Mittag zu verlegen. Das geht mit ein wenig Planung und Vorbereitung gut, auch wenn es bei mir in der Praxis oft sehr trubelig zugeht. Vorkochen, gut verpacken und dann zur Arbeit mitnehmen, heißt die Devise – Mealprep auf Neudeutsch. Die Abendmahlzeit fällt bis auf einige Ausnahmen klein aus, z. B. esse ich eine Gemüsesuppe, einen Gemüsesalat oder auch schon mal ein Vollkornbrot mit geräuchertem Lachs. Meistens gönne ich mir zum Ausklang des Tages noch eine Handvoll Nüsse mit ein paar Rosinen statt

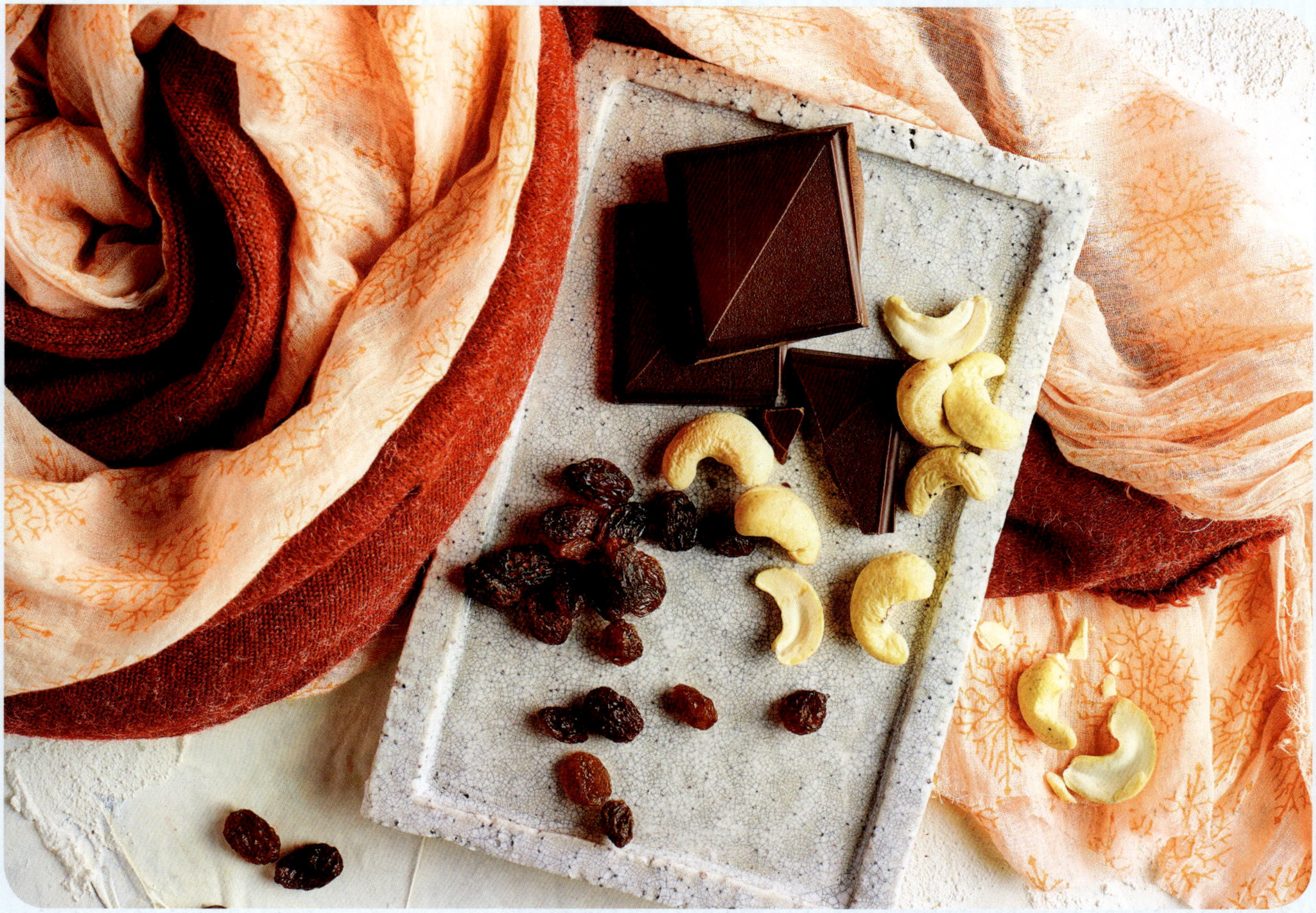

Schokolade. Und wenn ich abends mit meinem Mann, der Familie oder Freunden essen gehe, dann halte ich mich an die Regel, auf Beilagen wie Brot, Nudeln oder Reis zu verzichten.

Weißbrot ist ebenso wie Frittiertes eine Ausnahme, ich mag lieber Vollkornprodukte mit viel Gemüse. Das war nicht immer so, aber wie so vieles im Leben ist auch das eine mittlerweile lieb gewordene Gewohnheit, bei der ich absolut nichts vermisse. Tatsächlich gönne ich mir auch Schokolade, dann aber möglichst in Maßen und mit 70 Prozent Kakao. Sehr verführerisch wird diese Schokoladenvariante in der Werbung dargestellt, und ja, ich genieße sie richtig gerne.

Da auch meine Waage immer mal wieder nach Urlauben oder Feiertagen ein Plus an Pfunden anzeigt, versuche ich möglichst früh, mich darauf einzustellen und gegenzusteuern und nicht erst zu warten, bis es wieder viele Kilos zu viel sind. Dann allerdings ist Disziplin erforderlich, es gibt keinen Zucker, keine Weißmehlprodukte und keine kurzkettigen Kohlenhydrate (Nudeln, Reis, Kartoffeln, Brot) am Abend, dafür aber viel Salat und Obst bis zum frühen Nachmittag und ausreichend Gemüse. Hungern muss ich dabei nie.

Ich genieße es, mit einem angenehmen Körpergefühl durch den Tag zu kommen. Völlegefühl oder Trägheit kenne ich kaum noch. Dafür habe ich viel Spaß an Bewegung und helfe meinem Körper durch regemäßige große flotte Spaziergänge, das Gewicht zu halten. Ich fühle mich wohl in meinem Körper. Und das ist für mich eines der wichtigsten Dinge im Leben.

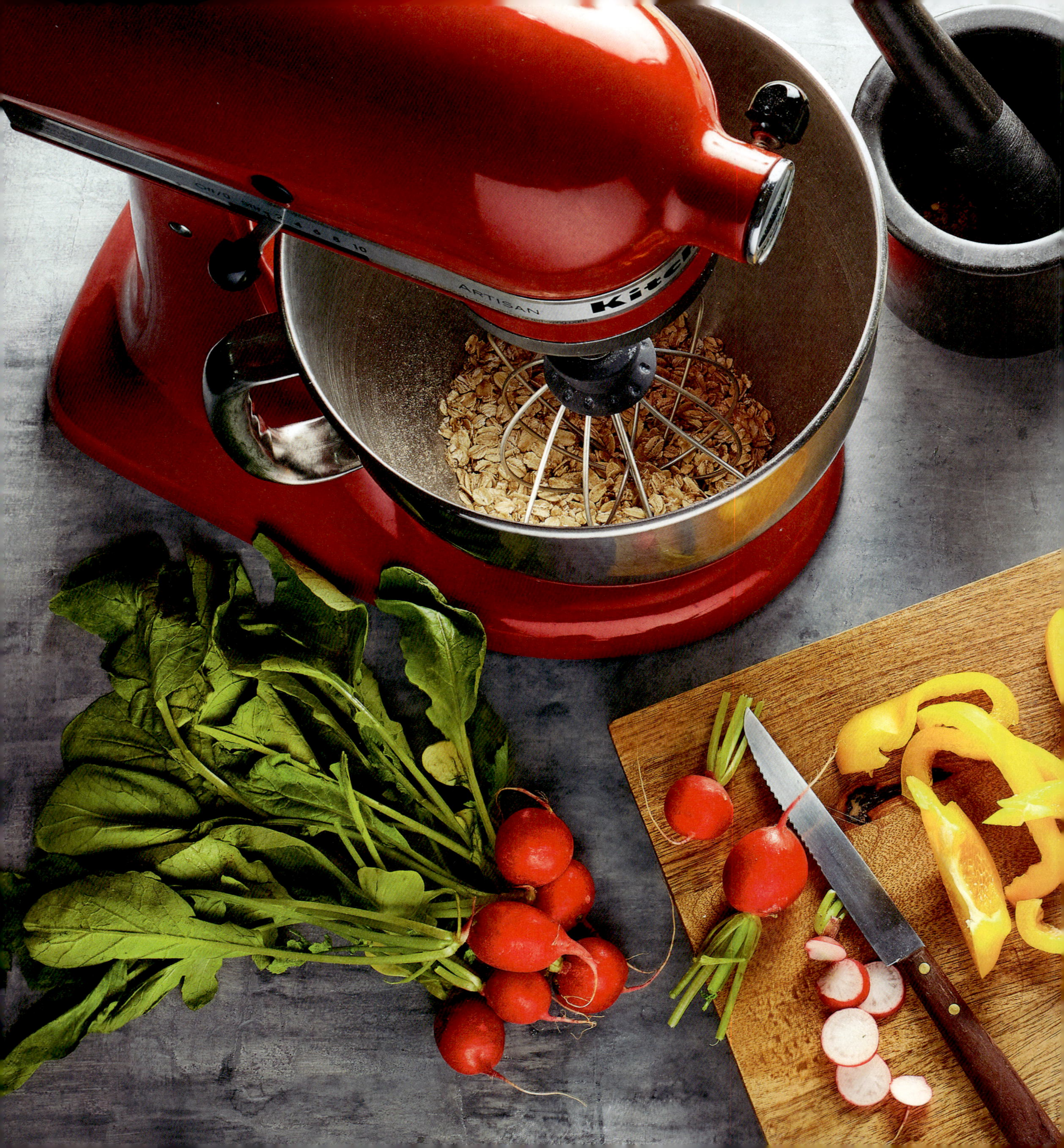
ARTISAN

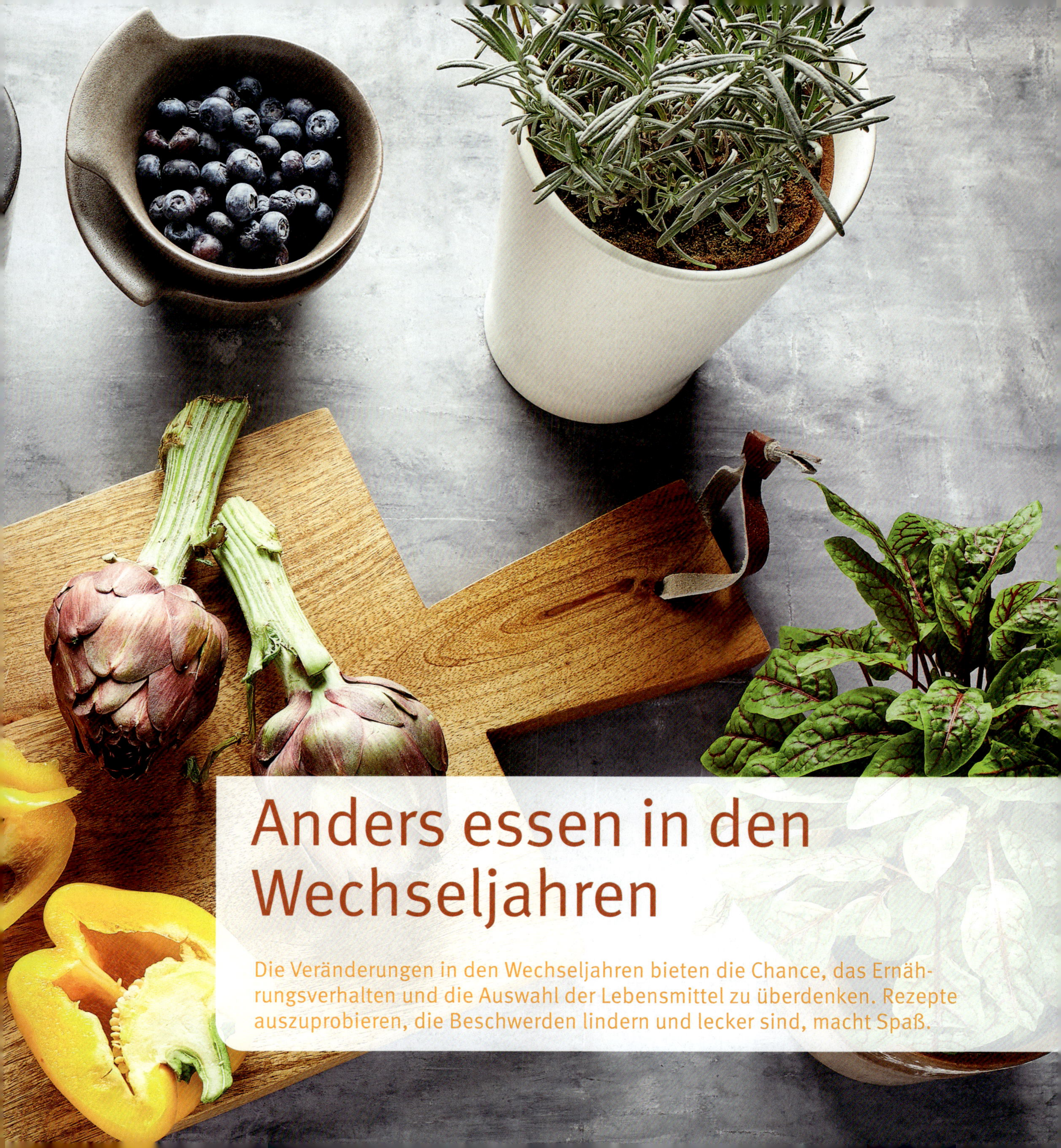

Anders essen in den Wechseljahren

Die Veränderungen in den Wechseljahren bieten die Chance, das Ernährungsverhalten und die Auswahl der Lebensmittel zu überdenken. Rezepte auszuprobieren, die Beschwerden lindern und lecker sind, macht Spaß.

Die Geheimnisse der Pflanzen

Die Auswahl und Zusammensetzung der Lebensmittel haben einen Einfluss auf die Befindlichkeit, können Wechseljahrbeschwerden lindern und sogar den gesundheitlichen Folgen des Hormonmangels bei Erkrankungen des Alters vorbeugen.

Die Wissenschaft ist schon lange auf der Suche nach Alternativen zur Hormonersatztherapie. Eine Beobachtung war, dass Asiatinnen, die sich traditionell ernähren, seltener an Wechseljahrbeschwerden leiden als Europäerinnen. Dieses Phänomen wird heute auf den Verzehr von Nahrungsmitteln mit pflanzlichen Hormonen, sogenannten Phytohormonen, zurückgeführt. Nutzten Sie dieses Wissen für Ihr eigenes Wohlbefinden.

Phytohormone sind Botenstoffe in Pflanzen, die ganz unterschiedliche Wirkungen haben können. Man unterscheidet progesteron- und östrogenartige Phytohormone. In manchen Pflanzen finden sich Vorstufen hormonähnlicher Substanzen.

Ausgleich des Progesteronmangels

Die wilde Yamswurzel aus Mexiko enthält große Mengen Diosgenin, aus dem durch chemischen Umbau natürliches Progesteron (Gelbkörperhormon) synthetisch gewonnen werden kann. Dem menschlichen Körper fehlt das entsprechende Enzym zur Umwandlung, er kann aus Diosgenin kein Progesteron bilden.

Dieses aus der Yamswurzel hergestellte Progesteron wirkt ähnlich wie das weibliche Gelbkörperhormon, das vor allem in der zweiten Zyklushälfte nach dem Eisprung eine entspannende und schlaffördernde Wirkung hat. Frauen mit dem sogenannten prämenstruellen Syndrom leiden meist unter einer Gelbkörperhormonschwäche, aber auch der Beginn der Wechseljahre, die sogenannte Prämenopause, wird von diesem Mangel geprägt.

In Südamerika, Afrika und in der Karibik sind Yamswurzeln häufig ein Bestandteil des Gemüseangebots, in Europa dagegen nur selten. Es gibt über 200 Sorten dieser Pflanze, aber nur die mexikanische wilde Yamswurzel enthält eine ausreichende Menge der Vorstufe des Progesterons. Die unterirdisch wachsenden Knollen der mexikanischen Wild Yams erreichen eine Länge von bis zu zwei Metern, sie ähneln geschmacklich und optisch den Süßkartoffeln und enthalten viel Stärke. Der Yamswurzel wird eine gelbkörperhormonähnliche und ausgleichende Wirkung zugeschrieben, auch wenn das Diosgenin nicht in Progesteron umgewandelt werden kann. Als Medikament bieten sich Extrakte in Kapselform an.

Eine zweite Pflanze, die gegen Wechseljahrbeschwerden vor allem in der Prämenopause eingesetzt wird, ist der Mönchspfeffer (Agnus castus). Dieser wirkt ausgleichend auf die Schwankungen der Steuerungshormone FSH und LH. Der Mönchspfeffer wird auch Keuschlamm oder Liebfrauenbettstroh genannt, da er durch seine hormonelle Wirkung angeblich den Geschlechtstrieb bei Männern abschwächt. Die Mönche im Mittelalter schätzten den pfefferkörnerartig aussehenden Samen und die Erleichterung der Enthaltsamkeit war ein willkommener Nebeneffekt. Frauen bleiben von dieser libidoabschwächenden Wirkung »Gott sei Dank« verschont. Mönchspfeffer können Sie nicht in die Nahrung einbauen, sondern nehmen ihn als Medikament in Tropfen- oder Kapselform ein. Agnus castus hilft bei Zyklusstörungen, prämenstruellen Beschwerden wie Brustschmerzen und Wassereinlagerungen sowie in der Übergangsphase der Wechseljahre, der Prämenopause.Frauen mit hormonabhängigen Tumoren wie Brustkrebs sollten Mönchspfefferextrakte nicht einnehmen.

Ausgleich des Östrogenmangels

Sogenannte Phytoöstrogene ähneln in der chemischen Struktur den weiblichen Östrogenen wie Östradiol (fachsprachlich Estradiol) und docken an die gleichen Bindestellen an Zellen, sogenannte Rezeptoren, wie die körpereigenen Östrogene an. In den Zellen werden dadurch weitere Reaktionen in Gang gesetzt. Allerdings ist die Wirkung der pflanzlichen Östrogene deutlich schwächer, sie beträgt nur ein Hundert- bis Zehntausendstel der Wirkung des natürlichen Östradiols.

Wie wirken Phytoöstrogene?

Phytoöstrogene werden auch als selektive Östrogenrezeptormodulatoren (PhytoSERMs) bezeichnet. Diese haben die Eigenschaft, nur an speziellen Geweben dieselbe Wirkung wie Hormone hervorzurufen, an anderen Geweben die Rezeptoren dagegen eher zu blockieren, sodass dort körpereigene Östrogene nicht mehr wirken können. Aus diesem Grund besitzen PhytoSERMs sowohl östrogene als auch antiöstrogene Wirkung. Phytoöstrogene wirken im Körper wie schwache Östrogene und können daher Beschwerden in den Wechseljahren lindern. Phytoöstrogene wirken außerdem antikanzerogen, immunstimulierend und cholesterinsenkend.

Östrogenüberschuss Wenn eine Frau während der Prä- oder Perimenopause darunter leidet, dass ihr eigener Östrogenspiegel zu hoch ist, wird sie über Wassereinlagerungen, Gewichtszunahme und Brustspannen klagen. Ein eingenommenes Phytoöstrogen besetzt dann die Rezeptoren, wodurch körpereigene Östrogene dort nun nicht mehr andocken können und ihre Wirkung abgeschwächt wird.

Östrogenmangel Bestehen Östrogenmangelzustände und damit Beschwerden wie zum Beispiel Hitzewallungen, besetzen die pflanzlichen Hormone ebenfalls diese Rezeptoren und können die Mangelerscheinungen lindern.

Phytoöstrogene können daher einen Ausgleich bei zu hohen und zu niedrigen Östrogenspiegeln schaffen. Die Balance wird wiederhergestellt. Da Phytoöstrogene nur auf spezielle Gewebe wie Hormone wirken, haben sie keine Auswirkungen auf die Gebärmutterschleimhaut und können daher keine Blutungen verursachen. Es ist nachgewiesen, dass sie zahlreiche gesundheitsfördernde Wirkungen auf das Herz-Kreislauf-System, auf die Knochen und das Immunsystem haben.

Die Natur bietet freundlicherweise nicht nur ein Phytoöstrogen, sondern gleich drei Arten von pflanzlichen Östrogenen an: Isoflavone, Lignane und Coumestane. Letztere, darunter fällt z. B. der Rotklee, kommen allerdings in der menschlichen Ernährung nur in ganz geringem Maße vor. Trotzdem waren Coumestane die ersten Phytoöstrogene, die entdeckt wurden, als bei einer australischen Schafherde Anfang des 20. Jahrhunderts Fruchtbarkeitsstörungen durch den übermäßigen Verzehr von Klee festgestellt wurden.

Isoflavone

Den höchsten Gehalt an Isoflavonen bieten Sojabohnen und die daraus hergestellten Produkte wie Sojamehl, Tofu, Sojajoghurt und Sojamilch. Letztere wird im Handel als Sojadrink angeboten, weil sie aus lebensmittelrechtlichen Gründen nicht als »Milch« bezeichnet werden darf. Besonders bei den durch Fermentation hergestellten Lebensmittel Miso und Tempeh werden höhere Phytoöstrogenkonzentrationen und eine bessere Bioverfügbarkeit erreicht. Der Gehalt an Isoflavonen hängt aber auch stark von den klimatischen Verhältnissen, der Erntezeit und Reife der Frucht ab. Hülsenfrüchte wie Bohnen, Kichererbsen sowie Sprossen von Hülsenfrüchten und Getreide enthalten ebenfalls Isoflavone.

Isoflavone müssen verstoffwechselt werden

Die Isoflavone Genistein und Danadzein müssen durch Darmbakterien in den eigentlichen Wirkstoff Equol umgewandelt werden. Diese Fähigkeit zur Umwandlung ist individuell unterschiedlich, da nicht jede Frau über eine intakte Darmflora verfügt. Dies erklärt, warum ca. ein Drittel der Frauen nicht in der Lage ist, das wirksame Equol herzustellen, und damit auch keine ausreichende Wirkung erzielt wird. Es ist daher nicht nur wichtig, entsprechende Phytoöstrogene zuzuführen, sondern auch gleichzeitig für eine intakte Darmflora (Seite 64) zu sorgen. Auch bei der Prophylaxe von Prostatakrebs kommt dem Abbauprodukt eine entscheidende Rolle zu. Männer, die Equol metaboisieren können, haben eine geringere Erkrankungsrate.

Wirkung phytoöstrogenreicher Lebensmittel

Deutliche Unterschiede in der Wirksamkeit gibt es zwischen hochdosierten Extrakten und einer Nahrung, die Phytoöstrogene enthält. Grundsätzlich ist ein Lebensmittel immer dem Medikament vorzuziehen. Um wirklich effektive

Vorsicht Gentechnik

Achten Sie bitte beim Kauf von Sojaprodukten darauf, dass diese nicht gentechnisch verändert wurden. Die größten Sojaproduzenten sind die USA, Brasilien und Argentinien, wo es erlaubt ist, die Sojapflanze durch gentechnische Manipulation resistent gegen Unkrautvernichtungsmittel wie Glyphosat zu machen. Es gibt auch Gentechnik-Sojapflanzen, die neben einer angezüchteten Resistenz gegen Unkrautvernichtungsmittel auch noch selbst Insektengifte produzieren können. So entsteht ein Giftcocktail direkt auf dem Acker. 80 Prozent des auf dem Weltmarkt verfügbaren Sojas ist gentechnisch manipuliert. Zurzeit dürfen in der EU keine gentechnisch veränderten Sojabohnen angebaut werden, entsprechende Futtermittel werden allerdings in die EU importiert. Lebensmittel, die aus nicht genetisch veränderten Sojapflanzen produziert wurden, werden durch das Label »Ohne Gentechnik« gekennzeichnet. In konventionellen Sojaprodukten sind Verunreinigungen mit genetische verändertem Pflanzenmaterial allerdings häufiger nachzuweisen als in Bioprodukten.

Östrogenmangelsymptomen und ihren Auswirkungen auf die Gesundheit vorzubeugen, sollten Sie natürlich schon in der Prämenopause, also ab einem Alter von 40 bis 45 Jahren und früher, mit dieser phytoöstrogen- und ballaststoffreichen Ernährung beginnen und nicht erst dann, wenn die Beschwerden schon ausgeprägt vorhanden sind.

Der Grundsatz sollte sein: Gesunde sollten von Isoflavonen profitieren, damit sie gesund bleiben. Aber es ist nie zu spät und normalerweise werden wir ja spätestens dann zum Umdenken gezwungen, wenn die Waage eine Änderung der Gewohnheiten anmahnt.

Einen optimalen Effekt auf Ihre Gesundheit erreichen Sie durch die Kombination verschiedener Phytoöstrogene; eine einseitige Ernährung nur mit reinen Sojaprodukten sollte vermieden werden. Der Verzehr der Isoflavone wirkt dabei an verschiedenen Stellen positiv auf Ihre Gesundheit.

Brust- bzw. Prostatakrebs Ob Phytoöstrogene vor Brustkrebs schützen können, wird zurzeit noch kontrovers diskutiert. Am besten erforscht sind die Bausteine Genistein und Danadzein der Sojaprodukte. Die bestehenden Studien berufen sich auf Tierversuche, die nicht eins zu eins auf den Menschen übertragbar sind. Amerikanische oder europäische Frauen erkranken allerdings fünfmal häufiger an Brustkrebs als Asiatinnen. Dies wird auf deren sojareiche Ernährung zurückgeführt. Europäer essen im Schnitt nur 1 mg Isoflavone pro Tag und Asiatinnen zwischen 50 bis 80 mg täglich. Studien an Japanerinnen, die in die USA emigrierten, zeigten einen rapid erhöhten Anstieg der Erkrankung. Dies ist als eindeutiger Hinweis auf eine lebensstilassoziierte Ursache für die Entstehung einer Krebserkrankung zu werten.

Es können aber auch noch andere Faktoren der asiatischen Ernährung für das geringere Auftreten des Brustkrebses eine Rolle spielen. In Frage kommen der Genuss von Lebensmitteln mit vielen Pflanzenfarbstoffen (Polyphenole) und reichhaltigen Ballaststoffen, aber auch fettem Fisch und Algen. Außerdem essen Asiatinnen bereits im Kindesalter sojareich und nicht erst mit dem Beginn der Wechseljahre.

Gegen eine Ernährung, die unter anderem viele Phytoöstrogene enthält, ist auch bei erhöhten Brustkrebsrisiko oder nach einer Erkrankung nichts einzuwenden. Eine Vielzahl von Studien hat gezeigt, dass eine isoflavonoidreiche Ernährung das Brustkrebsrisiko nicht erhöht, sondern vielmehr das Risiko senkt. Die Shanghai Breast Cancer Survival Studie, in der 5042 Frauen nach erfolgreicher Brustkrebsbehandlung über mehrere Jahre beobachtet wurden, konnte sogar feststellen, dass ein hoher Phytoöstrogenkonsum mit einem verminderten Wiedererkrankungsrisiko einherging.

Auch Männer profitieren von Phytoöstrogenen. Das geringere Vorkommen von Prostata- und Darmkrebserkrankungen in den asiatischen Ländern wurde ebenfalls auf den Konsum von relativ großen Mengen an Sojaprodukten zurückgeführt. Sicher spielt auch der geringere Fleisch- und vermehrte Fisch- und Gemüsegenuss eine Rolle.

Nun haben Sie ein Argument an der Hand, dass auch Ihren Ehemann oder Lebenspartner überzeugt. Sie können die schönen Rezepte (Seite 93) aus diesem Buch gleich für alle in der Familie kochen.

Herzerkrankungen Lebensmittel auf Sojabasis dürfen in den USA nach einer Entscheidung der obersten Arznei- und Lebensmittelbehörde (FDA) zur Prophylaxe von Herzerkrankungen beworben werden. Solche Empfehlungen werden in den USA nicht leichtfertig, sondern nur dann gegeben, wenn sie wissenschaftlich eindeutig bewiesen sind.

Soja und Sojaprodukte – natürliche Östrogene

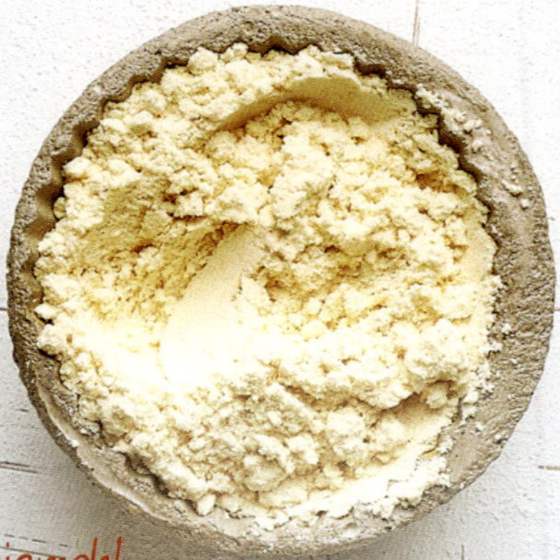

Unter den Hülsenfrüchten kann die Sojabohne mit mehreren Superlativen auftrumpfen: höchster Eiweißgehalt (37 Prozent) plus hervorragende Aminosäurenkombination, fast wie bei tierischen Produkten. Also eine Wunderbohne? Fast, wäre da nicht aufgrund der gentechnischen Manipulation, die gerne an ihr vorgenommen wird, ihr negatives Image. Doch der Sojabohnenanbau in Europa wächst rasant. Hier ist Gentechnik nicht erlaubt. Mit Bio geht man daher auf Nummer sicher.

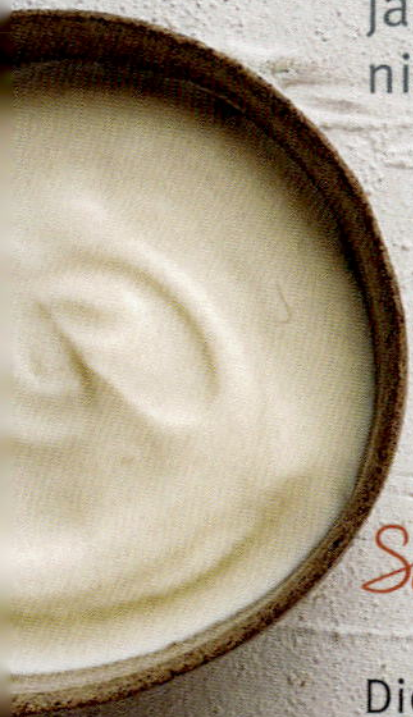

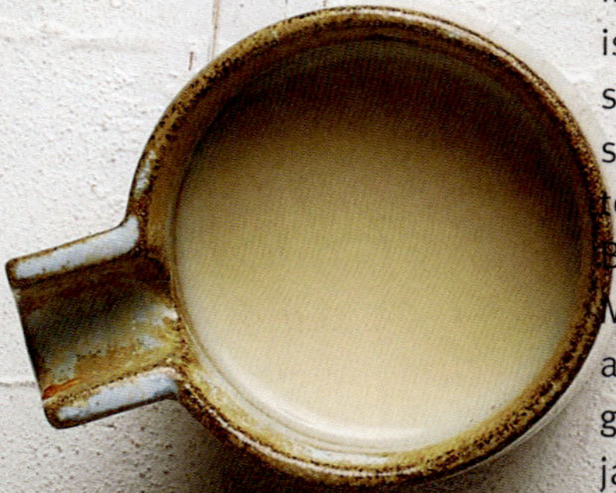

Sojabohnen

Die Bohnen selbst bekommt man meistens in der getrockneten Form. Vor dem Kochen am besten über Nacht einweichen, dann mindestens 45 Minuten garen, bis sie weich sind. Unreif geerntet, in der Schale gegart und leicht gesalzen, sind sie ein traditioneller japanischer Snack, Edamame genannt, der auch bei uns mittlerweile beliebt ist. Edamame gibt es meistens tiefgefroren in Supermärkten. Man gart sie in kochendem Salzwasser und drückt die ungeschälten Kerne zum Essen einfach aus der Hülse.

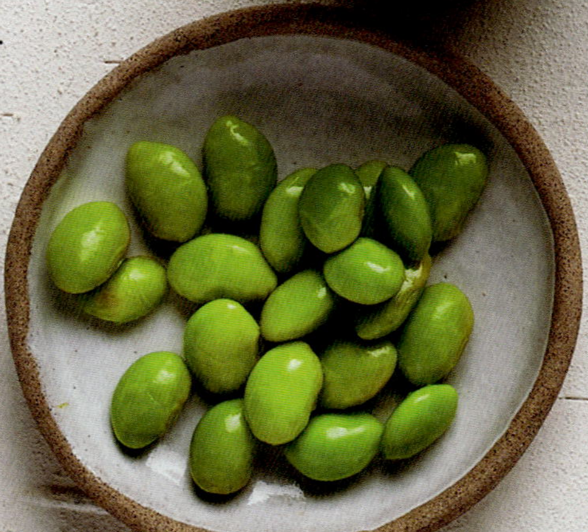

Sojamehl

Das aus der vermahlenen Bohne gewonnene Mehl hat einen hohen Proteingehalt mit einem außergewöhnlich guten Aminosäureprofil. Weil ihm das Klebereiweiß Gluten fehlt, ist es beim Backen nur bedingt einsetzbar. Das macht es aber für Menschen mit Glutenunverträglichkeit interessant und es gilt als »low-carb«. Bis zu 20 Prozent herkömmlichen Mehls kann man gegen Sojamehl austauschen, es trägt damit zu einer guten Eiweißversorgung bei. 1 EL Sojamehl mit 2 EL Wasser verquirlt ersetzt beim Backen ein Ei. Es eignet sich auch gut zum Binden von Suppen und Saucen.

Sojadrink und Sojacreme

Die milchähnliche Flüssigkeit gewinnt man aus dem Presskuchen, der bei der Herstellung von Sojaöl übrigbleibt. Für Sojacreme, die als Sahneersatz dient, wird der Drink mit Öl und eventuell mit Verdickungsmittel und Emulgatoren versetzt. Sojadrink kann wie Milch eingesetzt werden.

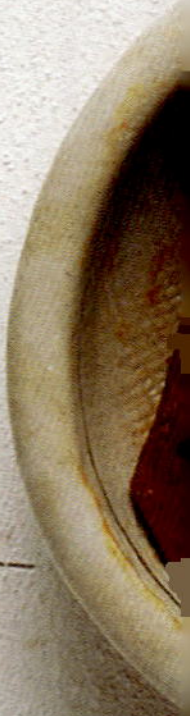

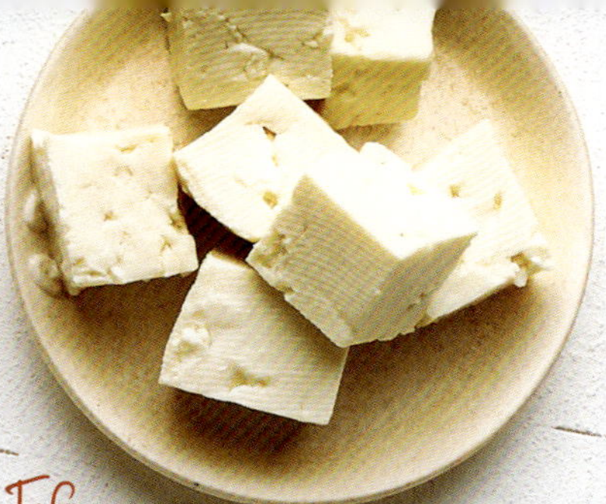

Tofu

Ähnlich wie Käse aus Milch wird Tofu aus Sojamilch hergestellt. Tofu ist sehr vielseitig, er kann roh oder mariniert gebraten und frittiert oder in Ragouts und Curries mitgekocht werden und eignet sich püriert sogar als Grundlage für süße Zubereitungen.

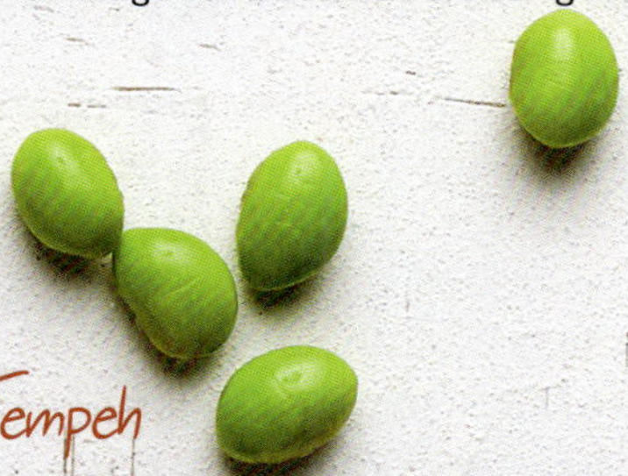

Tempeh

Tempeh ist ein Fermentationsprodukt: Die Sojabohnen werden dafür mit speziellen Pilzen geimpft, die dann entstehende Pilzfäden halten die Bohnen zusammen und machen sie zu einem festen Produkt. Marinieren, Backen, Braten, Grillen: Tempeh kann vielseitig verwendet werden.

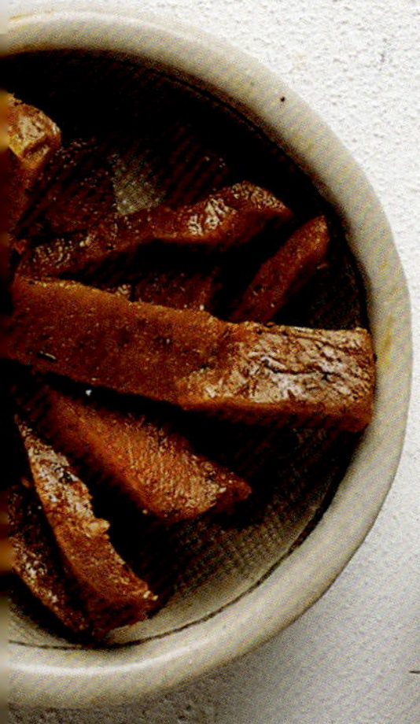

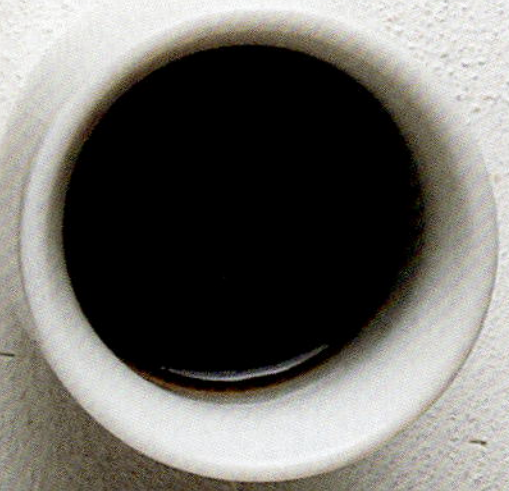

Miso

Die dunkle Paste ist ein Produkt aus fermentiertem Getreide, meist Reis oder Gerste, sowie Sojabohnen. Ähnlich wie Sojasauce ist sie sehr würzig. Miso ist beispielsweise ein Bestandteil von Suppen und kann zum Aromatisieren von Gemüsegerichten, Dressings und Marinaden verwendet werden.

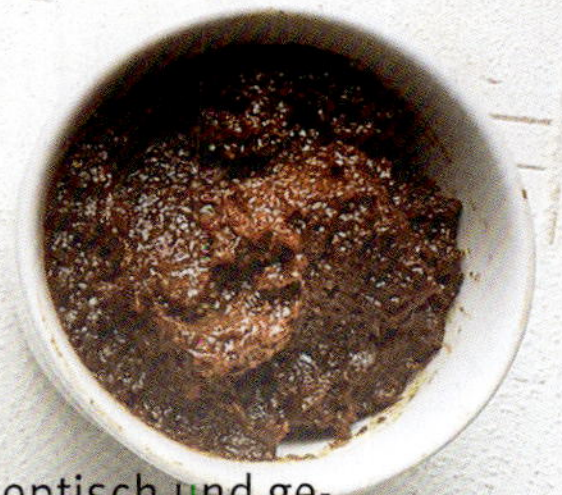

Sojajoghurt

Sojajoghurt ist optisch und geschmacklich kaum von herkömmlichem Joghurt zu unterscheiden. Wie Joghurt aus Milch wird er durch die Fermentierung mit Milchsäurebakterien hergestellt.

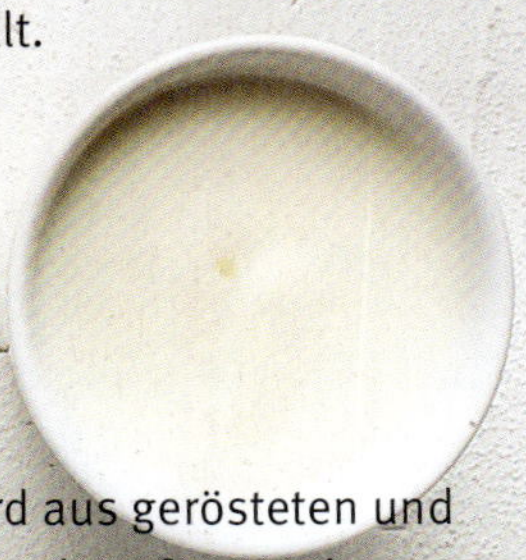

Sojasauce

Sojasauce wird aus gerösteten und oft mit Weizenschrot fermentierten Sojabohnen, Salz und Wasser hergestellt. Es entsteht eine dunkle, sehr würzige Sauce, die aufgrund ihres Glutamatgehalts als natürlicher Geschmacksverstärker dient und zum Würzen vielfältig eingesetzt werden kann.

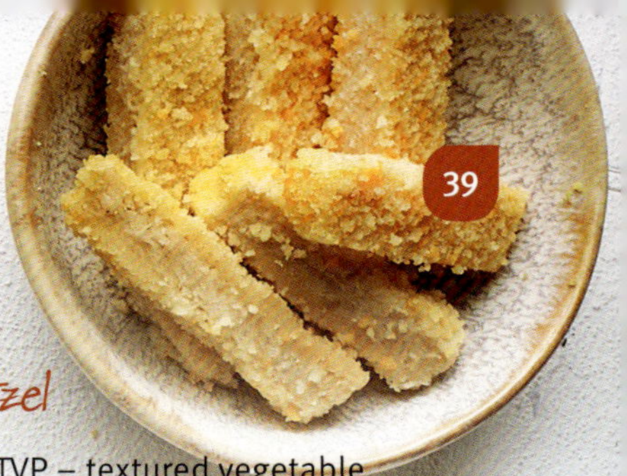

Sojaschnetzel

Der auch als TVP – textured vegetable protein – bezeichnete Fleischersatz ist ein industriell hergestelltes Produkt. Dafür wird stark entfettetes Sojamehl durch einen Extruder in Form gepresst. Vor der Verwendung weicht man das trockene Produkt mindestens zehn Minuten in heißem Wasser oder Gemüsebrühe ein. Dann lassen sich Sojaschnetzel zum Beispiel wie Hackfleisch in flüssigen/soßigen Zubereitungen nutzen.

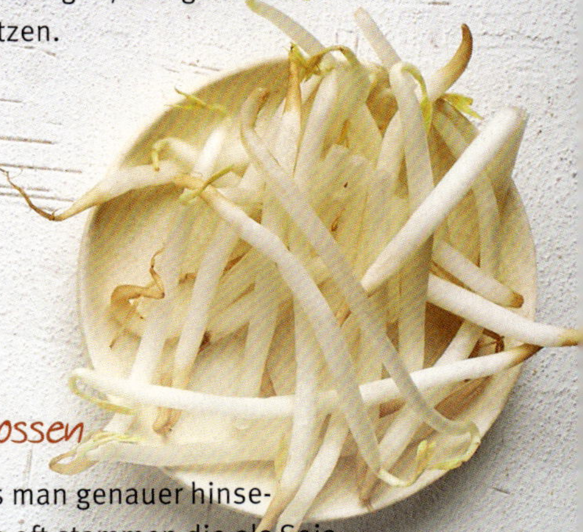

Sojasprossen

Hier muss man genauer hinsehen, denn oft stammen die als Sojasprossen angebotenen Keimlinge gar nicht von der Sojabohne, sondern von der milder schmeckenden Mungobohne. Diese Sprossen enthalten zwar auch Phytoöstrogene, allerdings in nicht annähernd so hohen Mengen wie die »echten« Sprossen. Wer echte Sojasprossen möchte, kann sie auch einfach selber ziehen. Man genießt sie unerhitzt, zum Beispiel in Salaten, verschiedenen Gerichten oder als Topping auf dem Brot.

Isoflavone und Rotklee wirken sich günstig auf die Freisetzung eines bestimmten Stoffes, des Stickoxids (NO), aus. Dieser erweitert die Gefäße, was sich bei Bluthochdruck und Herzkranzgefäßverengungen positiv auswirkt. Außerdem vermag der Verzehr von Sojaprotein das Gesamt- und das besonders unbeliebte LDL-Cholesterin sowie die Blutfette zu senken. Eine Erhöhung des LDL-Cholesterins wird für die Gefäßverengung verantwortlich gemacht. Studien haben ergeben, dass sich durch den Sojakonsum das Risiko von Herz-Kreislauf-Erkrankungen minimieren lässt.

Konzentrationsfähigkeit Von der Verbesserung der Durchblutung profitiert auch das Gehirn. Der Bereich des Gehirns, der für Wahrnehmung, Denken und Erkennen zuständig ist, besitzt ebenfalls Rezeptoren für Östrogene. Hier, im Frontbereich des Gehirns, können die Phytoöstrogene andocken und sich positiv auswirken, hinzu kommt noch die verbesserte Durchblutung.

Knochenstoffwechsel Östrogene reduzieren bei Frauen in und nach den Wechseljahren signifikant den Knochenabbau. Da es sich bei Phytoöstrogenen um Phyto-SERMs handelt, also um Stoffe, die an Östrogenrezeptoren eine Wirkung entfalten, ist auch hier ein dem menschlichen Östrogen gleichzusetzender positiver Effekt hervorzuheben. Besonders Isoflavone können auf den Knochenstoffwechsel einwirken. Die Tätigkeit der Osteoblasten wird unterstützt. Das sind Zellen, die für die Bildung von Knochengewebe verantwortlich sind. Gegenspieler sind Osteoklasten, diese werden normalerweise durch Östrogene und Phytoöstrogene in ihrer Tätigkeit gehemmt. Hier sollte die Prophylaxe möglichst früh beginnen. Studien belegen eine Osteoporose-verhindernde Wirkung nur vor dem Eintreten der Erkrankung und keine Verbesserung, wenn bereits Knochenbrüche da sind.

Kalzium ist ein wichtiger Bestandteil der Knochensubstanz. Kalzium wird in den Nieren resorbiert und dann durch die Osteoblasten in die Knochen eingebaut. Hierfür benötigen Sie das wichtige Vitamin D (Seite 71).

Diabetes Studien deuten an, dass Phytoöstrogene eine schützende Rolle bei der Behandlung von Diabetes spielen könnten. Der Verzehr von Phytoöstrogenen verbessert die Insulinresistenz, das bedeutet, dass die Zellen wieder besser auf Insulin reagieren können und der Zucker aus dem Blut in die Zellen gelangt. Wenn die Hyperinsulinämie beeinflusst werden kann, hat dies wiederum einen positiven Effekt auf die Reduktion von Übergewicht.

Vorsicht bei Unverträglichkeiten und Schilddrüsenproblemen

Bei Lebensmittelallergien ist bei Sojaprodukten allerdings Vorsicht geboten. Leiden Sie unter Nahrungsmittelunverträglichkeiten oder haben Sie eine ausgeprägte Reizdarmsymptomatik, sollten Sie sich bei Ihrer Ärztin oder Ihrem Arzt auf eine Sojaunverträglichkeit bzw. -allergie testen lassen.

Da Soja relativ hohe Mengen an Histamin enthält, könnten Sie bei einer Histaminunverträglichkeit mit Bauchschmerzen, Durchfall, Schwellungen der Schleimhäute im Nasen-Rachen-Bereich, Hautreaktionen und Kopfschmerzen reagieren. Eine Allergie gegen Sojaprodukte ähnelt den Symptomen der Histaminunverträglichkeit. In beiden Fällen sollte man zunächst auf Soja in der Ernährung verzichten.

Bei einer Autoimmunerkrankung der Schilddrüse, der Hashimoto-Thyreoditis, bildet der Körper Antikörper gegen die eigene Schilddrüse und diese entzündet sich. Im weiteren Verlauf der Erkrankung kann es ohne Behandlung zu einer Unterfunktion der Schilddrüsentätigkeit mit den entsprechenden Folgen für die Gesundheit kommen. Man weiß, dass diese Erkrankung mit einer gestörten Darmfunktion zusammenhängt und dass bestimmte Reizstoffe die Entzündung anfeuern können. Das schwer verdaubare Sojaprotein kann die gestörte Darmbarriere überwinden und im Blut den Autoimmunprozess fördern, denn der Körper bildet dann zusätzlich gegen Soja und ein Protein der Schilddrüse Antikörper, da sich beide sehr ähnlich sind. Außerdem können Isoflavone die Jodaufnahme in die Schilddrüse hemmen und eine Unterfunktion unterstützen.

Lignane

Lignane sind in der Pflanzenwelt weit verbreitet, da sie die Ausgangssubstanz für Lignin, einem Bestandteil der Zellwand, bilden. Sie finden sich in hoher Konzentration in Leinsamen und Kürbiskernen, aber auch in Roggen- und Gerstenvollkornmehl, Brokkoli, Nüssen, Sesam und Beeren. Im Rezeptteil (Seite 93) finden Sie daher viele Rezepte mit diesen Zutaten.

Lignane werden von den Darmbakterien zu Enterodiol und Enterolacton umgebaut und in dieser Form aufgenommen. Auch hier ist ein intaktes Verdauungssystem mit einer guten Darmflora die Voraussetzung für die gewünschte Wirkung.

Beeinflussung von Krebserkrankungen

Forscher in Finnland haben festgestellt, dass durch den hohen Konsum von dunklem Vollkornbrot, Roggenknäckebrot und Beeren aller Art und Farben mit einem hohen Gehalt an Ballaststoffen und Lignanen die Risikofaktoren für Brustkrebserkrankungen der ansonsten westlichen Ernährung reduziert werden. Hier soll das Brustkrebsrisiko nur halb so hoch sein wie in den USA.

Ein Forscherteam aus Heidelberg wollte herausfinden, ob auch eine an Lignanen und nicht nur an Sojaprodukten reiche Ernährung den Verlauf einer Brustkrebserkrankung beeinflussen kann. Sechs Jahre lang beobachteten sie den klinischen Verlauf und bestimmten Enterolacton, das Abbauprodukt, regelmäßig im Blut der betroffenen Frauen. Es stellte sich heraus, dass Frauen mit den höchsten Enterolacton-Werten ein um 40 Prozent verringertes Sterblichkeitsrisiko und Wiedererkrankungsrisiko hatten.

Die gute Nachricht ist also, dass Sie durch eine an Phytoöstrogenen reiche Ernährung eine gute Prophylaxe betreiben können, um nicht an Brustkrebs zu erkranken. Bei bereits eingetretener Erkrankung ist es möglich, durch die Ernährung die Heilung auf natürliche Weise zu fördern und ein Rezidiv zu verhindern.

Granatäpfel enthalten auch Phytoöstrogene

Eine besondere Frucht für die Wechseljahre ist der Granatapfel, auch Paradiesapfel genannt. Die gesundheitsfördernden Eigenschaften sind in vielen Kulturen bekannt und werden gern genutzt. Zunehmend wird auch die westliche Küche durch diese köstliche Frucht ergänzt.

Abgesehen von einem hohen Gehalt an Vitaminen und Mineralien wie Kalium, Kalzium und Phosphat, ist das Fruchtfleisch bzw. der Saft reich an Antioxidantien und Polyphenolen. Diese sekundären Pflanzenstoffe schützen die Körperzellen vor schädlichen Einflüssen. Sie fangen die aggressiven freien Radikale ab und machen sie unschädlich. Somit hat die Frucht auch krebsverhindernde Eigenschaften.

Im Fruchtfleisch und im Saft sind die Polyphenole an Zuckermoleküle gebunden.Eine gut funktionierende Dickdarmflora muss diese Zuckerverbindungen spalten und größere Moleküle zu kleineren umbauen, damit diese aus dem Darm ins Blut aufgenommen werden können. Pflanzenfarbstoffe in Frucht und Saft des Granatapfels wirken entzündungshemmend, die Wirkung übertrifft bei weitem die des auch sehr beliebten natürlichen Antioxidans Resveratrol im Rotwein, in Heidelbeeren und im Cranberrysaft.

Rezeptbeispiel mit Granatapfel

Ingwer-Granatapfel-Saft

Für 2 Portionen
⏲ 15 Min.

1 cm frischer Ingwer • 1 kleine Bio-Zitrone • 375 ml Granatapfelsaft • ½ Granatapfel • Eiswürfel

- Ingwer schälen und fein hacken. Zitrone halbieren und den Saft aus einer Hälfte auspressen. Granatapfelsaft, Zitronensaft und Ingwer vermischen.

- Die Kerne aus dem Granatapfel herausklopfen. Die andere Zitronenhälfte in dünne Scheiben schneiden.

- Eiswürfel auf Gläser verteilen und mit Saft auffüllen. Mit Granatapfelkernen und Zitronenscheiben garnieren.

Variante Ein paar frische Minzblättchen zugeben, das macht den Saft erfrischender.

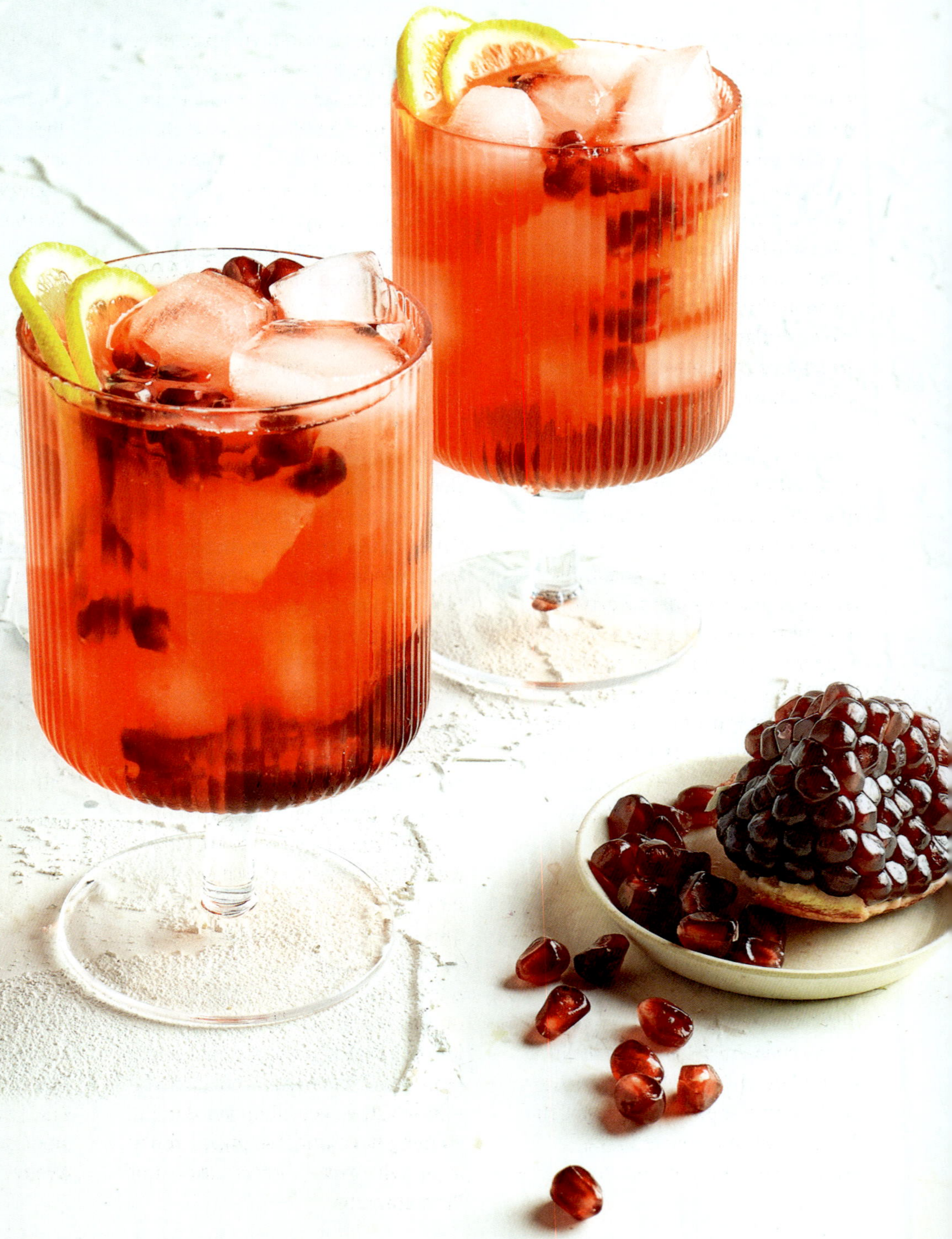

Der Samen des Granatapfels kann typischen Beschwerden wie Hitzewallungen vorbeugen und lindern. Diese Wirkung wurde bereits in der Antike erkannt und genutzt. Dazu muss allerdings der Samen gekaut werden, damit die wirkungsvollen Stoffe ihre Eigenschaften als Phytoöstrogen entfalten können. Die ebenfalls vorkommenden Phytosterole sollen ähnlich den pflanzlichen Östrogenen vor Brustkrebs, Prostata- und Dickdarmkrebs schützen.

Und jetzt das Beste: Granatäpfel sind mit Sicherheit keine Dickmacher, denn sie enthalten im Vergleich zu anderen Obstsorten nur wenig Kalorien. Der Granatapfel leistet einen besonders wertvollen Beitrag zu einer gesunden Ernährung und sollte im Obstkorb nicht fehlen, auch wenn es nicht so einfach ist, der Frucht bei der Gewinnung des Samens Herr zu werden. Im Rezeptteil (Seite 93) dieses Buches finden Sie zahlreiche Anregungen für jede Tageszeit.

Kohl zur Krebsvorsorge

Die Natur verblüfft immer wieder durch die Heilkraft von pflanzlichen Lebensmitteln. Dies trifft insbesondere auf Kohlgemüse (siehe »Kohl – eine supergesunde Vielfalt«, Seite 72) als natürliche Waffe zur Krebsprävention und zur Regulation des Hormonstoffwechsels zu. Beim Verzehr von Kohlgewächsen nehmen Sie einen ganz besonders heilsamen Pflanzenstoff, das Indol-3-Carbinol (I3C), auf. Es entsteht aus Glucobrassicin, das in allen Kohlsorten, ganz besonders aber in Brokkoli, Rosenkohl und Grünkohl und deren jungen Sprossen, vorkommt.

Bei der Zubereitung werden durch Zerschneiden und Zerpflücken der Sprossen und Blätter die Pflanzenzellen aufgebrochen. Dadurch werden Zucker und Indol-3-Carbinole freigesetzt. Beim Kochen sinkt der Anteil des hitzeempfindlichen I3C um etwa die Hälfte, daher macht es Sinn, Brokkoli und Co auch roh, zum Beispiel im Salat, zu verzehren. Jeden Tag Brokkoli? Davon ist abzuraten, erst durch die bunte Vielfalt kommen die Wirkstoffe zum Tragen.

Der Pflanze dient Indol-3-Carbinol zur Abwehr von Bakterien und Schimmelpilzen. Erst im Magen des Menschen entsteht durch die Säureeinwirkung aus diesem Stoff das bioaktive Diindolylmethan (DIM). In zahlreichen Studien werden I3C und DIM antioxidative, entgiftende und östrogenmodulierende Wirkungen zugeschrieben. Beide Stoffe hemmen krankhaftes Zellwachstum und schützen vor allem vor der Entstehung hormonabhängiger Krebsarten wie Brust-, Gebärmutter- und Prostatakrebs.

Wirkung der Inhaltsstoffe des Kohls

Wechseljahrbeschwerden

Indol-3-Carbinol greift in den Abbau der Östrogene positiv ein. Normalerweise werden bei diesem Umwandlungsprozess krebserzeugende Östrone und vor Krebs schützende, sogenannte antikanzerogene Östrone gebildet. Indol-3-Carbinol verhindert die Produktion von schädlichen kanzerogenen Östronen (16-α-Hydroxy-Östron) und steigert die Produktion von unschädlichen guten Metaboliten (2-Hydroxy-Östron) um 75 Prozent. Diese Wirkung können Sie durch eine Laboruntersuchung prüfen lassen, da die Stoffe im Urin als Abbauprodukt nachweisbar sind (2/16-OH-Ratio).

Zu Beginn der Wechseljahre und beim prämenstruellen Syndrom kommt es oft zu einer Gelbkörperhormonschwäche und dadurch zu einem Hormonungleichgewicht zugunsten des Östrogens. Diese Östrogendominanz verursacht wie im Kapitel »Was verändert sich?« (Seite 13) bereits beschrieben Beschwerden wie Wassereinlagerungen, Brustschmerzen, Migräne, Angstzustände und Stimmungsschwankungen. Hier kann der regelmäßige Konsum oder die therapeutische Gabe von Indol-3-Carbinolen (I3C) zur Linderung sinnvoll sein, da der Östrogenabbau gefördert wird. Weiterhin hemmt I3C ein wichtiges Enzym, die Aromatase, das für die Umwandlung von Testosteron in Östrogen zuständig ist. Auch durch diesen Wirkmechanismus wird der Östrogenspiegel gesenkt und die Hormonbalance hergestellt. Männer profitieren ebenfalls davon, da Prostatahypertrophie eine Folge der männlichen Östrogendominanz sein kann.

Brustkrebstherapie Tamoxifen ist als Medikament in der Brustkrebstherapie ein sogenannter Aromatasehemmer und kann in seiner Wirkung durch Indol-3-Carbinole hervorragend unterstützt werden.

Krebserkrankungen Aber damit noch nicht genug: Kohlgemüse können die Entgiftungskapazität der Leber unterstützen. Indol-3-Carbinole fördern die Bildung von körpereigenem Glutathion in den Leberzellen. Glutathion ist das stärkste Antioxidans, das der Organismus zu bieten hat. Antioxidantien fangen freie Radikale ab, die die Körperzellen schädigen und unter anderem zu einer Schwächung des Immunsystems und somit zu Krebserkrankungen führen können. Daher sind Indol-3-Carbinole nicht nur krebsverhütend, sondern sie können auch sehr gut begleitend bei einer Strahlen- oder Chemotherapie in Lebensmitteln oder als Extrakt eingenommen werden. Die krebsverhütende Wirkung beruht auch darauf, dass schädigende Stoffe in der Leber besser an einen Stoff, die Glucuronsäure, gebunden und dann ausgeschieden werden.

Vorsicht bei Schilddrüsenproblemen

Falls Sie nun ihre Kochkunst auf Kohlgerichte erweitern wollen, gibt es nur einen kleinen Wermutstropfen. Je nach Menge des im Rohzustand verzehrten Kohls kann die Schilddrüsenfunktion beeinträchtigt werden. Die Thiocynate aus dem Kohl können Jod verdrängen und somit zu einer verringerten Schilddrüsenfunktion führen. Ein Jodmangel kann außerdem eine gutartige Erkrankung der Brust, eine Mastopathie, begünstigen.

Achten Sie daher auf eine ausreichende Jodzufuhr und setzen Sie bei Ihrem Speiseplan auf Vielfalt.

Die Vorteile der vegetarischen Ernährung

Optimal für Ihre Gesundheit ist die Reduzierung des Fleischkonsums oder eine vegetarische Ernährung. Und dies gilt nicht nur in den Wechseljahren. Sie müssen dabei nicht verzichten, sondern gewinnen dazu, nämlich an Gesundheit, Genuss und Lebenszeit. Das Deutsche Krebsforschungszentrum Heidelberg (DKFZ) hat in einer Langzeitstudie bewiesen, dass die Sterbequote von Frauen, die sich vegetarisch ernähren, im Vergleich zu Frauen, die regelmäßig Fleisch zu sich nehmen, um 30 Prozent geringer ist. In diese erfreulichen Ergebnisse fließt allerdings auch der bewusste und gesunde Lebensstil der Vegetarierinnen mit ein.

Fleisch aus industrieller Tierhaltung ist sehr häufig mit Antibiotika und auch anderen Medikamentenrückständen wie Hormonen belastet. Neben der sich zunehmend entwickelnden Antibiotikaresistenz hat das auch eine Wirkung auf das eigene hormonelle System. Durch die nicht artgerechte Haltung und oft grausame Behandlung sind die Tiere oft extremem Stress ausgesetzt. Dies erhöht die Mengen des Stresshormons Cortisol in den Fleischprodukten. Das wird alles mitgegessen.

Regelmäßiger Fleischkonsum kann zu Bluthochdruck und hohen Cholesterinwerten führen, verarbeitetes Fleisch wie Wurst und Schinken wurde von der WHO als krebserregend eingestuft.

Fleisch und Fisch wirken auch stark erhitzend, besonders dann, wenn Sie es scharf angebraten, frittieren oder grillen. Schon allein zur Vermeidung von Hitzewallungen ist es sinnvoll, darauf zu verzichten.

Rezeptbeispiel mit Grünkohl

Grünkohlsalat mit Tahindressing

Für 2 Portionen

30 Minuten plus 20 Minuten Ruhezeit

100 g Grünkohl • 1 Knoblauchzehe • 1 TL frisch gepresster Zitronensaft • ½ TL geröstetes Sesamöl • 4 TL natives Olivenöl extra • ½ TL Ahornsirup • 1 Prise Salz • 1 kleine Möhre • ⅓ Rote Bete • 1 EL Kürbiskerne

Für das Dressing

1 EL Tahin • 3 TL frisch gepresster Zitronensaft • Salz • frisch gemahlener schwarzer Pfeffer

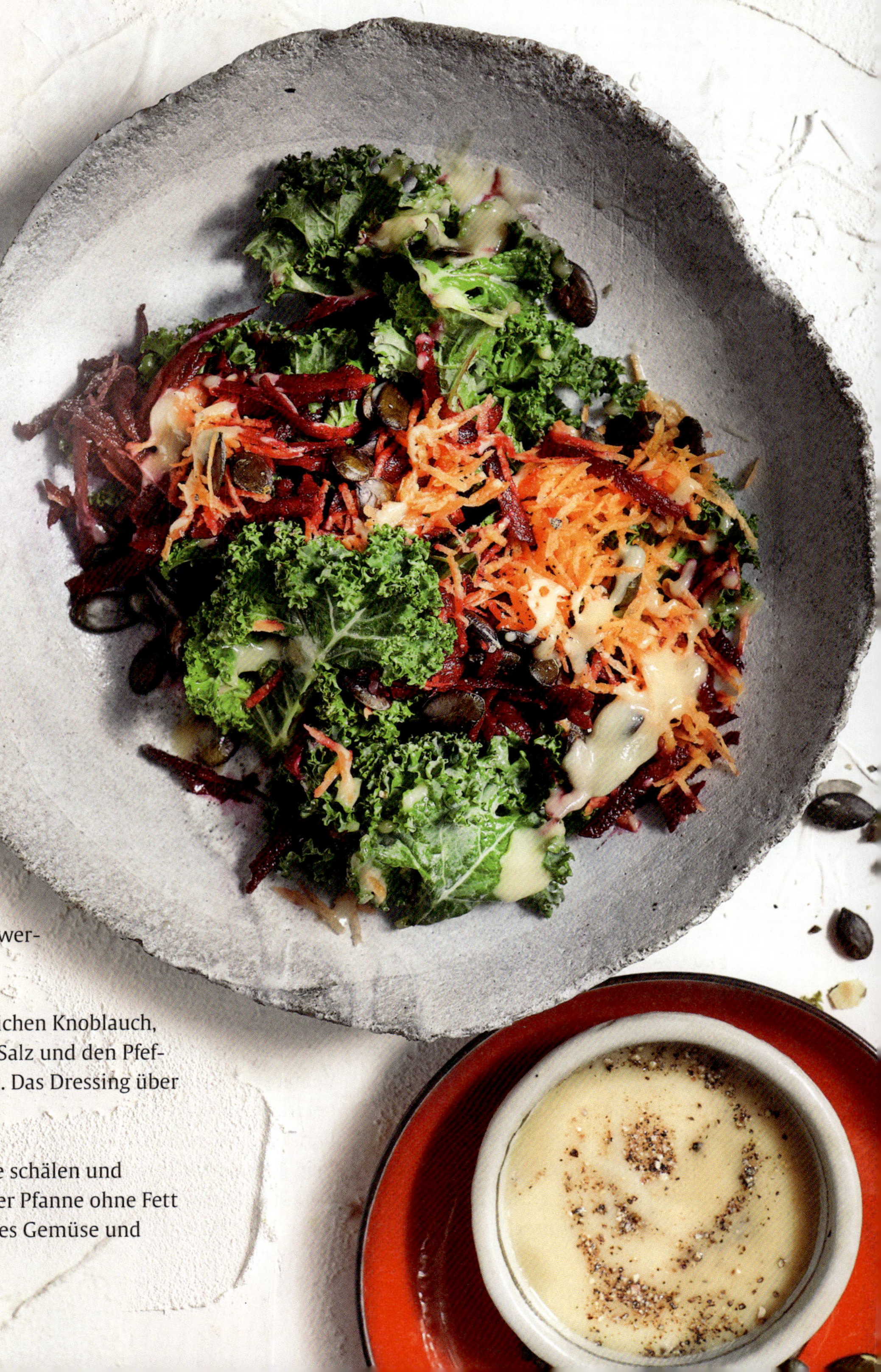

- Grünkohl waschen, die großen Stängel abschneiden und die Blätter in mundgerechte Stücke zupfen. Knoblauch schälen und durchpressen. Die Hälfte des Knoblauchs und den Grünkohl zusammen mit 1 TL Zitronensaft, ½ TL Öl, Ahornsirup und Salz in eine große Salatschüssel geben und darin wenden. Den Kohl mit den Händen 3–5 Minuten aneinanderreiben, sodass die Blätter weich und »welk« werden.

- In der Zwischenzeit für das Dressing restlichen Knoblauch, Tahin, restlichen Zitronensaft, restliches Öl, Salz und den Pfeffer in einer kleinen Schüssel gut vermischen. Das Dressing über dem Grünkohl verteilen.

- Möhre waschen und fein reiben, Rote Bete schälen und ebenfalls fein reiben. Die Kürbiskerne in einer Pfanne ohne Fett rösten, bis sie zu duften beginnen. Geriebenes Gemüse und Kürbiskerne über den Salat streuen.

Obwohl fette Fische wie Lachs, Makrele, Hering und Tunfisch einen hohen Gehalt an gesunden Omega-3-Fettsäuren haben, sind Fische und Muscheln inzwischen die Hauptquelle für die Aufnahme von Arsen und Quecksilber aus der Nahrung. Durch die Plastikverschmutzung in den Weltmeeren speichern Fische hohe Mengen an chemischen Rückständen wie polychlorierten Biphenylen (PCB), Dioxin und Blei. Diese Stoffe sind hormonelle Disruptoren (Seite 40), sie stören die hormonelle Balance und schwächen das Immunsystem.

Ein Blick über den Tellerrand

90 Prozent des weltweit angebauten Sojas, 50 Prozent des Getreides und 40 Prozent der gefangenen Fische werden als Futtermittel an die sogenannten Nutztiere verfüttert, eine Verschwendung von Lebensmitteln, während gleichzeitig unzählige Menschen verhungern. Wir Menschen zerstören unseren Planeten, verweigern den Ärmsten Nahrung und quälen Tiere durch eine Massentierhaltung unter unwürdigen Bedingungen und großen Belastungen des Ökoksystems, nur um massenhaft Produkte herzustellen, die krankmachen.

Wenn Sie dennoch gerne Fleisch essen möchten, kaufen Sie diese Produkte aus artgerechter Tierhaltung, bei der pestizidfreie, nicht gentechnisch veränderte Futtermittel verwendet werden. Kaufen Sie beim Biometzger oder erkundigen Sie sich nach einem Bauernhof in der Nähe, der artgerechte Tierhaltung praktiziert. Essen Sie lieber weniger, dafür aber besseres Fleisch, auch wenn das seinen Preis hat.

Alles spricht dafür, den Fleisch- oder Fischkonsum zu verringern oder ganz zu lassen. Wer auf Fleisch nicht verzichten möchte, hält sich besser an Geflügel. Zu weißem Fleisch hat man bisher in keiner epidemiologischen Studie einen Zusammenhang mit Krebs gefunden. Aber auch hier ist der Kauf von Tieren zu empfehlen, die artgerecht und antibiotikafrei gehalten wurden. Als Alternative zum tierischen Eiweiß wählen Sie pflanzliche Proteine aus Sojaprodukten und Hülsenfrüchten, die sich positiv auf Ihre Gesundheit auswirken und gleichzeitig durch die enthaltenen Phytoöstrogene Wechseljahrbeschwerden mildern.

Da durch den Fischkonsum in Maßen auch gesunde Omega-3-Fettsäuren aufgenommen werden, finden Sie in diesem Buch auch leckere Fischrezepte. Und da nicht jeder komplett auf Fleisch verzichten möchte, haben wir auch ein paar Zubereitungen mit Fleisch hinzugefügt.

Über Ballaststoffe freut sich Ihr Darm!

In vielen Gemüsesorten stecken gesunde, hilfreiche Pflanzenfarbstoffe, die Polyphenole. Außerdem liefern Hülsenfrüchte und Gemüse neben Kartoffeln, Vollkornprodukten, Nüssen und Obst reichlich sogenannte Ballaststoffe. Diese sind kein Ballast, sondern faserreiche Inhaltsstoffe von überwiegend pflanzlichen Lebensmitteln.

Einteilung der Ballaststoffe

Ballaststoffe lassen sich in wasserlösliche und -unlösliche Gruppen unterteilen. Beide Gruppen haben unterschiedliche Eigenschaften: Die unlösliche Zellulose bindet Wasser und quillt auf, sodass sich das Stuhlvolumen vergrößert und der Darminhalt schneller weitertransportiert wird, was bei Neigung zu Verstopfung von großem Vorteil ist.

Zu den löslichen Ballaststoffen zählen Pektine, Inulin und β-Glukane. Diese ziehen ebenfalls Wasser an, sie werden dann aber im Dickdarm von Bakterien zerlegt. Lösliche Ballaststoffe dienen unter anderem den beiden Darmbakterien mit den wohlklingenden Namen *Akkermansia municiphila* und *Faecalibacterium prasnitzii* als Futter. Diese Bakterien wiederum produzieren einen schützenden Schleim auf der

Darmschleimhaut, der die Integrität des Darms unterstützt. Toxine und Allergene können dadurch nicht über die Darmbarriere in die Blutbahn gelangen. So werden Sie vor Nahrungsmittelunverträglichkeiten, Autoimmunerkrankungen und Darmentzündungen geschützt.

Bakterien produzieren antientzündliche Botenstoffe und einige Studien sprechen dafür, dass *Akkermansia municiphila* einen positiven Einfluss auf den Insulinspiegel hat, denn es erhöht die Insulinempfindlichkeit der Zellen, was Übergewichtigen und Diabetikern zugutekommt.

Wirkung der Ballaststoffe

Ballaststoffe haben meist eine geringe Energiedichte und machen trotzdem satt. Sie bewirken, dass der Blutzuckerspiegel nach dem Essen langsamer ansteigt. Somit unterstützen sie bei der Gewichtsregulation. Außerdem binden sie Gifte und andere schädliche Substanzen und fördern ihre Ausscheidung.

Eiweiß- und fettreiche Nahrungsmittel werden von Bakterien der Fäulnisflora verwertet; deren Abbauprodukte belasten die Leber und sind zum Teil krebserregend. Durch ballaststoffreiche Lebensmittel wird der »guten« Säuerungsflora im Darm mehr Nahrung zur Verfügung gestellt und die unerwünschten Fäulniskeime werden verdrängt, die Balance zwischen den einzelnen Darmbakterien wird wiederhergestellt.

Östrogene werden beim Abbau über die Leber an Gallensäuren gebunden und mit dem Stuhl ausgeschieden. Pflanzenfasern binden Gallensäuren und fördern somit die Östrogenausscheidung. Das ist besonders dann wichtig, wenn Sie unter einer Hyperöstrogenämie und Gelbkörperhormonmangel bei PMS und zu Beginn der Wechseljahre leiden. Mit einer ausreichenden Menge an Ballaststoffen können Sie den Östrogenabbau verbessern.

Wer bisher wenig Ballaststoffe gegessen hat und plötzlich die Zufuhr extrem erhöht, kann mit Blähungen, Bauchschmerzen und Völlegefühl reagieren. Der Darm ist die faserreiche Kost nicht mehr gewöhnt. Mit der Zeit lassen die Beschwerden allerdings nach.

Probieren Sie es aus: Steigern Sie die Menge der aufgenommenen Ballaststoffe langsam von 30 auf 50 g pro Tag und testen Sie Ihre individuelle Verträglichkeit. Manche vertragen grobkörniges Vollkornbrot nicht; dann bietet sich fein vermahlenes Roggenmischbrot an, das bekömmlicher und ebenso gut ist. Es enthält mindestens dreimal so viel Ballaststoffe wie Weißbrot. Damit Ballaststoffe im Darm quellen können, benötigen sie mindestens zwei Liter Flüssigkeit täglich.

Tipps gegen Blähungen

Bei Bohnen und Co. denken Sie vielleicht direkt an lästige Blähungen. Darunter leiden nicht wenige Frauen in den Wechseljahren ja ohnehin schon. Die gute Nachricht: Die blähende Wirkung lässt bei häufigem Genuss nach, weil sich die Darmflora anpasst. Wenn Sie Hülsenfrüchte bisher wenig gegessen haben, dann steigern Sie die Menge nur allmählich. So haben die Mikroorganismen im Darm, die die blähenden Kohlenhydrate verarbeiten, Zeit, sich zu vermehren. Außerdem können Sie mit folgenden Tricks die Verträglichkeit verbessern: Das Einweichwasser weggießen, denn darin finden sich die meisten blähenden Stoffe, sowie das Kochwasser nach der Hälfte der Kochzeit gegen neues heißes Wasser austauschen. Auch die Zugabe von Natron macht Hülsenfrüchte leichter verträglich, ebenso bestimmte Gewürze wie Fenchel, Anis, Kümmel, Majoran, Bohnenkraut, Kreuzkümmel, Knoblauch und Ingwer. Übrigens sind kleiner Sorten generell besser verträglich und auch das Pürieren hilft. Legen Sie sich also am besten gleich einen Vorrat an verschiedenen Hülsenfruchtsorten zu, denn jede hat ihre Besonderheit und Abwechslung tut gut.

Rund, bunt – und jetzt besonders gesund: Hülsenfrüchte

Vieles spricht in den Wechseljahren für Hülsenfrüchte in allen Formen und Farben. Erstens enthalten sie jede Menge wertvolles Eiweiß und viel Kalzium. Zweitens punkten sie durch ihren Ballaststoffgehalt. Und last but not least: Sie enthalten die jetzt so hilfreichen Phytoöstrogene.

Kidneybohnen

Diese Bohnensorte kennen Sie vor allem aus der mexikanischen Küche, wo sie weit verbreitet ist, zum Beispiel in Tortillas, Chili con Carne und Bohneneintöpfen. Außerdem eignet sie sich besonders gut für Salate. Mit ihrer mehligen Konsistenz und dem leicht süßlichen Geschmack sind die Bohnen vielseitig verwendbar, selbst für süße Zubereitungen.

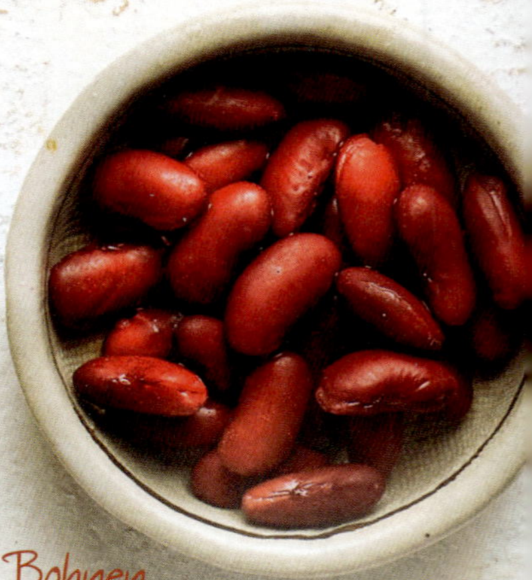

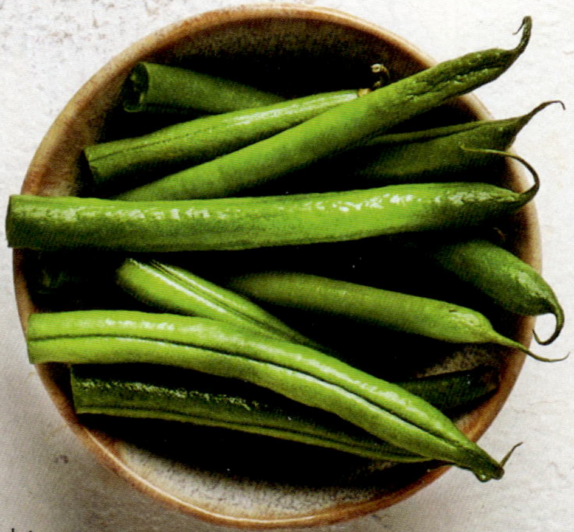

Schwarze Bohnen

Auch diese Sorte hat eine süßliche Note und ist deshalb selbst für süße Zubereitungen geeignet. Dank ihrer Vielseitigkeit passt sie in Suppen, Eintöpfe, als Beilage, als Püree, für Dips und Aufstriche.

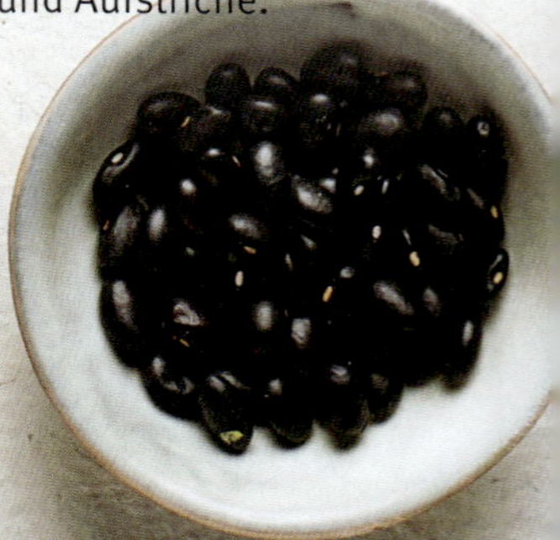

Grüne Bohnen

Sie sind eine Ausnahme unter den Hülsenfrüchten, denn hier kommt es nicht auf die Kerne, sondern mehr auf die Hülse an. Die Kerne selbst sind recht klein. Man isst die Bohnen daher frisch gegart mit der Hülse – als Beilage, in Salaten und Suppen.

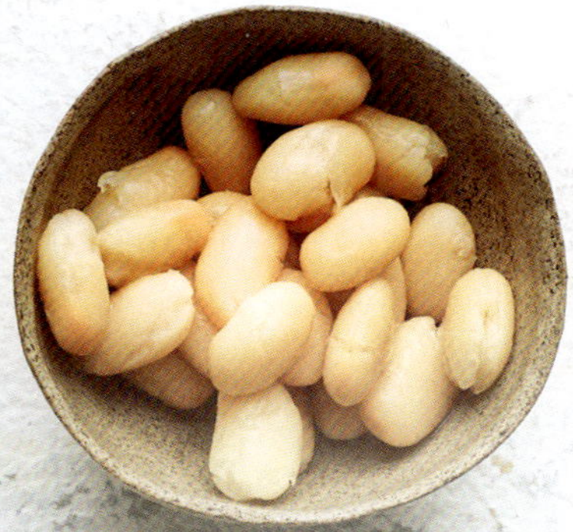

Weiße Bohnen

»Weiße Bohnen« ist ein Sammelbegriff für verschiedene weiße Sorten. Gemeinsam ist ihnen ein mehliges Inneres und ihr charakteristischer Geschmack. Sie kommen vor allem in Suppen, Eintöpfen und Dips zum Einsatz. Bekannnt sind sie als Riesenbohnen von griechischen Vorspeisen.

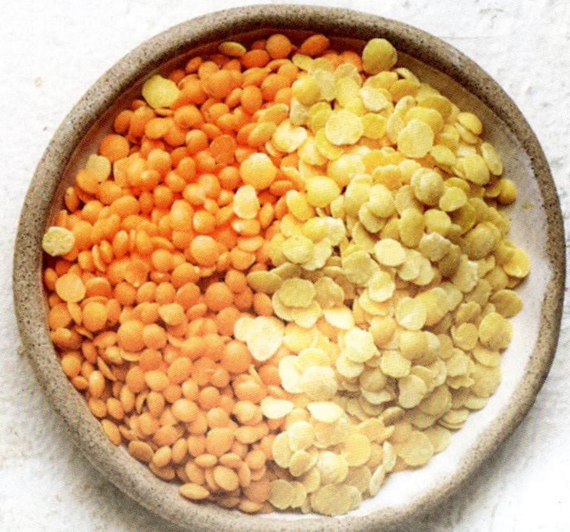

Rote Linsen / gelbe Linsen

Schneller geht es kaum: Rote und gelbe Linsen sind geschält, müssen deshalb im Gegensatz zu anderen Linsen nicht eingeweicht werden und sind in höchstens 20 Minuten weich gegart. Sie zerfallen beim Kochen schnell und eignen sich deshalb besonders für Suppen, in Currys, für vegetarische Saucen oder als Püree.

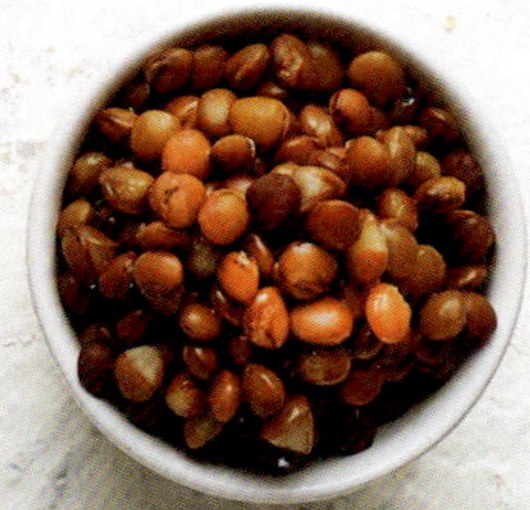

Braune Linsen

Sie sind die Klassiker, auch als Tellerlinsen bekannt. Vor dem Kochen weicht man sie mindestens eine Stunde ein, beim Kochen zerfallen sie leicht. Das macht sie nicht nur für Linsensuppe geeignet – die mit viel Gemüse und auch ohne das Knackwürstchen jetzt ein gesunder Genuss ist –, sondern auch für Pürees, Aufläufe und Brotaufstriche.

Puy-Linsen / Berglinsen / Belugalinsen

Diese Sorten gelten als besonders wohlschmeckend. Wegen ihrer geringen Größe sind die grünen, braunen oder schwarzen Linsen relativ schnell gar und können auch ohne Einweichen gegart werden. Sie zerfallen beim Kochen nicht, weshalb sie als Beilage oder für Salate besonders gut geeignet sind.

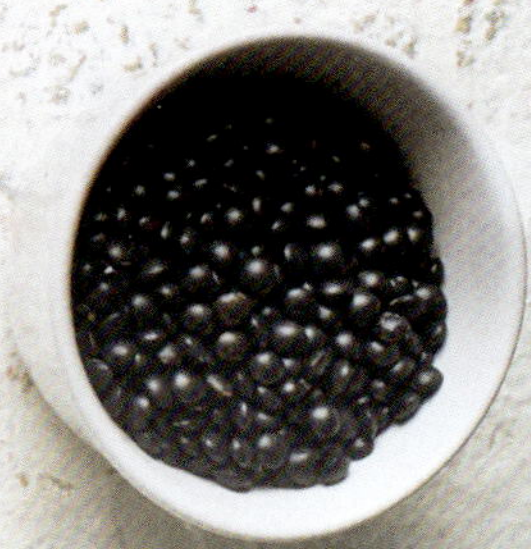

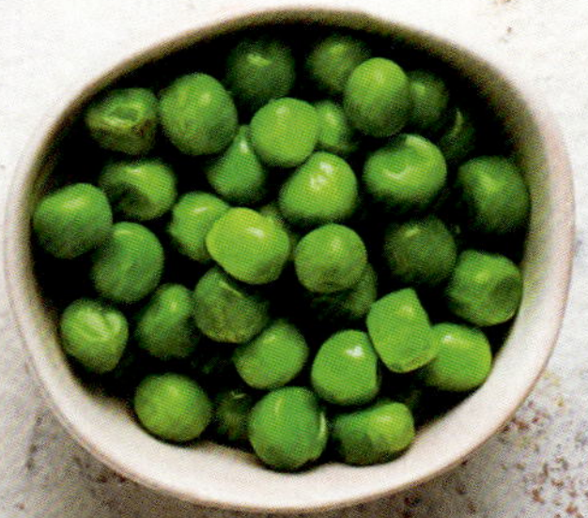

Grüne Erbsen / gelbe Erbsen

Frische grüne Erbsen, oft als Tiefkühlware oder in Dosen erhältlich, sind bei uns am bekanntesten. Vor allem in der Suppe, im Eintopf und als Beilage kennt man sie. Auch getrocknet und dann eingeweicht und gekocht sind sie hauptsächlich für Suppen und Eintöpfe zu verwenden. Dies gilt auch für gelbe getrocknete Erbsen.

Kichererbsen

Kichererbsen sind nicht näher mit den Erbsen verwandt. Wegen ihrer Herkunft aus subtropischen Gebieten kennen wir sie hauptsächlich aus der indischen und orientalischen Länderküche. Berühmtestes Beispiel ist Hummus, ein Mus aus Kichererbsen und Tahin (Sesammus).

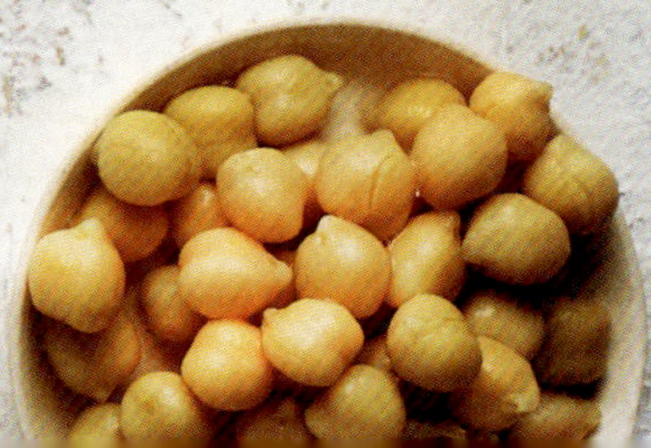

Die Hitze regulieren

Jedes Nahrungsmittel hat eine thermische Wirkung auf den Körper, es kann kühlend, neutral oder erhitzend wirken. In den Wechseljahren macht es Sinn, vermehrt kühlende und neutrale Lebensmittel zu essen und die Hitze erzeugenden zu reduzieren.

Nach der Traditionellen Chinesischen Medizin (TCM) führt die Periode einer Frau zur Entgiftung und Kühlung des Körpers. Folglich kommt es bei Ausbleiben der Periode zur Überhitzung. Was liegt da näher als diese durch eine entsprechende Ernährung zu lindern. Hier gibt es einfacher Regeln: Gemüse kühlt, Fleisch wärmt, Kräutertees kühlen, Gewürztees erhitzen, Getreide und Hülsenfrüchte wirken neutral.

Auch in der Mayr-Medizin gibt es gute Hinweise, wie man über die Auswahl der Lebensmittel lästige Schweißausbrüche vermeiden kann. Die Mayr-Kur ist ein ganzheitliches Konzept zur Gesundheitsförderung und Behandlung von Beschwerden. Sie beruht auf den Erkenntnissen des österreichischen Arztes Franz Xaver Mayr (1875–1965).

Sowohl in der TCM wie auch in der Mayr-Medizin spielt die Erkenntnis, dass bestimmte Lebensmittel zu Beschwerden führen können, eine bedeutende Rolle. Auch zu welcher Tageszeit etwas gegessen wird, ist entscheidend.

Um Hitzewallungen in der Nacht zu vermeiden, sollten Sie Rohkost am Abend meiden. Der Darm muss durch die Verdauung von rohem Gemüse, Salaten und Obst eine verstärkte Verdauungsleistung erbringen, die hitzeerzeugend wirkt. Nach einem üppigen Krautsalat schlafen Sie schlechter und bekommen vermehrt Schweißausbrüche. Anstelle von rohem Obst am Abend können Sie gedünsteten Apfel oder Birne z. B. als Kompott genießen. Am besten ist die Abendmahlzeit nicht zu üppig und nur mit schonenden Lebensmitteln zubereitet. Dazu gehört gegartes Gemüse, das nicht blähend wirkt, und ein lauwarmer Salat aus gegartem Gemüse oder eine leckere pürierte Gemüsesuppe.

Falls Sie Ihre Hauptmahlzeit nicht am Mittag einnehmen können, ist eine warme Mahlzeit am Abend nach dem Trennkostprinzip mit Fisch und Gemüse oder Vollkornnudeln mit Gemüse sinnvoll. Meiden Sie hitzeerzeugende scharfe Gewürze. Verwenden Sie stattdessen reichlich basische Kräuter.

Suppe für den Abend

Gemüsesuppe

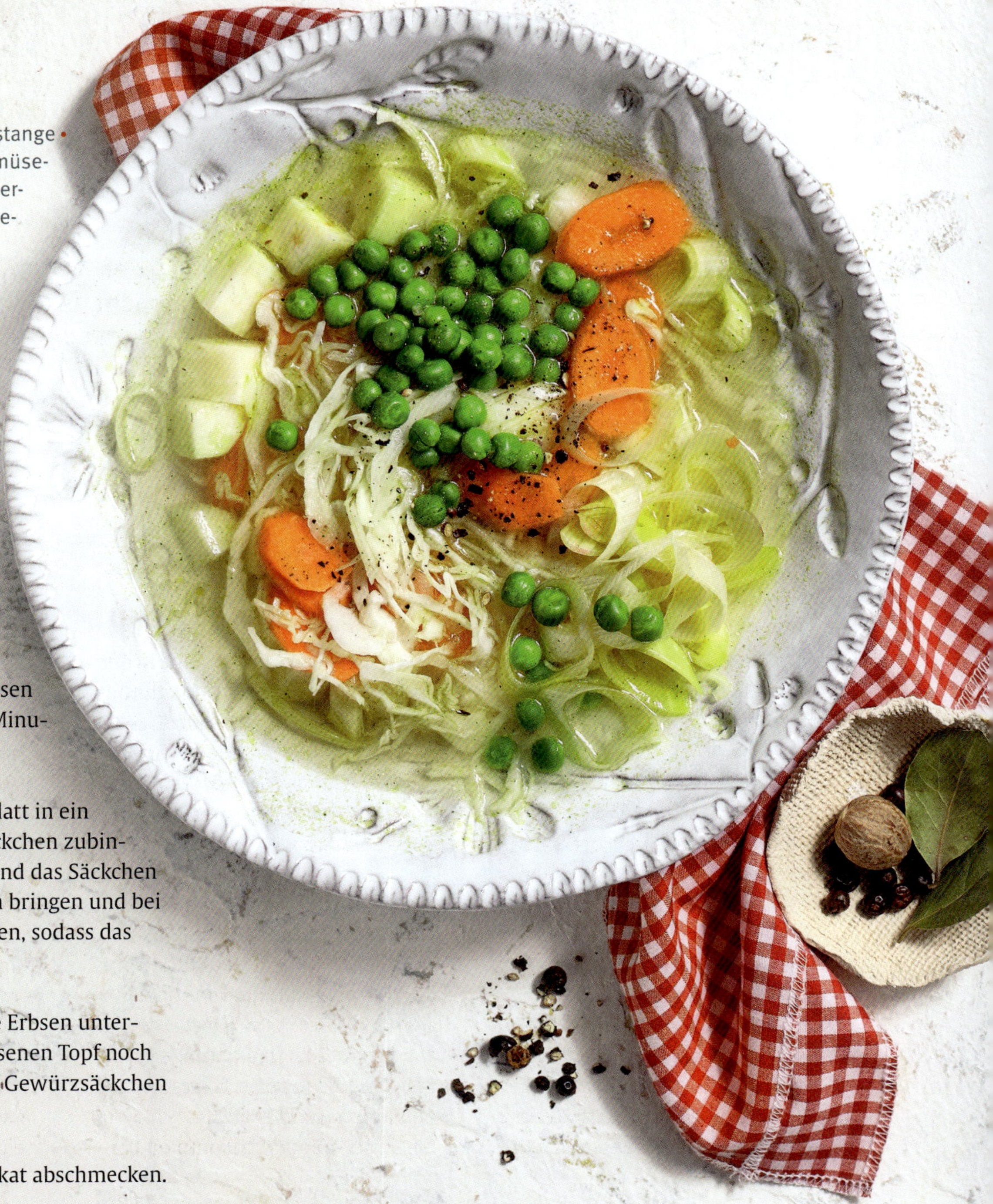

Für 4 Portionen

35 Minuten

1 Möhre • 1 kleiner Kohlrabi • 50 g Knollensellerie • 1 Zwiebel • 1 Lauchstange • ½ kleiner Weißkohl • 2 EL Öl • 1 l Gemüsebrühe • 5 Wacholderbeeren • 1 Lorbeerblatt • 2 EL TK-Erbsen • Salz • frisch gemahlener schwarzer Pfeffer • frisch geriebener Muskat

- Möhre, Kohlrabi, Sellerie und Zwiebel schälen, Lauch und Weißkohl waschen. Möhre in dünne Scheiben, weiße und hellgrüne Teile des Lauchs in feine Ringe schneiden. Kohlrabi und Sellerie fein würfeln. Den Weißkohl in feine Streifen scheiden. Zwiebel fein würfeln.

- Das Öl in einem Topf erhitzen. Zwiebel darin glasig anschwitzen. Dann das Gemüse – bis auf die Erbsen – dazugeben und unter Rühren 3 Minuten dünsten.

- Wacholderbeeren und Lorbeerblatt in ein Leinensäckchen geben und das Säckchen zubinden. Die Gemüsebrühe angießen und das Säckchen dazugeben. Die Suppe zum Kochen bringen und bei schwacher Hitze ca. 5 Minuten garen, sodass das Gemüse noch Biss hat.

- Den Topf vom Herd nehmen, die Erbsen unterrühren und die Suppe im geschlossenen Topf noch 2 Minuten ziehen lassen, dann das Gewürzsäckchen herausnehmen.

- Suppe mit Salz, Pfeffer und Muskat abschmecken.

Fett ist nicht gleich Fett

Den Fetten in der Ernährung eilt nicht der beste Ruf voraus. Völlig zu Unrecht, denn ein genauer Blick auf den Nährstoff zeigt: Fette sind überlebenswichtig und man sollte sie nicht alle über einen Kamm scheren!

Fett macht fett – klingt logisch, ist aber falsch. Sicher hat Sie dieser Ernährungsmythos in Ihrem Leben begleitet und gerade Frauen haben eine kritische Haltung zum Fettkonsum entwickelt. Dann wurden die Kohlenhydrate als Dickmacher verteufelt, auch ein Fehler mit Folgen, denn nur die kurzkettigen Kohlenhydrate sind Teil des Problems (siehe Kapitel »Die Rolle des Insulins«, Seite 21). Aus beiden Erkenntnissen entwickelten sich die »Low fat«- und »Low carb«-Diäten, unzählige Kochbücher sind dazu veröffentlicht worden. Wie so oft, kommt es also auf die Qualität und die richtige Menge der zugeführten Fette und Kohlenhydrate an. Sie müssen also nicht verzichten sondern klug auswählen.

Kalorienbombe oder Lebenselexier?

Dem Körper ist es zunächst völlig egal, ob er seine Energie aus Fetten, Kohlenhydraten oder Eiweiß bezieht. Fett hat aber einen sehr hohen Energiegehalt, es enthält doppelt so viel Kalorien wie die gleiche Menge an Kohlenhydraten und ist ein willkommener Geschmacksträger.

Nur wenn Ihre Energiebilanz nicht stimmt, wenn Sie also mehr Kalorien zuführen, als Sie verbrauchen, nehmen Sie zu. Da Fette oft in Nahrungsmitteln »versteckt« sind, z. B. in Käse, Kuchen oder Knabbereien, nimmt man die zugeführte Energiemenge nicht wahr: Man isst also zu viel davon. Hinzu kommt, dass Fette nicht so satt machen.

Anderseits müssen gerade Frauen auf eine ausreichende Fettversorgung achten. Zahlreiche sogenannte Steroidhormone werden aus Fettbestandteilen aufgebaut. Dazu gehören die weiblichen Geschlechtshormone und das Stresshormon Cortisol. Außerdem erfüllen Fette in Zellen und Geweben lebenswichtige Funktionen: Ein Bestandteil, die Fettsäuren, ist Baustoff der Zellmembranen. Und: Fettlösliche Vitamine können nur in Verbindung mit Fett in den Körper gelangen. Also sollte man die Fette einmal genauer anschauen, denn es gibt verschiedenen Untergruppen und wie immer im Leben hat alles seine zwei Seiten.

Schlechte und gute Fette

Natürliche Fette bestehen aus Glycerin und Fettsäuren. Nach der Nahrungsaufnahme kann der Darm durch das Enzym Lipase diese Fette wieder in die Einzelteile aufspalten. Die freigesetzten Fettsäuren entfalten sehr unterschiedliche Wirkungen. Man unterteilt die Fettsäuren in drei Gruppen: gesättigte, einfach ungesättigte und mehrfach ungesättigte Fettsäuren. Eine Sonderstellung nehmen sogenannte Transfettsäuren ein. Sie entstehen bei der chemischen Härtung von ungesättigten Fettsäuren. Dies ermöglicht es z.B., aus Ölen Margarine herzustellen.

Gesättigte Fettsäuren

Gesättigte Fettsäuren werden fast ausschließlich über tierische und auch über pflanzliche feste Fette zugeführt, also durch fettes Fleisch, Käse, Wurst, Schmalz, helle Schokolade und Kokosfett. Nach allgemeinen Empfehlungen der Deutschen Gesellschaft für Ernährung (DGE) sollte dieser Anteil nur ein Drittel des täglichen Fettbedarfs und sieben bis zehn Prozent der täglichen Gesamtenergie betragen. Meist ist dieser Anteil aber viel höher. Dieses Zuviel an gesättigten Fettsäuren ist gesundheitlich bedenklich. Fettsäuren erhöhen die Blutfette, vor allem das »Luder« LDL-Cholesterin, und führen im schlimmsten Fall zu Plaquebildungen und damit zur Verengung der Gefäße. Schlaganfall und Herzinfarkt sind die gefürchteten Folgen.

Gesättigte Fettsäuren geben den Fetten eine festere Konsistenz. Je flüssiger ein Fett ist, umso weniger sind darin enthalten. Butter besteht zu 62 Prozent, Kokosfett sogar zu 87 Prozent aus gesättigten Fettsäuren. Meist wird Kokosfett in Plattenform zum Anbraten angeboten. Es enthält zusätzlich gehärtete Fette, sogenannte Transfette. Diese werden durch einen chemischen Prozess aus den darin noch enthaltenen ungesättigten Fettsäuren hergestellt. Kokosfett ist nicht zu verwechseln mit Kokosöl.

Während Butter ein natürliches Lebensmittel ist, das in Maßen genossen gesundheitlich nicht schadet, enthalten gehärtete Fette sogenannte Transfette, die der Körper nicht verstoffwechseln kann und die die Gefäße ebenfalls verstopfen. Transfette sind ungesättigte Fettsäuren und ein Nebenprodukt der Lebensmittelindustrie. Der Schmelzpunkt ist erhöht und diese hoch erhitzbaren Fette können zum Braten verwendet werden. Da dies gesundheitliche Schäden zur Folge haben kann, sollten Sie gehärtete Fette meiden. Achten Sie auch beim Kauf von Margarine darauf, dass diese frei von gehärteten Fetten ist, genießen Sie besser Butter in Maßen.

> **Tipp aus der Küche**
>
> Wenn Sie Fett stark erhitzen müssen, zum Braten oder im Wok, verwenden Sie am besten Kokosöl (nicht Kokosfett). Dies besteht zwar auch hauptsächlich aus gesättigten Fettsäuren, ist aber schonend hergestellt, wird nicht raffiniert und ist völlig frei von Transfetten. Es ist geschmacksneutral und kann ohne Bedenken hoch erhitzt werden. Kokosöl soll trotz des hohen Anteils gesättigter Fettsäuren einen gesundheitsfördernden Charakter haben. Da Kokosöl auch Polyphenole und mittelkettige Fettsäuren enthält, verbessert es nach neuen Studien Alzheimer-Erkrankungen und verhindert die Progression von Parkinson.

Als Besonderheit kann der Körper aus Kohlenhydraten, z.B. dem Zucker, selbst gesättigte Fettsäuren herstellen. Dafür muss allerdings der Kohlenhydratüberschuss im Essen beachtlich sein. Hier schließt sich der Kreis: Durch Weglassen von kurzkettigen Kohlenhydraten haben Sie auch einen Einfluss auf die Fettsynthese.

2017 hat die DGE allerdings ihre Empfehlungen für Fette überarbeitet und weist darauf hin, gesundheitsfördernde, natürliche Fette zu nutzen. Butter und Milchprodukte können in Maßen genossen werden, ebenso wie pflanzliche Öle mit Omega-3-Fettsäuren.

Einfach ungesättigte Fettsäuren

Hauptquelle für die einfach ungesättigten Fettsäuren ist das Olivenöl, dessen wichtigster Anteil die Ölsäure ist. Spätestens durch die hochgepriesene mediterrane Kost ist bekannt geworden, wie gesund Olivenöl und Oliven sind. Dieses Öl kann LDL-Cholesterin senken, HDL-Cholesterin erhöhen und somit im Gegensatz zu den gesättigten Fettsäuren vor Herz-Kreislauf-Erkrankungen schützen. Bei der Herstellung von Olivenöl gibt es deutliche Unterschiede:

- Beim kaltgepressten Olivenöl werden die Oliven direkt in der Mühle ausgepresst und das Öl wird sofort abgefüllt. Es wird als »virgin« »extra virgin« oder »natives« Öl bezeichnet. Hierbei handelt es sich um ein unbehandeltes Naturprodukt. Natives Olivenöl können Sie moderat erhitzen. Es entstehen keine gesundheitsschädlichen Stoffe, wie oft vermutet wird. Das geschmackliche Erlebnis und den vollständigen Erhalt der guten Inhaltsstoffe haben Sie aber nur, wenn Sie es kalt auf die warme Speise oder den Salat geben.
- Bei der Raffination werden die Oliven gekocht und dann mit Lösungsmitteln und anschließender Verdampfung unter Zusatz von Phosphorsäure und Natronlauge versetzt. So wird das raffinierte Olivenöl gewonnen. Da hier die meisten gesunden Stoffe zerstört werden, fügt man dem nun so hergestellten Öl synthetische Vitamine zu, die es haltbarer machen sollen. Diese raffinierten Öle kann man hoch erhitzen, aber möchten Sie so viel Chemie in der Pfanne haben? Außerdem haben raffinierte Öle keinen Eigengeschmack mehr.

Mehrfach ungesättigte Fettsäuren

Die mehrfach ungesättigten Fettsäuren werden in Omega-6- und Omega-3-Fettsäuren eingeteilt. Sie werden aktuell durchschnittlich im Verhältnis 10 : 1 aufgenommen, gesünder wären maximal 5 : 1. Die mehrfach ungesättigten Fettsäuren, auch PUFA genannt, kann der Organismus nicht selbst herstellen. Sie müssen mit der Nahrung aufgenommen werden. Daher werden sie auch als essenziell bezeichnet. Sie sind sehr instabil, das heißt, sie verbinden sich leicht mit Sauerstoff und werden ranzig. Um diesen Prozess zu verzögern, wird den Ölen das Antioxidans Vitamin E zugefügt. Leider sind diese Öle auch licht- und hitzeempfindlich. Daher müssen sie kühl und dunkel gelagert werden.

Am besten kauft man Leinöl, das besonders reich an Omega-3-Fettsäuren ist, nicht in Dosen oder im Supermarkt, wo es ewig im Regal lagert. Besser bestellt man es frisch und in kleinen Mengen bei einer Ölmühle. Dann schmeckt es köstlich und hat auch den höchsten gesundheitlichen Wert.

Omega-6-Fettsäuren

Vor allem Sonnenblumenöl, Maiskeimöl und Distelöl sind reich an Omega-6-Fettsäuren. Pflanzenmargarine wie Sonnenblumenmargarine enthält ebenfalls reichlich davon. Aber auch tierische Produkte wie Wurstwaren, Fleisch aus Massentierhaltung, Fastfood und industriell hergestellte Fertiggerichte sind die Quellen. Der hohe Anteil im Fleisch ist auf die vermehrte Nutzung von billigem Kraftfutter zurückzuführen.

Zu den Omega-6-Fettsäuren zählt die Arachidonsäure, die zu entzündungsfördernden Prostaglandinen umgebaut werden kann. Diese Umwandlung wird durch die Eicosapentaensäure, eine Omega-3-Fettsäure, gehemmt. Daher ist es so wichtig, den Konsum von Omega-6-Fettsäuren eher zu reduzieren und Omega-3-Fettsäuren vermehrt zu genießen. Die Balance 5 : 1 sollte stimmen. Das kommt Ihnen zum Beispiel besonders bei entzündlichen Gelenkschmerzen, Rheuma und Neurodermitis zugute.

Omega-3-Fettsäuren

Die pflanzliche Omega-3-Fettsäure α-Linolensäure kommt vor allem in Lein-, Walnuss- und Chiaöl sowie deren Samen vor, aber auch Avocados enthalten reichlich davon. Im Rezeptteil finden Sie viele Ideen, wie Sie Avocados in Ihren täglichen Speiseplan einbauen können.

Die marinen Omega-3-Fettsäuren Eicosapentaen- (EPA) und Docosahexaensäure (DHA) sind in fetten Seefischen wie Lachs, Makrele, Hering, Tunfisch sowie Krill und Algen enthalten. Diese verfügen über ausgesprochen antientzündliche Eigenschaften und verbessern die Fließeigenschaften des Blutes. Sie tragen somit zu einer gesunden Herzfunktion bei. Außerdem wirken sie sich positiv auf die Sehkraft aus, da die Zellen im Auge besonders viel Omega-3-Fettsäuren enthalten. Insbesondere DHA fördert die Vernetzung der Gehirnzellen. Dadurch verbessert sich Ihre geistige Leistungsfähigkeit: Konzentration, Lernen und Erinnern.

Den Verzehr fetter Fische kann man allerdings nicht mehr vorbehaltlos empfehlen, da sie inzwischen die Hauptquelle für Schwermetallbelastungen beim Menschen darstellen. Der Körper kann zwar zum Teil die pflanzliche α-Linolensäure in marine EPA und DHA umwandeln, allerdings nur in geringem Maß. Daher muss man bei therapeutischer Anwendung und zur Prophylaxe auf von Schadstoffen gereinigte Nahrungsergänzungsstoffe zurückgreifen.

Auf das Verhältnis kommt es an

Omega-6- und Omega-3-Fettsäuren haben also gegensätzliche Wirkungen: Während Erstere Entzündungsprozesse im Körper fördern, werden diese durch Omega-3-Fettsäuren vermindert. Daher ist ein ausgewogenes Verhältnis der beiden so wichtig. Betrachtet man den Fettsäurenkonsum über die letzten zwei Jahrhunderte, fällt die Änderung zugunsten der Omega-6-Fettsäuren im Verhältnis zu Omega-3-Fettsäuren von 2 : 1 auf einen aktuellen Wert von 10 : 1 und höher auf. Das liegt an den veränderten Essgewohnheiten und natürlich an der industriellen Verarbeitung der heutigen Lebensmittel.

Ein Umdenken ist notwendig. Aber hier geht es nicht um Verbote, sondern um ein ausgewogenes Miteinander. Jede Fettsäure hat ihren Stellenwert und eine völlige Fettreduktion hat negative gesundheitliche Folgen: Fettlösliche Vitamine werden nicht aufgenommen, es kommt zu einer verminderten Leistungsfähigkeit, Haarausfall, schlechter Wundheilung sowie einem schwachen Immunsystem, um nur einige Nachteile zu nennen. Wählen Sie Ihren Konsum an Fett bewusst und ausgewogen aus. Sie können Ihren aktuellen Fettsäurestatus messen lassen. Dies kann zur Unterstützung einer Ernährungsempfehlung interessant sein.

Fette: Tipps aus der Küche

- Sinnvoll ist ein Weniger an tierischen Fetten und ein Mehr an kaltgepressten hochwertigen Pflanzenölen.
- Streuen Sie Samen und Nüsse auf Ihr Essen.
- Genießen Sie Avocados und gelegentlich auch wildgefangenen fetten Seefisch. Schauen Sie im Rezeptteil (Seite 93), dort finden Sie zahlreiche Seefisch- und Avocadorezepte.

Nüsse und Samen – viele gute Fette

Auch, wenn nicht alle Nüsse botanisch gesehen wirklich Nüsse sind – alle Nüsse und Samen haben einiges gemeinsam: Sie enthalten antientzündlich wirkende Omega-3-Fettsäuren, knochenstärkendes Kalzium, muskelaufbauendes Eiweiß, die Herzfunktion unterstützendes Kalium und Coenzym Q, verdauungsfördernde Ballaststoffe und Lignane, die zu den Phytohormonen gehören. Leider haben sie alle eine hohe Nährstoffdichte, schlagen also mit vielen Kalorien zu Buche. Deshalb genießen Sie sie in Maßen, aber regelmäßig.

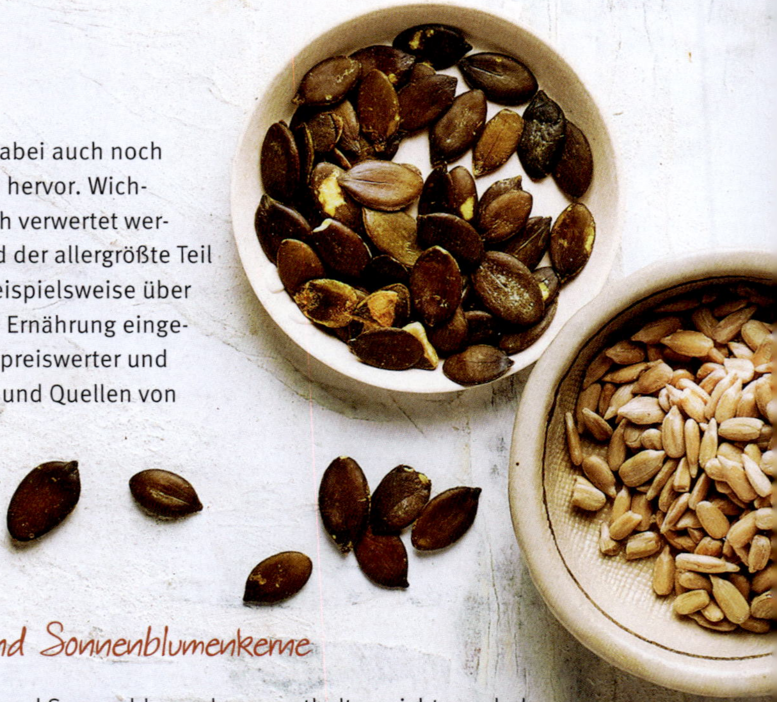

Leinsamen

Leinsamen haben den höchsten Lignangehalt und tun sich dabei auch noch besonders durch ihren hohen Gehalt an Omega-3-Fettsäuren hervor. Wichtig: Damit die guten Nährstoffe aus den winzigen Samen auch verwertet werden können, sollte man sie mahlen oder schroten, sonst wird der allergrößte Teil unverdaut wieder ausgeschieden. In Broten, im Müsli und beispielsweise über Eiergerichte gestreut können Leinsamen sehr vielfältig in die Ernährung eingebaut werden. Durch ihr enormes Quellvermögen sind sie ein preiswerter und dazu noch einheimischer Ersatz für Chiasamen beim Binden und Quellen von Speisen.

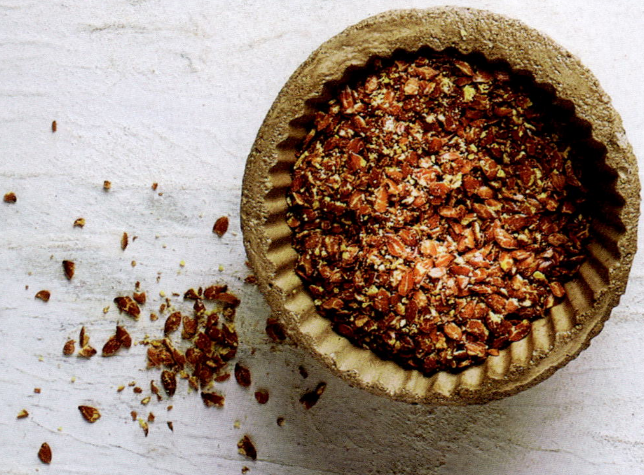

Kürbis- und Sonnenblumenkerne

Auch Kürbis- und Sonnenblumenkerne enthalten nicht unerheblich Mengen an Lignanen. Sie müssen, um verdaut zu werden, nicht gemahlen werden, denn sie werden schon durch das Kauen zerkleinert. Im Müsli, über Salate, Suppen und Aufläufe gestreut, in Broten und Brötchen sind sie immer eine gesunde Bereicherung. Geröstet und nach Belieben auch gewürzt sind sie auch als kleiner Snack zwischendurch geeignet.

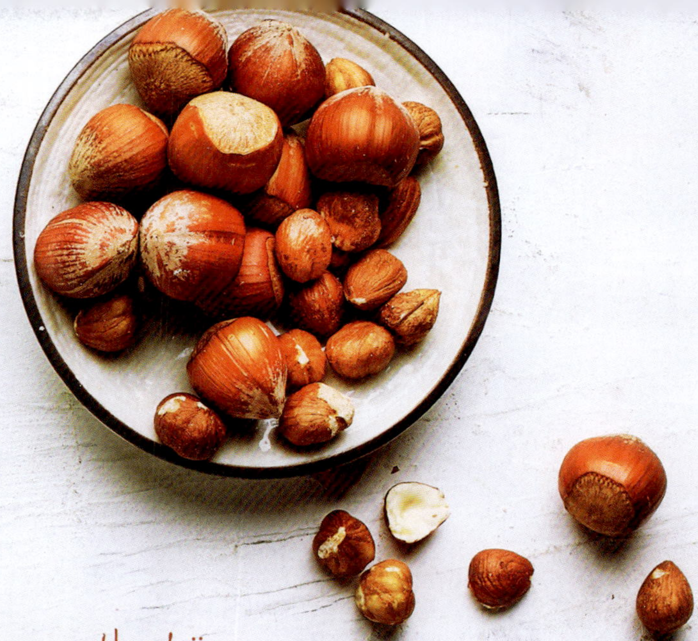

Walnüsse

Walnüsse zeichnen sich durch ihren besonders hohen Gehalt an Omega-3-Fettsäuren aus, die entzündungshemmend wirken. Sie haben außerdem einen hohen Gerbstoffgehalt, was sie etwas herb schmecken lässt. Im Müsli, in Kuchen, Gebäck und in Broten macht sich ihr charakteristischer Nussgeschmack gut. Gemahlen können sie Brotaufstriche und Pestos bereichern.

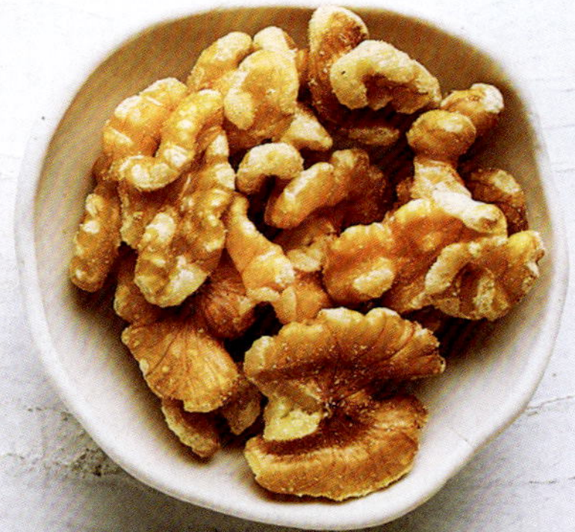

Haselnüsse

Mit einem hohen Kalziumgehalt sind sie ein Plus für die Knochen. Haselnüsse sind eine beliebte Backzutat, passen in Müslis, Aufstriche und schmecken gehackt über viele Gerichte gestreut gut. Auch als Snack zwischendurch lecker, solo oder zusammen mit anderen Nüssen. Als Haselnussmus in Müslis, Smoothies, Brotaufstrichen beliebt.

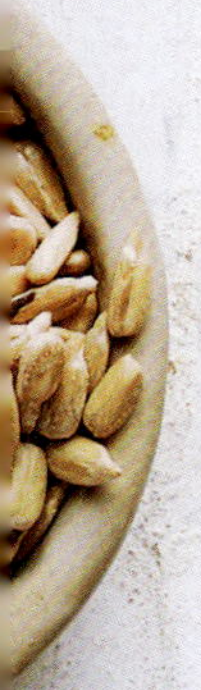

Mandeln

Streng genommen gehören sie nicht zu den Nüssen, werden aber meistens dazugezählt. Sie sind ebenso kalziumreich und vielseitig zu verwenden wie Haselnüsse, das gilt auch für Mandelmus. Als Snack schmecken sie geröstet besonders gut. Mandelmus und der milchähnliche Mandeldrink wird in der veganen Küche gerne als Grundzutat verwendet und ersetzt dann Milchprodukte bzw. wird zum Andicken eingesetzt.

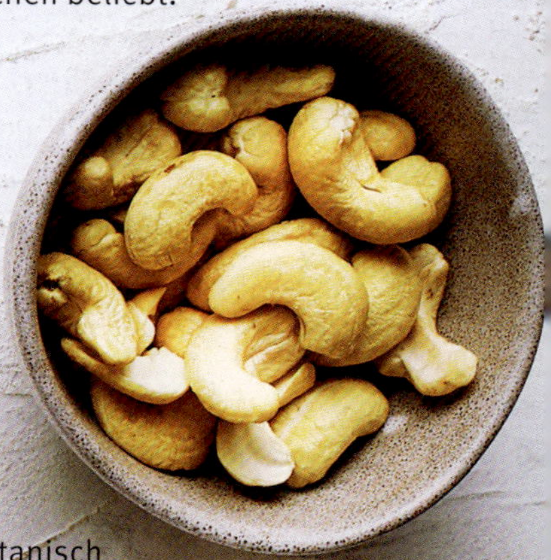

Cashewkerne

Cashewkerne sind Baumfrüchte, zählen botanisch aber nicht zu den Nüssen. Ihr Eiweißgehalt ist so hoch wie der von Hülsenfrüchten und enthält besonders viel Tryptophan, das das »Glückshormon« Serotonin bildet. Gut für die Stimmung! Wegen ihres hohen Eiweißgehaltes werden sie u. a. auch von Fitness-Sportlern sehr geschätzt. Cashewkerne sind mit ihrem milden, süßen Geschmack als Müslizutat und Snack sehr lecker und in Form von Mus und Drink sind wie auch Mandelmus und -drink sie sehr vielseitig einsetzbar.

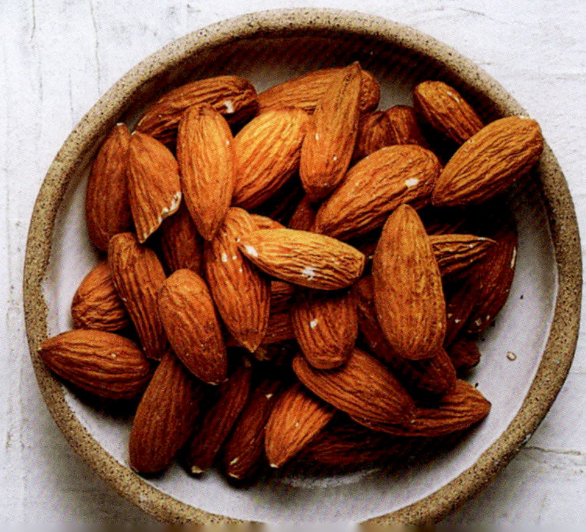

Die Rolle der Getränke

»Wenn ich Kaffee trinke, kriege ich sofort eine Hitzewallung!« Was wäre da naheliegender, als auf heißen Kaffee zu verzichten? Lesen Sie, was jetzt besonders gut tut und bei der Hormonumstellung unterstützt.

Bohnenkaffee ist zwar gesundheitlich gesehen besser als sein Ruf und es gibt inzwischen so viele Studien zu Kaffee wie Bohnen in einer Packung. Diese legen nahe, dass der Konsum von drei bis vier Tassen täglich das Risiko verringern soll, an Leukämie und Leberkrebs, Parkinson und Alzheimer zu erkranken. In einer britischen Studie heißt es, dass Kaffee ein komplexes Gemisch aus über 1000 Verbindungen mit potentiell therapeutischen, antioxidativen, entzündungs- und krebshemmenden Wirkstoffen ist. Doch die Verarbeitung dieser Stoffe im Körper ist genetisch bedingt unterschiedlich und hängt von der individuellen Darmflora ab. Außerdem wirkt Koffein bei Frauen doppelt so lang wie bei Männern. So verträgt trotz aller positiven Studien nicht jeder Kaffee, schon gar nicht in den Wechseljahren. Wenn Sie feststellen, dass Sie mit Hitzewallungen, Herzrasen oder Magenschmerzen auf Kaffee reagieren, sollten Sie lieber auf Ihren Körper hören und nicht auf Studien.

Außerdem ist der Einfluss des übermäßigen Kaffeekonsums auf das Osteoporose- und Frakturrisiko noch nicht gänzlich geklärt. Tatsache ist, dass Koffein zu einer verstärkten Kalziumausscheidung und einer schlechten Kalziumresorption aus dem Darm führt. Wenn Sie auf eine ausreichende Kalziumversorgung achten, führt dies allerdings nicht zu einer negativen Bilanz. Die ungünstigen Auswirkungen von Kaffee auf die Knochengesundheit scheinen daher bei ausreichender Kalziumversorgung unwahrscheinlich. Mehr zu diesem Thema finden Sie im Kapitel »Schützen Sie Knochen und Gelenke«, (Seite 69).

Grüner Tee

Haben Sie am Morgen schon mal anstatt einer Tasse Kaffee grünen Tee probiert? Aufgrund seiner Inhaltsstoffe gilt grüner Tee als eines der meistbeschriebenen Getränke zur Erhaltung der Gesundheit und zur Vorbeugung gegen Krankheiten.

Grüner Tee versorgt den Körper mit wichtigen Vitaminen, Mineralstoffen und Spurenelementen wie

Selen, Zink und Chrom. Diese spielen für den Stoffwechsel eine bedeutende Rolle. Oft haben Frauen einen Selenmangel, ohne es zu wissen. Viele Böden sind inzwischen selenverarmt, dementsprechend auch das Getreide und unsere Ernährung. Selen ist Bestandteil eines wichtigen Entgiftungsenzyms und kann daher vor Schilddrüsenerkrankungen und im weitesten Sinne vor Krebserkrankungen schützen. Aber auch Mangan und Zink tragen zur Entgiftung bei.

Wenn Sie grünen Tee am Morgen trinken, um wach zu werden, können Sie getrost auf Kaffee verzichten. Das Koffein in grünem Tee ist durch die ebenfalls reichlich vorhandene Aminosäure L-Theanin sehr gut verträglich und förderlich für Konzentration, Lernfähigkeit und körperliche Ausdauer.

Wertvolle Catechine

Grüner Tee enthält eine enorme Menge an Polyphenolen, allen voran die sogenannten Catechine, denen eine Reihe von positiven Eigenschaften zugeschrieben werden.

Catechine im grünen Tee schützen den weiblichen Körper wegen ihrer fungiziden Wirkung vor Vaginalpilzinfektionen, oft ein Problem der Wechseljahre durch die nachlassende Wirkung von Estriol, einem Abbauprodukt des Östrogens. Dieser Schutzeffekt ist vorrangig bei der japanischen Sorte Bancha anzutreffen.

Epigallocatechingallat

Die Catechine in den Blättern des grünen Tees haben antivirale und antibiotika-ähnliche Eigenschaften. Hier ist vor allem das Epigallocatechingallat, kurz EGCG, zu nennen. Es schützt die Pflanze vor dem Befall von Bakterien und Viren. Diesen Effekt entwickelt EGCG auch beim Menschen beim Konsum von grünem Tee. EGCG wirkt antientzündlich und hemmt zum Beispiel das Wachstum von vielen Bakterien im Magen-Darm-Trakt wie beispielsweise Helicobacter pylori. Daher schützt grüner Tee vor Magenkrebs, der oft durch dieses Bakterium ausgelöst wird. Dabei schädigen die Catechine die Darmflora ansonsten nicht. Das unterscheidet sie in der Wirkung von den Antibiotika, die die Darmflora oft nachhaltig ruinieren können.

Aber Epigallocatechingallat kann noch viel mehr! Betrachtet man die chemische Formel von Östradiol und Catechinen, so finden sich viele Gemeinsamkeiten und somit auch viele gemeinsame Wirkungen. Man kann also zu Recht behaupten, dass grüner Tee Phytoöstrogene enthält. Diese können zwar keine Wechseljahrbeschwerden mildern, sie können aber die gleichen schützenden Effekte im Organismus entfalten wie das körpereigene Östrogen. Genau wie die Phytoöstrogene können positive Wirkungen des Hormons verstärkt und negative reduziert werden.

Mehrere in Japan durchgeführten Studien weisen auf die krebshemmende Wirkung des grünen Tees hin. Eine neue Studie an asiatischen Frauen in Los Angeles zeigt, dass der erhöhte Konsum von grünem Tee das Risiko, an Brustkrebs zu erkranken, um 40 Prozent verringert, verglichen mit Frauen, die keinen grünen Tee tranken. Grünteebestandteile führen zu einem verbesserten Abbau der körpereigenen Östrogene. Polyphenole schützen die Zellen vor freien Radikalen und werden nicht durch grünen Tee abgebaut.

Östrogenen wird ein schützender Effekt auf das Gehirn nachgesagt. Wissenschaftliche Untersuchungen lassen nun vermuten, dass grüner Tee genauso wie Östrogen einen krankheitsverhindernden Effekt auf die Neurone ausübt. Epigallocatechingallat soll das Risiko, an Morbus Parkinson oder Alzheimer zu erkranken, verringern, da es die gefährlichen Eiweißablagerungen im Gehirn verhindert. Erst vor kurzem wurde allerdings eine Studie veröffentlicht, die diesen Effekt bei bereits Erkrankten nicht nachweisen konnte. Es handelte sich aber um eine sehr kleine Versuchsgruppe und die Studie war dennoch ermutigend, da eine zunehmende Degeneration der Gehirnareale durch EGCG gestoppt werden konnte. Wir sind gespannt auf weitere Studien und Ergebnisse.

Catechine schützen das Herz
Die Catechine im grünen Tee schützen vor Herzerkrankungen. Eine Bostoner Studie (Boston Heria Health Study) beschreibt, dass diejenigen Probanden aus einer Versuchsgruppe, die mehr als eine Tasse grünen Tee pro Tag tranken, ein 44 Prozent niedrigeres Herzinfarktrisiko aufwiesen.

Das ist eine gute Nachricht für Frauen, die sich in der Postmenopause befinden und nicht mehr den Schutz der Östrogene vor Erkrankungen der Herzkranzgefäße genießen. Östrogene fördern die Produktion eines Stoffs mit dem Namen Stickstoffmonoxyd (NO). NO erweitert die Gefäße im Körper und wirkt daher blutdrucksenkend. Gleichzeitig erweitert NO die Herzkranzgefäße – der beste Schutz vor einem Herzinfarkt. Dieselbe Funktion erfüllt auch der grüne Tee.

Vorsicht

Catechine können die Eisenaufnahme behindern, daher sollten gerade Frauen auf eine ausreichende Substitution achten.

Grüner Tee hilft beim Abnehmen

Wenn der grüne Tee beim Abnehmen helfen soll, und das tut er, dann sollten Sie ihn möglichst zur Mahlzeit genießen, so wie es die Asiaten auch gerne tun. Bestandteile des grünen Tees verhindern, dass aufgenommene Fette im Darm emulgiert, d. h. aufnahmebereit gemacht werden, und sie verhindern die Spaltung durch das Enzym Lipase. Somit werden die Fette oft unverdaut wieder ausgeschieden. Das senkt gleichzeitig einen erhöhten, durch Nahrungsfette bedingten, Cholesterinspiegel.

Aber Vorsicht, die fettlöslichen Vitamine A, E, C und D werden ebenfalls nicht resorbiert, auf eine ausreichende Substitution müssen Sie also achten. Und überhaupt: Sinnvoll ist diese Maßnahme nur bei übermäßigem Konsum von tierischen Fetten.

Grüner Tee verbessert die Aufnahme von Zucker in die Zelle, steigert also die Insulinsensitivität und senkt den Blutzuckerspiegel. Die daraus resultierenden niedrigen Insulinspiegel kurbeln ihrerseits die Fettverbrennung an und fördern das Abnehmen. Grüner Tee ist keine Wunderwaffe zum Abnehmen, aber ein sehr hilfreicher Begleiter.

Teesorten und Zubereitung

Die Vielfalt grüner Teesorten ist eine Wissenschaft für sich: Grüner Tee ist nicht gleich grüner Tee. Daher kann hier nur eine beschränkte Auswahl vorgestellt werden. Es ist sicher sinnvoll, verschiedene Teesorten zu kombinieren, denn jede Saatsorte verfügt über unterschiedliche Inhaltsstoffe. Die besondere gesundheitsfördernde Wirkung von grünem Tee beruht nicht auf der Wirkung eines einzelnen Inhaltsstoffs, sondern entsteht durch die Kombination und komplexe Wechselwirkung mehrerer Inhaltsstoffe. Als Beispiel seien die japanischen Sorten Gyokuro (morgens), Sencha (mittags) und Banca (abends) erwähnt. Matcha-Tee verfügt über die meisten Inhaltsstoffe, vor allem Antioxidantien, die besonders die Entgiftung fördern. Dieser Tee sollte daher nur zwei- bis viermal pro Woche getrunken werden, um den Organismus nicht zu überfordern.

Die Zubereitung des Tees ist ein wichtiger Punkt, um die Bioverfügbarkeit der Polyphenole zu optimieren. Koffein wird zum Beispiel am besten bei einer Temperatur von 55 Grad und zwei Minuten Ziehzeit freigesetzt.

Hoffentlich sind Sie nun von grünem Tee begeistert und wagen den Versuch, ihn regelmäßig zu trinken. Beim Einkauf sollten Sie jedoch die Qualität berücksichtigen, denn leider sind manche Tees mit Pflanzenschutzmitteln belastet, da machen auch zertifizierte Bio-Tees keine Ausnahme. Vor allem grüne Tees aus China, Indien, Sri Lanka und Afrika zählen dazu. Es lohnt sich beim Händler nachzufragen oder im Internet zu recherchieren, ob Labortests vorliegen, vor allem die Aluminiumbelastung stellt ein großes Problem dar.

Wie auch beim Kaffee gibt es Menschen, die stark auf das Koffein im grünen Tee reagieren, und falls Sie in den Wechseljahren unter schnellem Herzschlag leiden, wählen Sie koffeinarme Sorten wie Bancha. Denn, dass der Grüntee beruhigend wirkt, wenn man ihn einfach länger ziehen lässt, ist ein Irrglaube.

Ideal ist die Kombination von grünem Tee mit einer ausreichenden Menge an frischem, stillem Wasser, mindestens 30 ml pro kg Körpergewicht. Dadurch werden alle gelösten Entgiftungsprodukte aus dem Körper ausgeleitet.

Kräutertees

Ergänzend zum Grünen Tee können Sie natürlich auch bekömmliche Kräutertees trinken. Hier einige Bespiele für Tees, die Sie gegen die Wechseljahrsbeschwerden einsetzen können:

- Pfefferminztee hat eine kühlende Wirkung, das empfiehlt sich bei häufigen Hitzewallungen im Winter wie im Sommer, wo er auch kalt als Eistee getrunken werden kann. Dann kann man noch frische Limetten ausdrücken und hinzufügen. Am besten schmeckt dieser Tee, wenn er nicht mit getrockneten, sondern mit frischen Blättern aufgebrüht wird.
- Salbeitee gilt ebenfalls als ein wirkungsvolles Getränk gegen Hitzewallungen.
- Lavendeltee, am Abend getrunken, sorgt für einen angenehmen und ruhigen Schlaf vor allem bei nervösen Unruhezuständen in den Wechseljahren. Er ist das ideale Beruhigungsmittel und Sie können auch ein Lavendelduftkissen unter das Kopfkissen legen, wenn Sie unter Einschlafstörungen leiden.
- Ingwertee ist zwar ideal bei Magen-Darm-Verstimmungen, wirkt aber stark erhitzend und harntreibend. Deshalb sollte er am Abend eher gemieden werden, um Hitzewallungen und Schlafstörungen vorzubeugen.

Alkohol

Mit dem Alkohol ist das so eine Sache: Rot- und Weißwein enthalten zwar reichlich Pflanzenfarbstoffe, wie das herzschützende Resveratrol, aber auch hier ist die Menge das Maß aller Dinge. Zehn bis zwölf Gramm Alkohol täglich sind tolerabel, das sind ein Achtel Wein oder 0,3 Liter Bier. Mehr gilt als gesundheitsschädigend für Frauen, u. a. ist das Brustkrebsrisiko erhöht.

Alkohol am Abend fördert Schlafstörungen und Schweißausbrüche in der Nacht. Zudem sind Konzentrationen von Resveratrol im Wein sehr unterschiedlich, sie betragen oft nur ein Hundertstel dessen, was entsprechende Pillen von diesem Nahrungsergänzungsstoff enthalten. Das Polyphenol mit antioxidativer Wirkung findet sich auch in rotem Traubensaft, Kakao, Erdnüssen und Johannisbeeren.

Durch das »französische Paradoxon« wurde es bekannt: Franzosen erleiden bei gleichem Cholesterinspiegel seltener einen Herzinfarkt als Deutsche. Dies wurde auf den Konsum von Rotwein zurückgeführt. Meine Erfahrung in Frankreich ist, dass die Franzosen wohl Rotwein zum Mittag- oder Abendessen trinken, es aber bei einem Glas belassen und nicht die ganze Flasche leeren.

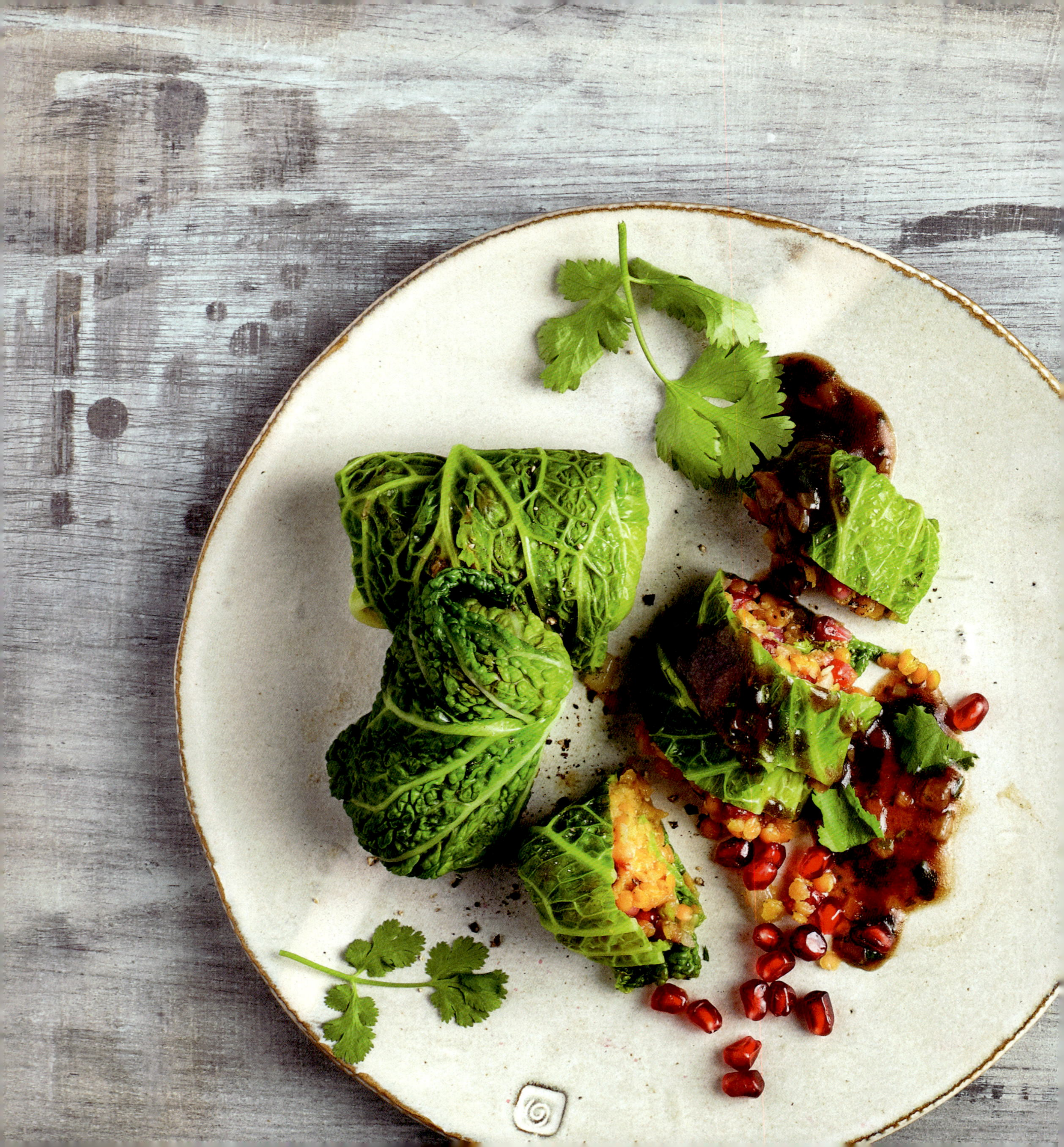

Gesunder Lifestyle in den Wechseljahren

Stellen Sie sich Ihr eigenes Wellnessprogramm zusammen. Die richtige Ernährung hilft Ihnen, das Gewicht zu halten, pflegt aber auch Ihren Darm, Ihre Knochen und Gelenke sowie Ihr Herz.

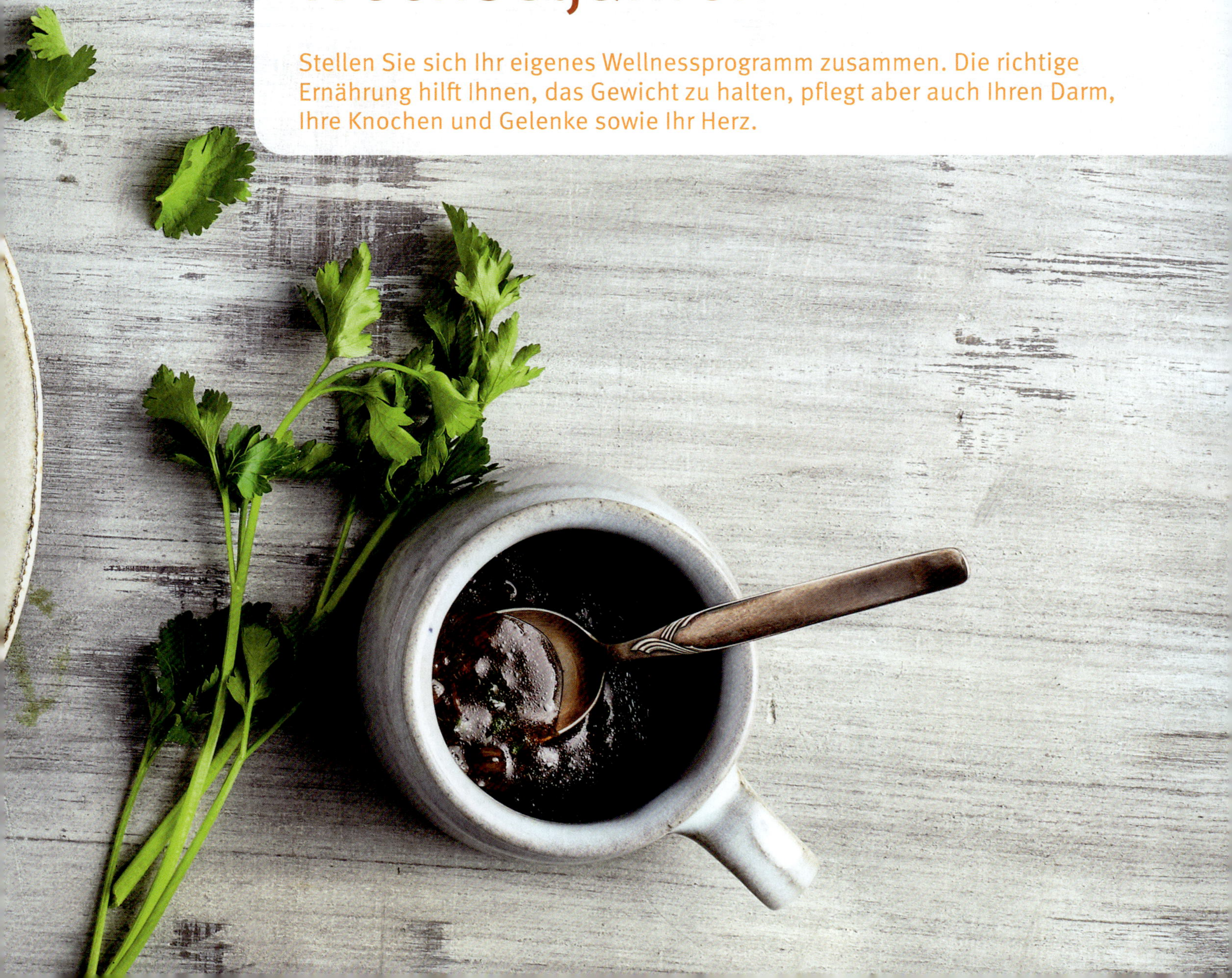

Pflegen Sie Ihren Darm

Der Darm spielt für die Gesundheit eine entscheidende Rolle. Er ist zuständig für die Verdauung und Aufnahme von Nährstoffen, die Regulation des Wasserhaushalts sowie für die Bildung von Hormonen, Botenstoffen und Abwehrzellen.

Viele dieser Funktionen werden dabei von Bakterien übernommen. Billionen von Bakterien verschiedenster Arten besiedeln die Darmschleimhaut, vorrangig im Dickdarm, und unterstützen als kleine Helfer auf unterschiedlichste Weise die Erhaltung unseres Wohlbefindens. Früher wurde die Gesamtheit dieser Mikroorganismen, die bis zu zwei Kilogramm des Körpergewichts ausmachen, als Darmflora bezeichnet. Nach zahlreichen aufsehenerregenden Studien und Erkenntnissen der letzten Jahre werden sie nun als Mikrobiom bezeichnet. Jeder Mensch hat sein individuelles Mikrobiom. Viele Labore haben inzwischen die Möglichkeit, eine Darmflora-Analyse mittels eines Stuhltests durchzuführen.

Einblicke in die Welt der Darmbakterien

Es gibt vorteilhafte und weniger vorteilhafte Bakterien. Je größer die Vielfalt – die Diversität – der vorteilhaften Darmbewohner ist, umso besser für die Gesundheit. Die Erforschung des Mikrobioms steht im Fokus zahlreicher Wissenschaftler. Sicher werden da noch viele spannende Erkenntnisse zum Vorschein kommen. Bis zum heutigen Zeitpunkt kann man die Funktionen der Bakterien nur teilweise erklären:

- Da gibt es zum Beispiel die beiden Bakterien mit den wohlklingenden Namen *Akkermansia municiphila* und *Faecalibacterium prausnitzii*. Sie zerlegen die eigentlich unverdaulichen Ballaststoffe in die kurzkettigen Fettsäuren Butter-, Propion- und Essigsäure, die den Darmzellen dann als Nahrung und Energiespender dienen. Dadurch wird die Schleimschicht als Barriere stabilisiert und somit möglichen Allergien vorgebeugt. Die kurzkettigen Fettsäuren können weiterhin vom Blutkreislauf aufgenommen werden und dann im Gehirn über Neurotransmitter das Verhalten und die Stressresistenz beeinflussen.
- Andere Darmbakterien können die Darmbeweglichkeit und damit die Nahrungsaufnahme und -passage beeinflussen. Sie können bestimmte Vitamine bilden wie B-Vitamine, Folsäure und Vitamin K und fördern die Aufnahme von Mineralien wie Kalzium.

- Die kleinen Helfer sind an der Produktion wichtiger Hormone wie des Glückshormons Serotonin und des Schlafhormons Melatonin beteiligt.
- Bestimmte Bakterien spielen eine enorme Rolle bei der Entgiftung, helfen beim Östrogenabbau und erhöhen die gesundheitsfördernde Wirkung mancher Nahrungsmittel.
- Des Weiteren unterstützen Darmbakterien das Immunsystem. Sie verhindern einerseits das Eindringen von schädlichen Organismen, anderseits bilden sie selbst Schutzfaktoren gegen diese aggressiven Keime.
- Immunmodulierende Helfer sind Bakterien der Gattung *Escherichia coli*. Diese stehen im ständigen Kontakt mit den Zellen des Immunsystems in der Darmschleimhaut und fördern und verbessern als Partner die Immunabwehr. Kolibakterien sind im Darm gern gesehen, in der Blase lösen sie allerdings Entzündungen aus.
- Bestimmte Bakterien im Darm vermindern die Bildung von Entzündungsbotenstoffen und verdrängen schädliche Keime. Es besteht somit eine Balance zwischen Toleranz und Abwehr. Die Artenvielfalt der Bakterien wird durch unsere Genetik, Geburt (Vaginalgeburt oder Kaiserschnitt), Infektionen, Medikamente, Alter und Ernährung beeinflusst.

Was hat das Mikrobiom mit den Wechseljahren zu tun?

Wesentliche Symptome der Wechseljahre wie Zyklusstörungen, Brustspannungen und Stimmungsschwankungen stehen im Zusammenhang mit einem bakteriellen Ungleichgewicht im Darm. Das sind einige Gründe, sich um ein intaktes Mikrobiom zu kümmern.

Verminderter Östrogenabbau

Überwiegen die unvorteilhaften Darmbakterien, so spricht man von einer Dysbiose. In einer dysbiotischen Darmflora können Östrogene nicht ausreichend abgebaut werden. Die an Gallensäure gebundenen Östrogene werden von »schlechten« Darmbakterien wieder entkoppelt und gelangen über die Leber in den Blutkreislauf zurück. Das führt in den Phasen, in denen auch Progesteron fehlt, zu einer sogenannten Hyperöstrogenamie. Als Folge treten Zyklusstörungen, starke Blutungen, Wasseransammlungen, Brustspannungen, Reizbarkeit, Kopfschmerzen und vieles andere mehr auf. Frauen, die sich ballaststoffreich oder vegetarisch ernähren, leiden wesentlich seltener unter diesen Beschwerden.

Serotoninmangel führt zu Stimmungsschwankungen

Prämenstruell und in einzelnen Phasen der Wechseljahre können Schlafstörungen und Stimmungsschwankungen einem das Leben schwermachen. Sie wachen nachts auf und nicht nur die Umgebung ist grau, auch Ihr Herz wird schwer. Viele Dinge erscheinen tragischer und komplizierter, als sie in Wirklichkeit sind. Diese depressiven Phasen sprechen nicht nur für einen Östrogen-, sondern auch für einen Serotoninmangel. 95 Prozent dieses Neurotransmitters werden im Darm aus der Aminosäure Tryptophan produziert. Das Darmbakterium *Bifidobacterium infantis* ist wiederum an der Tryptophan-Produktion beteiligt. Studien weisen darauf hin, dass die Gabe von Probiotika die Stimmung beeinflussen kann.

Serotonin kann in Melatonin, das Schlafhormon, umgewandelt werden. Dies findet zum großen Teil in der Zirbeldrüse, aber auch im Darm statt. Alkohol, Tabak und Kaffeekonsum können diese Produktion negativ beeinflussen.

Mangelnde Umsetzung der Phytoöstrogene

Darmbakterien sind für den Umbau der Isoflavone (Seite 24) der Sojapflanze Genistein und Danadzein in den eigentlichen Wirkstoff Equol zuständig. Auch die Stoffwechselprodukt Enterolacton und Enterodiol werden durch Darmbakterien aus den Lignanen (Seite 28) synthetisiert. Frauen, die keine intakte Darmflora haben, sind nicht in der Lage, Equol, Enterolacton und Enterodiol herzustellen, und profitieren somit nicht von der Wirkung der Phytoöstrogene.

Pflege der Darmbakterien

Das Mikrobiom wird einerseits durch unsere Gene, viel mehr aber durch den Lebensstil und durch die Ernährung beeinflusst.

Sorgfalt bei der Auswahl der Speisen

Die vorteilhaften Darmbakterien lieben Ballaststoffe, also Obst und Gemüse, Kartoffeln, Bananen, Kohl, Nüsse und Haferflocken, um nur einige davon zu erwähnen. Die Artenvielfalt wird außerdem durch Polyphenole, also Pflanzenfarbstoffe, gefördert, die man vor allem in Beeren findet.

Störfaktor für ein gesundes Mikrobiom ist eine fett- und eiweißreiche Ernährung mit einem hohen Fleischanteil. Auch die reichliche Zufuhr von Süßstoffen wie Saccharin kann zu einem unvorteilhaften Ungleichgewicht der Darmbakterien führen.

Schwermetalle haben ebenfalls einen negativen Einfluss auf die Darmflora, bevorzugen Sie daher Lebensmittel, die frei von Pestiziden und Herbiziden sind – Bio-Produkte sind jetzt für Sie erste Wahl.

Essen Sie langsam und kauen Sie gründlich

»Gut gekaut ist halb verdaut!« – dieser Satz gilt auch für die Darmflora. Gewöhnen Sie sich an, nach jedem Bissen die Gabel auf den Tellerrand zu legen, die Speisen in aller Ruhe zu kauen und zu genießen. Sie nehmen dem Verdauungstrakt eine Menge Arbeit ab, die Ballaststoffe können besser zerlegt, die Nährstoffe besser aufgenommen werden. Dann werden Sie eher satt und nehmen ihr Essen bewusst wahr. Meiden Sie »to go« zu essen, ein wirkliches Übel unserer Zeit. Die Nahrung wird durch Hektik und Ablenkung noch schlechter verdaut.

Genießen Sie fermentierte Produkte

Wenn Sie Ihren Darmbakterien noch etwas Gutes tun wollen, bauen Sie auch Fermentiertes wie Sauerkraut in Ihren Mahlzeitenplan ein. Das fermentierte Gemüse ist noch besser verdaulich und führt dem Organismus weitere Vitamine, Milchsäure und besser verfügbare Mineralstoffe zu. Kaufen Sie Sauerkraut möglichst frisch und nicht verpackt. Zur Haltbarmachung wird das Lebensmittel oft erhitzt, damit werden auch vorteilhafte Bakterien abgetötet. Deshalb genießen Sie Sauerkraut auch ruhig einmal roh, damit Sie von diesen guten Stoffen besonders profitieren, zum Beispiel in einem Salat.

Antibiotika nur, wenn unbedingt nötig!

Jedes Antibiotikum kann das Mikrobiom unterschiedlich stark nachhaltig verändern. Selbst sechs bis zwölf Monate nach einer Antibiotikatherapie zeigte sich, dass die Menge und Vielfalt der Darmbakterien dauerhaft gestört waren. Bei bestimmten Erkrankungen kann eine Antibiotikagabe sehr sinnvoll und sogar lebensrettend sein. Dann sollte das Mikrobiom begleitend und auch danach durch entsprechende Probiotika unterstützt und neu aufgebaut werden. Die Pharmaindustrie hat sich bereits darauf eingestellt, aber achten Sie beim Kauf von Probiotika immer darauf, dass die Kapseln aus magensaftresistenter Cellulose oder Gelatine bestehen, sonst werden die Dickdarmbakterien bereits im Magen oder Dünndarm verdaut und erreichen nicht den Dickdarm, wo sie sich ansiedeln und ihre Wirkung entwickeln sollen.

Wenn der Darm träge wird

Je älter man wird, desto älter wird auch das Verdauungssystem. Der Darm ist ein Muskelschlauch, der den Nahrungsbrei durch Kontraktionen weiterbefördert. Lässt die Muskelkraft nach, bleibt die Nahrung länger im Körper, das kann zu

Problemen wie Verstopfung, Blähungen und Völlegefühl führen.

Frauen sind häufiger betroffen als Männer, auch hier ist der Grund in Hormonschwankungen zu suchen. Östrogene stehen in Wechselwirkung mit den Hormonen Cortisol und Adrenalin, die einen Einfluss auf die Verdauungsfunktion haben. Sinkende Östrogenspiegel führen zu einer Disbalance dieser Hormone und können Funktionsstörungen nach sich ziehen, die den Darm träger werden lassen. Von Verstopfung als Krankheit sprechen wir Ärzte dann, wenn Sie Ihren Darm weniger als dreimal pro Woche entleeren können. Am gesündesten ist natürlich der regelmäßige tägliche Stuhlgang.

Abhilfe bei Darmträgheit

Den Verdauungsbeschwerden kann man durch die Auswahl der Lebensmittel und durch ganz einfache Verhaltensweisen entgegenwirken.

Gut kauen

Die Verdauung der Lebensmittel beginnt bereits im Mund. Durch intensives Kauen wird bereits hier das Verdauungsenzym Amylase aus dem Speichel zur Verdauung der Kohlenhydrate wirksam. Gründliches Kauen zerkleinert die Nahrung bereits so gut, dass der Darm diese Bausteine besser aufnehmen kann. Auch hier gilt wieder: »Gut gekaut ist halb verdaut.« Ein großes Manko unserer Zeit ist das »to-go«-Phänomen. Gegessen wird überall und nebenbei im Gehen, Stehen, Laufen, beim Auto- oder Straßenbahnfahren. Wir nehmen die Nahrung nicht richtig wahr, essen schnell und manchmal hektisch. Dies hat zur Folge, dass sich der Schließmuskel für die Verdauungssäfte aus Galle und Bauchspeicheldrüse nicht richtig öffnet. Es kommt zu Fehlverdauungsprozessen, die Blähungen und Verstopfung nach sich ziehen.

Viel Trinken

Regel Nummer zwei: ausreichend Flüssigkeit zuführen. Und damit sind nicht Kaffee, Alkohol und Fruchtsäfte gemeint. Als Richtlinie sollten Sie 30 bis 40 ml klares Wasser oder ungesüßten Tee pro Kilogramm Körpergewicht trinken, dass entspricht mindestens zwei bis drei Litern täglich. Für etwas Pep im Wasser können Früchte, etwas Gurke oder Kräuter sorgen. Verdauungsfreundliche Tees sind unter anderem Ingwer-, Fenchel-, Kümmel- und Pfefferminztee.

Ein Glas warmes Wasser am Morgen auf nüchternen Magen regt den gastrokolischen Reflex an, der die Darmbewegung positiv beeinflusst. Machen Sie dies zu einem morgendlichen Ritual und mit der Zeit versteht der Darm, was Sie von ihm wollen, und reagiert entsprechend.

Mein besonderer Tipp: Magnesiumcitrat

Die Einnahme von Magnesiumcitrat bewirkt manchmal wahre Wunder. Grundsätzlich ist dieser Mineralstoff neben seinen vielfältigen anderen Funktionen auch für das effiziente Arbeiten der Darmmuskulatur zuständig. Es erweicht den Stuhl durch Bindung von Flüssigkeit und regt die Darmfunktion an. Als Ursache für die Verstopfung sollte daher auch ein Magnesiummangel in Betracht gezogen werden. Außerdem ist dieses Mineral bei Verstopfung ein natürliches Abführmittel.

Sie sollten selbst testen, wie viel Milligramm Sie benötigen, die Tagesdosis sind 300 mg Magnesiumcitrat, es können bei Mangelzuständen auch bis zu 800 mg notwendig sein. Achten Sie bei der Einnahme bitte darauf, dass es sich nicht um irgendeine Magnesiumverbindung, sondern um Citrat handelt. Diese können Sie in Kapselform oder als Granulat in Wasser verrührt verwenden.

Körperliche Aktivität

Regel Nummer drei ist auch hier wieder: körperlich aktiv sein. Dabei sind keine Höchstleistungen gefragt, sondern moderates Wandern, Radfahren, Tanzen usw. Bei der Bewegung im Wasser durch Schwimmen oder Aquagymnastik werden die Bauchorgane automatisch leicht massiert.

Wärme und Massage

Die Behandlung mit Wärme entspannt den Darm und lindert Bauchkrämpfe. Gönnen Sie sich Ruhe, legen Sie sich eine Wärmflasche auf den Bauch und erholen Sie sich, denn Stress fördert die Verstopfung und das Unwohlsein.

Gönnen Sie sich eine angenehme Bauchmassage, indem Sie den Darm im Uhrzeigersinn ausstreichen. Dabei werden Nervenendigungen im Darm stimuliert. Atmen Sie zwischendurch tief in den Bauch ein, sodass sich die Bauchdecke hebt. Auch so können Sie indirekt eine Darmmassage durchführen, die die Darmtätigkeit anregt.

Bitter- und Ballaststoffe

Besonders bei Blähungen und Völlegefühl haben sich Lebensmittel mit Bitterstoffen bewährt. Sie kurbeln die Produktion von Gallensäuren an und unterstützen so die Fettverdauung. Geeignete Bitterstoffquellen sind Artischocken, Chicorée, Rosenkohl, Rucola, Fenchel, Auberginen, Spargel, Grapefruit sowie Ingwer. Wenn Sie Kurkuma mit in Ihre Mahlzeiten einplanen, unterstützen Sie nicht nur Ihre Gelenke (Seite 69), sondern auch Ihre Verdauung. Wir machen Ihnen in den Rezepten zahlreiche Vorschläge dafür.

Ballaststoffe (Seite 46) sorgen für eine gesunde Darmflora und halten die Verdauung auf Trab. Sie wissen es ja bereits und es wird auch hier wieder bestätigt: Eine Ernährung mit viel Zucker und Weißmehlprodukten macht nicht nur dick, sondern wirkt sich auch noch ungünstig auf die Darmflora und das Verdauungssystem aus.

Bei hartnäckiger Verstopfung können Sie morgens Flohsamen unter das Essen mischen oder in einem Glas warmem Wasser kurz vorquellen lassen. Flohsamen enthält außer abführenden Ölen und Schleimstoffe auch Zellulose. Beides quillt im Darm bei genügender Flüssigkeitszufuhr und fördert so den Weitertransport des Stuhlgangs.

Schützen Sie Knochen und Gelenke

Mit zunehmendem Alter sinkt die Stabilität der Knochen. Die zwei Säulen der Vorbeugung gegen diese sogenannte Osteoporose und deren Behandlung sind eine knochenfreundliche Ernährung und körperliche Aktivität.

Osteoporose in den Wechseljahren

Der Knochen ist ein sehr lebendiges Gewebe, das sich in stetigem Auf- und Abbau befindet. Eine negative Knochenbilanz, wenn also mehr ab- als aufgebaut wird, lässt eine Osteoporose entstehen. Im Inneren des Knochens nehmen die Knochenbälckchen und deren Verbindungen untereinander ab. Das führt dazu, dass die Struktur des Knochens schwächer und ein Knochenbruch schon durch geringe Krafteinwirkung möglich wird. Die Aktivität der knochenauf- und abbauenden Zellen, der Osteoblasten und Osteoklasten, wird unter anderem durch die Sexualhormone, also die Östrogene der Frau und die Androgene des Mannes, reguliert. Daher sind Frauen nach den Wechseljahren durch die schwindenden Östrogene zunehmend osteoporosegefährdet. Aber wie und ob dieser Prozess voranschreitet, ist auch eine Frage der Lebensführung.

Einige der Risikofaktoren können Sie beeinflussen: Rauchen verdoppelt das Risiko, an Osteoporose zu erkranken, ebenso wie übermäßiger Alkoholkonsum. Untergewichtige Menschen leiden oft unter einer Mangelernährung, ihnen fehlen die wichtigen Mineralien für den Knochenaufbau.

Bewegungsmangel ist eine der Ursachen, denen Sie schon früh entgegenwirken können. Ausdauersportarten wie Gehen, Laufen und Wandern regt die Knochenbildung an, aber auch das Muskelaufbautraining stabilisiert den Knochen. Spezielle Sensoren erfassen Ihre Aktivität und leiten einen Prozess ein, der den Knochenaufbau anregt.

Knochengerechte Ernährung

Vor allem zwei wichtige Nährstoffe spielen bei dem Knochenaufbau eine große Rolle: Kalzium und Vitamin D. Kalzium wird im Knochengewebe zur Stabilität eingelagert, dieser Prozess wird durch Vitamin D gefördert. Dieses Vitamin ist eigentlich ein Hormon, da wir Menschen es nur zu einem geringen Teil über die Nahrung aufnehmen können. Vitamin D sorgt weiterhin dafür, dass genug Kalzium durch Nieren und Darm resorbiert wird.

Kalziumreiche Ernährung

Es gibt zahlreiche kalziumreiche Lebensmittel, eine Aufnahme von 1000 mg ist erforderlich, um dem Knochen Gutes zu tun. Milch und Milchprodukte wie Joghurt und Käse sind gute Kalziumlieferanten. Aber beim Konsum von Milch gibt es Folgendes zu bedenken: Milch kann zu Unverträglichkeiten und gesundheitlichen Problemen führen, außerdem ist sie durch die industrielle Verarbeitung zur Verlängerung der Haltbarkeit kein vollwertiges Lebensmittel mehr. Joghurt und Quark enthalten zusätzliche Mikroorganismen für die Darmflora und sind daher eher zu empfehlen.

Kombination säure- und basenbildender Lebensmittel

Nicht allein der Mangel an Kalzium ist als Risikofaktor zu sehen, sondern zugleich auch die Überfrachtung mit säurebildenden Lebensmitteln wie Fleisch, Getreide und Milchprodukten wie Käse sowie Milch. Um einer Übersäuerung entgegenzuwirken, werden Mineralien zur Neutralisierung aus dem Knochenskelett herausgelöst. Daher rate ich von einer einseitigen Ernährung mit Milchprodukten eher ab, denn damit wird eher das Gegenteil erreicht. Demgegenüber steht ein Mangel an basenhaltigen Lebensmitteln wie Gemüse, Obst, Kräutern und kaltgepressten Pflanzenölen. Wenn Ihre Tagesbilanz stimmen soll, kombinieren Sie täglich ein Drittel säurebildende mit zwei Dritteln basenbildenden Lebensmitteln.

Grünes Gemüse ist ein guter Kalziumlieferant und wirkt zugleich basisch. Grünkohl (siehe »Kohl – eine supergesunde Vielfalt«, Seite 72) ist mit 424 mg pro Portion eine echte Kalziumbombe, aber auch Brokkoli, Mangold, Fenchel, Lauch und Spinat können gute Lieferanten sein. Weiterhin sind weiße Bohnen, Linsen, Sojabohnen, Kichererbsen, Haselnüsse und Mandeln zu nennen. Kräuter und Samen runden die Mahlzeit ab. Streuen Sie einfach mal etwas Sesam und Sonnenblumenkerne auf Ihren Salat. Als basisches Obst sind vor allem Brombeeren, Himbeeren und Johannisbeeren zu empfehlen.

Sie werden festgestellt haben, dass sich viele Empfehlungen überschneiden und wiederholen. Was gut gegen Wechseljahrbeschwerden ist, kann auch der Osteoporoseprävention dienen, wie praktisch! Einen Überblick über die Lebensmittel, die Ihnen guttun, finden Sie unter »Auf einen Blick: Ihr Leitfaden für die Ernährung« (Seite 80).

Über Mineralwasser können Sie sich ebenfalls mit Kalzium versorgen. Wenn ein Wasser mindestens 150 mg Kalzium pro Liter enthält, wird es als kalziumreich bezeichnet.

Kalziumräuber meiden

Viel Kalzium ist gut für die Knochen – aber damit es auch wirklich vom Körper gut aufgenommen und in die Knochen eingebaut werden kann, gibt es einiges zu beachten. Denn die Einlagerung von Kalzium in die Knochen kann durch natürliche pflanzliche Inhaltsstoffe gehemmt werden. Das sind vor allem Phosphate, Phytate, Oxalate und Kochsalz. Diese sogenannten Kalziumräuber sollten Sie vor allem dann meiden, wenn Sie kalziumreiche Lebensmittel essen, denn das wertvolle Kalzium würde dann nur zu einem geringen Teil dort ankommen, wo Sie es dringend brauchen.

Phosphate erschweren nicht nur die Kalziumaufnahme, sie können Kalzium sogar aus den Knochen verdrängen, denn Phosphat und Kalzium konkurrieren miteinander, sodass das richtige Verhältnis entscheidend ist. Phosphate kommen in relevanten Mengen vor allem in Lebensmitteln vor, die sowieso auf Ihrer Streichliste stehen: in Fertiggerichten, Fast Food, Chips und Schmelzkäse. Auch in Fleischextrakt und Hefe sind sie vorhanden, aber da die verzehrten Mengen vergleichsweise gering sind, ist der Einfluss durch diese Lebensmittel weniger groß. Cola und Limonaden sind ebenfalls recht phosphathaltig, aber auch diese lassen Sie ja sowieso lieber weg. Letztlich gehören auch Fleisch, besonders Schweinefleisch, sowie Wurst zu den Kalziumräubern. Noch ein Grund, Fleisch und Fleischprodukte während der Wechseljahre zu reduzieren.

Beim Oxalat sieht es schon etwas anders aus. Hier sind einige Lebensmittel dabei, die in vieler Hinsicht gut für Sie sind und die wir in diesem Buch an anderer Stelle auch empfehlen, beispielsweise Spinat, Rhabarber, Yamswurzel, Mangold, Amaranth und Weizenkleie. Das heißt nicht, dass Sie jetzt auf einmal auf diese Lebensmittel verzichten sollen, sondern nur, dass Sie sie eher nicht zusammen mit kalziumreichen Lebensmitteln wie Käse oder Quark essen sollten. Schädlich ist das aber auf keinen Fall. Zum Teil handelt es sich sogar um Lebensmittel, die selber viel Kalzium enthalten, wie z. B. grünes Gemüse. Was tun? Zum Beispiel gegart statt roh genießen, denn das Erhitzen reduziert einen Großteil des Oxalats. Und oxalathaltige Lebensmittel nicht zusammen mit kalziumhaltigen essen, sondern eine Pause von etwa zwei Stunden machen.

Phytate verhalten sich ähnlich. Es sind Stoffe, die vor allem in Getreide vorkommen, aber besonders durch das Fermentieren reduziert werden, wie es bei Sauerteigbrot der Fall ist. Nach alter Backtradition hergestellte Sauerteigbrote sind daher viel bekömmlicher als Hefebrote aus der Backfabrik. Rohe Getreideflocken enthalten recht viel Phytat, mit Ausnahme von Haferflocken.

Versorgung mit ausreichend Vitamin D

Vitamin D können Sie nur zu einem geringen Teil über Nahrungsmittel aufnehmen. Es wird vor allem unter Einwirkung des Sonnenlichts in der Haut gebildet. Früher wurde eine tägliche Vitamin-D-Dosis von 1000 IE (internationale Einheiten) empfohlen. Aber durch zahlreiche Studien wissen wir inzwischen, dass diese Dosierung vor allem im Winter viel zu niedrig ist. Hier empfehlen Experten mindestens 3000 IE.

Wenn Sie nun überlegen, dass 100 g Aal, 90 g Hering oder vier Eidotter gerade mal 1000 IE Vitamin D enthalten, Sie also die dreifache Mange davon essen müssten, kommen auch Sie zum Schluss, dass die ausreichende Zufuhr über Lebensmittel nicht möglich ist, sondern nur eine Ergänzung sein kann. Vegetarier und Veganer haben es hier ganz besonders schwer.

Als Faustregel gilt: Vor allem in den Monaten mit einem »r« im Namen, also von September bis April, sollten Sie dieses für den Knochen so wichtige Vitamin durch ein Nahrungsergänzungsmittel zuführen. In den Sommermonaten können Sie natürlich Vitamin D selbst tanken, indem Sie Ihr Gesicht und ihre unbedeckten Arme dem Sonnenlicht aussetzen. Das sollten Sie maximal fünf bis zehn Minuten zwei- bis dreimal pro Woche tun, dann aber ohne zusätzlichen Lichtschutzfaktor in Form einer Sonnencreme. Ab einem Lichtschutzfaktor von zehn kann die Haut kein Vitamin D mehr bilden, viele Hautpflegeprodukte enthalten allerdings schon einen Lichtschutzfaktor von 20.

Der UV-Index sollte an diesen Tagen mindestens drei Prozent betragen, bei einem wolkenverhangenen Himmel wird die Produktion erschwert. Viele Patientinnen sind ganz erstaunt, wenn ein niedriger Vitamin-D-Spiegel in Ihrem Blut festgestellt wird. »Ich bin doch so viel an der frischen Luft« reicht eben allein nicht aus. Der Vitamin-D-Mangel ist in unseren Breiten sehr häufig anzutreffen.

Vitamin D kann noch mehr

Vitamin D ist nicht nur für die Knochenstabilität wichtig, es stärkt auch das Immunsystem und beugt Diabetes und Herzerkrankungen

Kohl – eine supergesunde Vielfalt

Kohl ist eine supergesunde Bereicherung auf dem Teller, besonders jetzt. Indol-3-Carbinol (Seite 43) hemmt die Entstehung von krebsfördernde Östrogen-Abbauprodukten und wirkt entgiftend, Kalzium und Vitamin K ist gut für die Knochen und Ballaststoffe für die Verdauung. Um die wertvollen Inhaltsstoffe zu schonen, sollte man Kohl öfter roh genießen – doch nicht zu häufig, denn sonst wird die Jodaufnahme gehemmt. Die blähende Wirkung kann durch Einfrieren sowie durch Gewürze wie Kreuzkümmel, Kardamom, Kümmel, Ingwer oder Koriander gemildert werden.

Grünkohl

Superfood aus gutem Grund: Grünkohl hat den höchsten Kalziumgehalt aller Kohlsorten und einen ganz besonders hohen Gehalt an Indol-3-Carbinol. Bei uns gilt Grünkohl nach wie vor als ein typisches Wintergemüse, das nur wenige Wochen im Jahr erhältlich ist. In den USA gibt es ihn in vielen Sorten das ganze Jahr über. Doch auch hier kann man ihn vor allem auf Märkten manchmal auch außerhalb der Saison finden, vor allem in den Varianten Schwarzkohl und russischer roter Kohl. Er ist sehr vielseitig zu verwenden, in Smoothies, Salaten, gekocht und gebraten. Stundenlanges Kochen ist out, für einen Salat blanchiert oder dämpft man die Blätter zum Beispiel am besten nur kurz.

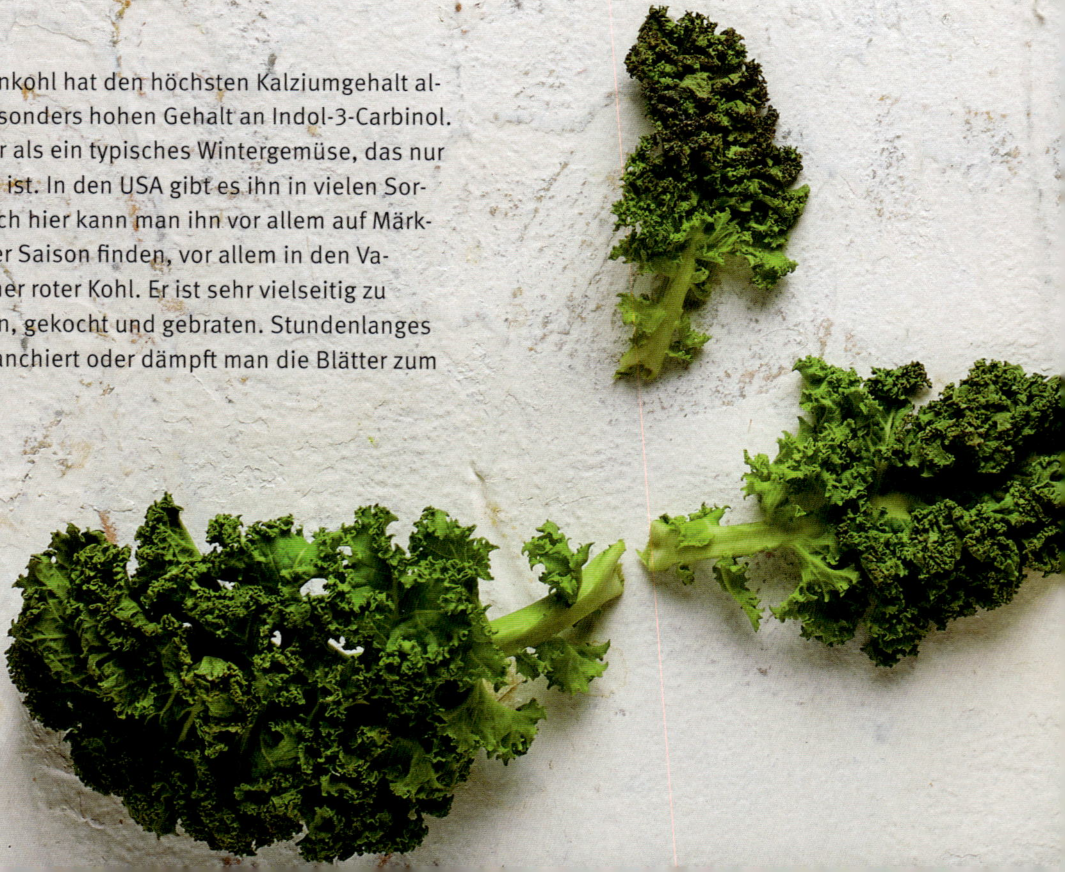

Rosenkohl

Auch Rosenkohl hat einen sehr hohen Indol-3-Carbinol-Gehalt, zudem regt er die Verdauung mit seinem hohen Gehalt an Bitterstoffen an. Meistens kocht man die ganzen Röschen, die man vorher am Strunk kreuzförmig einschneidet, damit sie gleichmäßig garen. Aber auch roh ist der zarte Kohl empfehlenswert, das schont auch den besonders hohen Vitamin-C-Gehalt. Dafür schneidet man ihn am besten im Scheiben. Wer sich die Zeit nimmt, die Blätter zu vereinzeln und dann zu braten, wird mit einem ganz besonderen Genuss belohnt.

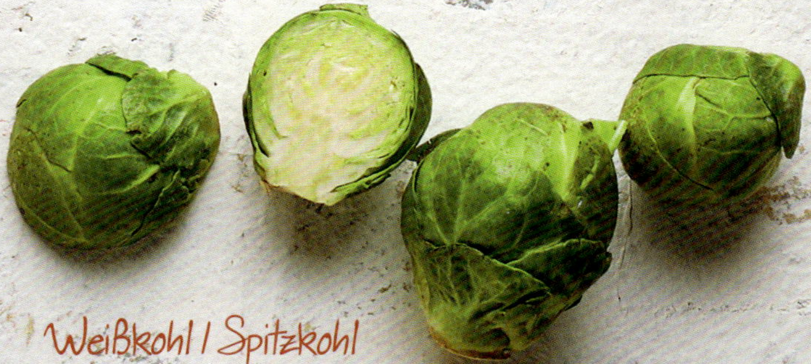

Weißkohl / Spitzkohl

Weißkohl kann zwar nicht mit denselben Superlativen auftrumpfen wie manche seiner Verwandten, hat aber alle Vorzüge zu bieten, die alle Kohlsorten haben. Und aus Weißkohl entsteht ein ganz besonderes Produkt, das die Verdauung positiv beeinflusst: Sauerkraut. Es enthält Milchsäurebakterien, die die Darmflora reguliert. Spitzkohl ist die mildere, zarte Variante des Weißkohls. Beide sind im Salat, im Eintopf, als gegartes Gemüse oder als gefüllte Wickel sehr vielseitig.

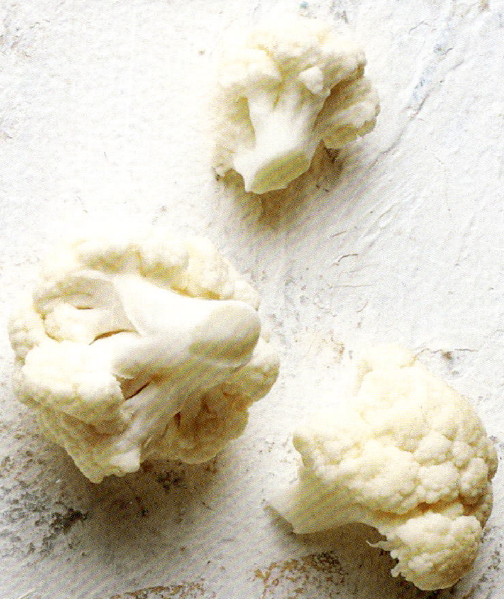

Blumenkohl

Auch er tut sich in Sachen Inhaltsstoffe zwar nicht so hervor wie andere Kohlsorten, gesund ist er aber allemal und er schmeckt. Weil er so mild ist, ist Blumenkohl ganz besonders beliebt. Er passt in Suppen, Salate, als Beilage oder gebraten. Die Low-Carb-Küche hat eine Besonderheit entdeckt, die Blumenkohl einen ganz neuen Glanz verleiht: Mit dem Mixer in reisgroße Stücke zerkleinert wird er als kohlenhydratarme Reisalternative verwendet.

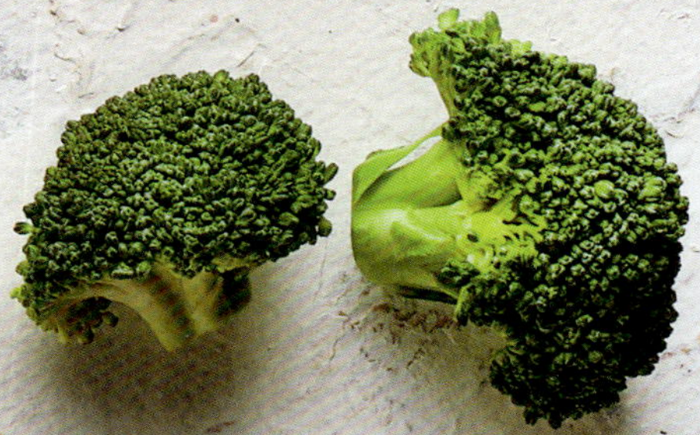

Brokkoli

Noch ein Superfood, das als besonders wirksam im Schutz vor Krebs gilt. Auch die enthaltenen Senföle sind krebshemmend. Noch dazu hat Brokkoli hohe Gehalte an Kalzium, Vitamin K, Vitamin C und Magnesium. Brokkoli sollte also zu einem Ihrer Grundnahrungsmittel werden – was seine Vielseitigkeit auch möglich macht: Man kann ihn dünsten, braten, im Smoothie, pürieren, im Pesto oder Aufstrich, in der Suppe oder auf der Pizza verwenden. Den Stiel sollte man übrigens nicht wegwerfen, er wird geschält, kleingeschnitten und mitgegart.

vor. Die zahlreichen Erkältungen in den Wintermonaten ersparen Sie sich durch die Einnahme von Vitamin D. Vitamin D ist auch für Frauen zur Brustkrebsprophylaxe wichtig. Ein niedriger Spiegel ist nach neuesten Studien mit einem erhöhten Mammakarzinom-Risiko und einer ungünstigen Prognose bei bereits diagnostiziertem Karzinom verbunden. Es ist sicher ratsam, vor der Einnahme Ihren persönlichen Vitamin-D-Spiegel durch eine Blutabnahme feststellen und sich dann durch einen kompetenten Arzt oder eine kompetente Ärztin beraten zu lassen.

Vitamin K

Vitamin K ist die kleine Schwester von Vitamin D. Dieses Vitamin ist einerseits wichtig bei der Blutgerinnung, aber auch eine entscheidende Stütze beim Aufbau des Knochens. Es entfaltet die gleichen positiven Wirkungen auf dessen Stabilität. Außerdem soll es Kalkablagerungen in den Gefäßen verhindern und schützt daher vor Arteriosklerose und Herzinfarkt. Grüne Gemüsesorten wie Brokkoli und Grünkohl enthalten nicht nur viel Kalzium, sondern auch Vitamin K. Auch Mangold, Rosenkohl und Hülsenfrüchte wie weiße Bohnen und Kichererbsen sind wieder dabei.

Vitamin K wird oft in Kombination mit Vitamin D eingenommen. Das ist aber nur zur Knochenstärkung und zur Vermeidung von Gefäßerkrankungen, also besonders für Frauen in und nach den Wechseljahren notwendig. Beachten Sie, dass beide Vitamine fettlöslich sind, also nur mit Fett aufgenommen werden können. Tabletten sollten Sie also zu einer fetthaltigen Mahlzeit oder ansonsten als Präparat in Öltropfen gelöst einnehmen.

Abhilfe bei Gelenkbeschwerden

Nicht selten werden Frauen in den Wechseljahren und nach der Menopause von Gelenkschmerzen geplagt. Mediziner sprechen von einer perimenopausalen Arthralgie. Meist wachen Sie morgens mit einer hartnäckigen Gelenksteifigkeit auf und müssen erstmal in die Gänge kommen. Oder Sie spüren die Beschwerden nach größeren Belastungen. Hier ist tatsächlich wieder der sinkende Hormonspiegel die Ursache. Östrogene fördern die Produktion von Hyaluronsäure, einem wichtigen »Schmierstoff« in den Gelenken. Außerdem regen Östrogene den Aufbau von Kollagen an, einem Baustein in Knorpel, Sehnen und Bändern. Ein Mangel hat zur Folge, dass der Gelenkknorpel an Elastizität einbüßt, härter und wenig belastbar wird. Das macht das Gelenk anfälliger für Entzündungen und Schäden. Östrogene fördern die Freisetzung körpereigener Endorphine, die Schmerzen unterdrücken, was Gebärenden ja besonders zugutekommt. Fehlen Östrogene, tut es dann schneller und stärker weh.

Zunächst ist es wichtig, die Ursachen der Beschwerden herauszufinden. Ist es Verschleiß (Arthrose) oder eine Entzündung (Arthritis)? Ist es eine Erhöhung von Harnsäure im Blut (Gicht) oder eine Schleimbeutelentzündung (Bursitis) usw.? Oder sind es eben »nur« die Hormone?

Spätestens wenn die Schmerzen dauerhaft bestehen, wenn das Gelenk anschwillt und die Haut sich rötet, sollten Sie sich ärztliche Hilfe suchen.

Wenn Gelenkschmerzen durch Hormonmangel entstehen, können Sie natürlich auf die Behandlung mit bioidentischen Hormonen zurückgreifen, um die Ursache zu beseitigen. Zusätzlich oder alternativ gibt es auch ein paar Hausmittel, die Ihre Beschwerden lindern können.

- Pfefferminzöl ist hier ein guter Helfer, es enthält viel Menthol und wirkt auf die Kälterezeptoren der Haut. Massieren Sie das Öl in den schmerzenden Bereich ein, es hat einen kühlenden und lindernden Effekt. Auch Eukalyptusöl kann hervorragend bei Muskel und Gelenkschmerzen helfen.

- Bei akuten Entzündungsschüben ist ein Quarkumschlag eine lindernde Maßnahme.
- Kurkuma ist eine ganz besondere Pflanze, wichtiger Bestandteil des Currypulvers und somit ein Gewürz. Das Curcumin der Wurzel wirkt aber auch entzündungshemmend, schmerzlindernd und antioxidativ. Kurkuma hat einen leicht bitteren Geschmack, sie können täglich 1 Teelöffel Kurkuma-Extrakt unter eine Mahlzeit mischen und wenn Sie das nicht mögen, probieren Sie doch einfach mal die köstliche »goldene Milch«.

Nahrungsergänzungsmittel können helfen

Es ist sicher sehr erstrebenswert, sich so ausgewogen zu ernähren, dass alle notwendigen Mineralien, Vitamine und Spurenelemente über die Nahrung aufgenommen werden. Auf keinen Fall sollten Sie ständige »Sünden« der Ernährung durch Mittel aus der Apotheke oder dem Internet ausgleichen. Wie Sie aber schon am Beispiel von Vitamin D (Seite 71) erkennen konnten, ist es nicht immer möglich, den Bedarf über Lebensmittel zu kompensieren. Außerdem erfordern manche Krankheitsbilder eine Behandlung mit Nährstoffen, man nennt dies orthomolekulare Medizin.

Auch wenn Sie sich zum Beispiel ohne Milchprodukte ernähren möchten, bleibt nur eine zusätzliche Substitution von Kalzium durch gute Nahrungsergänzungsmittel.

Auswahl mit Bedacht

Wenn Sie sich für die Einnahme von Nahrungsergänzungsmitteln entscheiden oder diese Ihnen empfohlen werden, sollten Sie nur auf geprüfte Produkte mit hochwertiger Qualität zurückgreifen. Um unnötige Belastungen und Unverträglichkeiten durch Zusatzstoffe wie Titanoxid etc. zu vermeiden, sollten diese Stoffe in Reinsubstanz und lediglich von Zellulosekapseln umhüllt sein. Am besten lassen Sie sich von Ärzten oder Heilpraktikern beraten, die eine Zusatzausbildung in orthomolekularer Medizin vorweisen können. Hier einige Informationen zu Substanzen, die fehlen können:

Mineralstoffe

Der Knochen benötigt für seine Knochenstruktur nicht nur Kalzium sondern auch Phosphor, Zink und Mangan. Lassen Sie ihr persönliches Mineralstoffprofil erstellen, damit Sie gezielt ersetzen können, was fehlt. Von Kombipräparaten, die von allem etwas und meist dann sehr wenig enthalten, ist eher abzuraten.

Eisen

Vegetarierinnen und Veganerinnen haben oft das Problem, nicht genug Eisen über die Nahrungsmittel zu sich zu nehmen. Auch hier bietet sich eine Substitution mit Nahrungsergänzungsstoffen an. Eisen wird für den Aufbau des roten Blutfarbstoffs Hämoglobin benötigt und damit für die Versorgung der Zellen mit Sauerstoff.

Vitamin B_{12}

Auch der Bedarf an Vitamin B_{12} kann nicht durch eine rein pflanzliche Ernährung gedeckt werden. Dieses Vitamin ist ein wichtiger Baustein bei der Zellteilung, der Blutbildung und für die Funktion des Nervensystems.

Noch mal: Omega-3-Fettsäuren

Für die Versorgung des Organismus mit Omega-3-Fettsäuren (Seite 55) wird auf den häufigen Verzehr von fettem Fisch wie Lachs, Makrele und Tunfisch hingewiesen. Inzwischen wissen wir aber, dass gerade fette Fische durch die Umweltverschmutzung die Hauptquelle für Schwermetalle in der Ernährung darstellen. Daher ist der Konsum zu reduzieren. Stattdessen bieten sich Omega-3-Fischöl-Kapseln aus geprüfter Produktion an.

Rezeptbeispiel mit Kurkuma

Goldene Milch

Für 1 Portion

15 Minuten

2–3 cm frische Kurkuma • 1 Stück Ingwer (Größe nach Geschmack) • 350 ml Soja-, Hafer- oder Reismilch • 1 EL flüssiger Honig • Zimt • frisch gemahlener schwarzer Pfeffer

● Kurkuma und Ingwer schälen und reiben. Zusammen mit 125 ml Wasser in einem kleinen Topf erhitzen. Unter gelegentlichem Rühren köcheln lassen, bis die Flüssigkeit zu einer Paste eingekocht ist.

● 1 EL der Paste in 350 ml Pflanzenmilch rühren. In einem kleinen Topf erhitzen, dabei immer wieder mit einem Schneebesen umrühren, damit es nicht klumpt. Dann Honig, Zimt und eine große Prise Pfeffer unterrühren. Noch weitere 2–3 Minuten köcheln lassen.

Tipp Wer gelbe Finger durch die frische Kurkuma scheut, kann auch 1 EL gemahlene Kurkuma verwenden. Es lohnt sich auch, gleich eine größere Menge der Paste einzukochen, denn sie hält sich einige Tage im Kühlschrank. Wer nach dem Kochen noch 1 EL Leinöl in die Milch gibt, tut auch noch etwas für die Versorgung mit guten Omega-3-Fettsäuren.

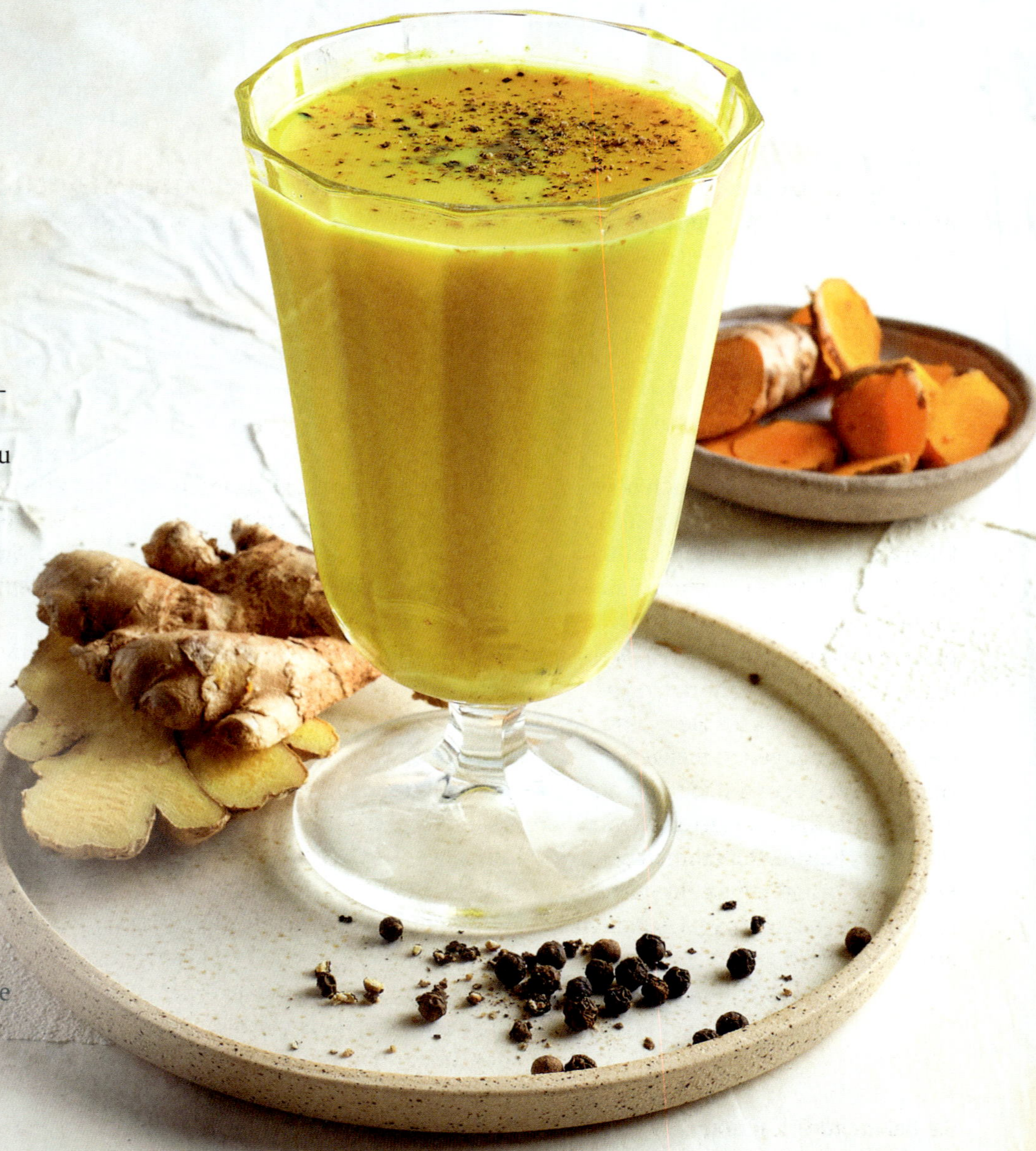

Schützen Sie Herz und Gefäße

Östrogene bewahren die Gefäße vor Ablagerungen und haben einen positiven Einfluss auf die Cholesterinwerte. Umso wichtiger ist es, in und nach den Wechseljahren die Gefäße zu schützen.

Mit dem Alter nimmt auch bei Frauen das Risiko für Herz- und Gefäßerkrankungen zu (siehe Kapitel »Das Auf und Ab der Hormone und seine Folgen«, Seite 12). Mit der passenden Ernährung und ein wenig Aufmerksamkeit für den eigenen Körper können Sie Herz- und Gefäßerkrankungen vorbeugen. Und auch Bewegung spielt hier eine große Rolle. Mit Sportarten wie Wandern, Joggen, Radfahren oder Schwimmen können Sie Ihre Ausdauer fördern und Ihrer Gesundheit etwas Gutes tun.

Herzgesunde Ernährung

Sie haben nun im Kapitel »Anders essen in den Wechseljahren« (Seite 33) viel über die Eigenschaften der Lebensmittel gelernt. Das Gute ist: Mit der richtigen Ernährung verhindern Sie nicht nur die Gewichtszunahme, sondern schützen auch Ihr Herz und Ihre Gefäße.

Fett sorgfältig auswählen

Ihre Gemüsemahlzeiten können Sie mit hochwertigen Ölen aufwerten, zum Beispiel, indem Sie ein aromatisches Öl über das Gericht träufeln. Achten Sie auch bei Salaten auf die Verwendung guter Öle. Olivenöl fängt aggressive freie Radikale ab, die die Verkalkungen fördern können, und ist ein wirkungsvoller Cholesterinsenker. Omega-3-Fettsäuren in Avocado, Walnüssen, Leinöl, Rapsöl und fetten Seefischen wirken antientzündlich und verbessern die Fließeigenschaften des Blutes. Sie senken ebenfalls den Blutfettspiegel (Triglyceride).

Meiden bzw. seltener essen sollten Sie tierische Fette, die aus Wurst, Käse und Fleisch stammen. Wählen Sie stattdessen pflanzliche Proteine in Hülsenfrüchten und Soja.

Viel buntes Gemüse und Obst essen

Die Polyphenole, Pflanzenfarbstoffe im Gemüse, sind starke Antioxidantien. Sie verhindern altersbedingte Veränderungen der Gefäße und halten sie elastisch. Sie wirken den aggressiven freien Radikalen, die die Zellen zerstören können, entgegen.

Als Ergänzung sei hier noch das antioxidative Lycopin in der Tomate hervorgehoben. Dieses Polyphenol verleiht der Frucht die rote Farbe und findet sich vor allem in ihrer Haut. Besonders gut verfügbar ist es im Tomatensaft und in der Tomatensuppe. Wenn Sie den Ernährungsvorschlägen und Rezepten in diesem Buch folgen, decken Sie Ihren Bedarf an Antioxidantien und Polyphenolen voll ab.

Grünen Tee trinken

Anstelle von Softgetränken sollten Sie regelmäßig grünen Tee trinken. Die im grünen Tee (Seite 44) enthaltenen Catechine wirken entgiftend und verbessern Ihre Cholesterinwerte.

Mineralstoffe im Auge behalten

Mineralstoffe wie Kalium und Magnesium sind für die Funktion des Herzens von enormer Bedeutung, denn sie leiten elektrische Impulse von Zelle zu Zelle weiter. Außerdem wirkt sich Magnesium positiv auf die Gefäße und den Blutdruck aus.

Gute Kaliumlieferanten sind Bananen, Spinat, Pilze, Trockenobst, Nüsse und Kräuter. Ihren Magnesiumbedarf decken Sie ebenfalls durch Bananen, Hülsenfrüchte, Himbeeren, Brokkoli, Trockenobst und Nüsse.

Lassen Sie bei einem Gesundheitscheck Ihren Mineralhaushalt im Blut überprüfen und nehmen Sie bei einem ausgeprägten Mangel notfalls Nahrungsergänzungsstoffe nach Rücksprache mit Ihrer Ärztin oder Ihrem Arzt.

Nahrungsergänzungsstoffe

Manchmal kann der Bedarf an bestimmten Vitaminen, Mineralien und Spurenelementen nicht ausreichend durch die Ernährung gedeckt werden. Das trifft besonders dann zu, wenn durch festgestellte Risikofaktoren, Funktionsstörungen oder Krankheiten einzelne Substanzen in höherer Dosierung notwendig werden.

Omega-3-Fettsäuren: Falls Sie keinen Fisch, kein Leinöl oder keine Avocados mögen, ist die Einnahme von Omega-3-Fettsäuren in Kapselform legitim, um einer Plaquebildung vorzubeugen und die Fließeigenschaften des Blutes zu erhalten bzw. zu verbessern.

Coenzym Q10: Dieses Antioxidans entfaltet eine besondere Wirkung an Herz und Gefäßen. Coenzym Q10 versorgt zudem die Mitochondrien, die Energiemotoren der Zellen, mit ausreichend Adenosintriphosphat, dem Brennstoff der Körperzellen. Es findet sich zwar auch in Lebensmitteln wie Nüssen, Hülsenfrüchten, Grünkohl, Brokkoli und Avocado. Aber ab der Lebensmitte reicht die durch die Nahrungsmittel aufgenommene Menge des Coenzym Q10 zum Zellschutz nicht mehr aus. Das Herz gehört zu den Organen, die besonders viel Energie benötigen, und bei Herzerkrankungen ist der Bedarf an Coenzym Q10 besonders hoch. Statine zur Cholesterinsenkung wirken sich negativ auf die Bildung von Coenzym Q10 aus. Hier kommt es bei Dauermedikation immer zu einem Mangel. Daher sollte Coenzym Q10 zusätzlich aufgenommen werden.

Vitamin D: Das Sonnenvitamin D spielt eine wichtige Rolle für die Herzgesundheit und kann vor allem in den Wintermonaten nicht gebildet werden. Eine großangelegte Studie aus Dänemark zeigte, dass ein zu niedriger Vitamin-D-Spiegel das Herzinfarktrisiko um 64 Prozent steigern kann.

Vitamin D sorgt dafür, dass der Herzmuskel ausreichend mit Kalzium versorgt wird. Es reguliert die Elastizität der Gefäßwände und verhindert damit Ablagerungen. Es hat einen Einfluss auf das Immunsystem und kann Entzündungen als Ursache für Herzerkrankungen und Arteriosklerose verhindern.

Roter Reis: Präparate mit rotem Reismehl haben durch die darin enthaltenen Monacholine einen lipid- und damit auch cholesterinsenkenden Effekt mit geringeren unangenehmen Nebenwirkungen, wie sie z. B. Statine verursachen können. Schon im alten China wurde dieser Stoff als Heilmittel eingesetzt. Die Wirkung ist mit der konventioneller Statine zur Cholesterinsenkung vergleichbar, es gibt jedoch noch keine ausreichenden Studien, die beweisen, dass auch eine Plaquebildung in Gefäßen durch rotes Reismehl verhindert werden kann. Lassen Sie sich auch hier durch einen in orthomolekularer Medizin erfahrenen Arzt oder eine Ärztin beraten und kaufen Sie solche Präparate nicht unkontrolliert im Internet, denn roter Reis aus China kann auch mit dem Schwermetall Arsen belastet sein.

Kurbeln Sie Ihren Kreislauf an

Neben der passenden Ernährung sind Bewegung und physikalisches Training fantastische Möglichkeiten, Wechseljahrsbeschwerden zu lindern und gleichzeitig etwas Gutes für das Herz-Kreislauf-System zu tun.

Angemessene körperliche Belastung

Wer sich viel bewegt, tut seinem Herzen und seinem Blutkreislauf viel Gutes. Eine angemessene körperliche Belastung weitet die Gefäße und verbessert die Durchblutung. Somit senkt sie den Blutdruck, die Herzleistung verbessert sich und der Puls sinkt. Außerdem aktiviert sie das Immunsystem, hilft beim Abnehmen und macht auch noch gute Laune. Warum also nicht gleich morgen anfangen und regelmäßige Trainingseinheiten in den Kalender eintragen?

Kneippen

Trainieren Sie ihre Gefäße mit regelmäßigen Kneipp-Anwendungen. Das Prinzip ist ganz einfach: Kaltes Wasser auf der Haut verengt die Gefäße, was die Durchblutung verbessert und das Nervensystem anregt. Warmes Wasser führt wieder zu einer Erweiterung der Gefäße. Man kann Arm- oder Fußbäder mit warmem und kaltem Wasser machen. Viel einfacher ist aber die tägliche Anwendung unter der Dusche. Nachdem Sie warm geduscht haben, drehen Sie das Wasser auf kalt und bewegen den Strahl der Handdusche vom rechten Fuß langsam Richtung Oberschenkel, dasselbe wiederholen Sie mit dem linken Bein, dann den rechten Arm von der Hand aufwärts und den linken Arm ebenfalls . Wenn Sie ganz mutig sind, duschen Sie nun den gesamten Körper kalt ab, das erfrischt richtig und macht munter für den Tag.

Achten Sie auf Ihren Körper

Auch bei noch so gesunder Lebensführung können schleichend Veränderungen im Körper auftreten, die Sie zunächst gar nicht bemerken, die Ihnen auf Dauer aber schaden.

Blutdruck checken

Prüfen Sie immer mal wieder Ihren Blutdruck. Viele Apotheken bieten kostenlose Tests an, bei erblicher Belastung schaffen Sie sich selbst ein Messgerät an. Permanenter Bluthochdruck ist nicht immer mit Symptomen verbunden und kann so unerkannt bleiben. Ein erhöhtes Herzinfarkt- und Schlaganfallrisiko sind die Folge.

Gesundheitscheck

Machen Sie einmal im Jahr bei Ihrem Arzt oder Ihrer Ärztin einen Gesundheitscheck. Lassen Sie bei Blutuntersuchungen auf jeden Fall Ihr LDL-Cholesterin prüfen. Auch ein Mineralstatus ist wichtig, denn Magnesium ist zum Beispiel ein Cofaktor bei vielen Stoffwechselprozessen und für den Blutdruck wichtig.

Lassen Sie einen Gefäßstatus machen, um zu prüfen, ob Ihre Blutgefäße frei von Ablagerungen, sogenannten Plaques, sind. So können bei Bedarf frühzeitig Gegenmaßnahmen eingeleitet werden.

Auf einen Blick: Ihr Leitfaden für die Ernährung

Sie wissen nun: Mit der richtigen Ernährung können Sie wechseljahresbedingten Beschwerden wie Gewichtszunahme, Hitzewallungen, Schweißausbrüchen oder Stimmungsschwankungen entgegenwirken. Hier ein Überblick über die wichtigsten Empfehlungen:

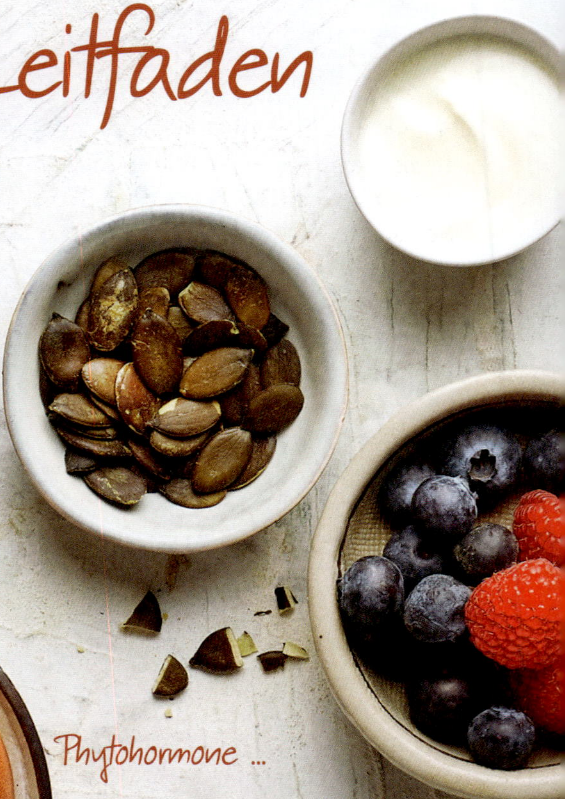

Ungesättigte Fettsäuren

... besonders Omega-3-Fettsäuren mit antientzündlichen Eigenschaften:

- fetter Seefisch wie Makrele, Hering, Lachs (evtl. Thunfisch)
- Algen
- Speiseöle, allem voran Leinöl (nur für die kalte Küche), Rapsöl, Olivenöl, Chiaöl
- Avocados
- Walnüsse
- Leinsamen

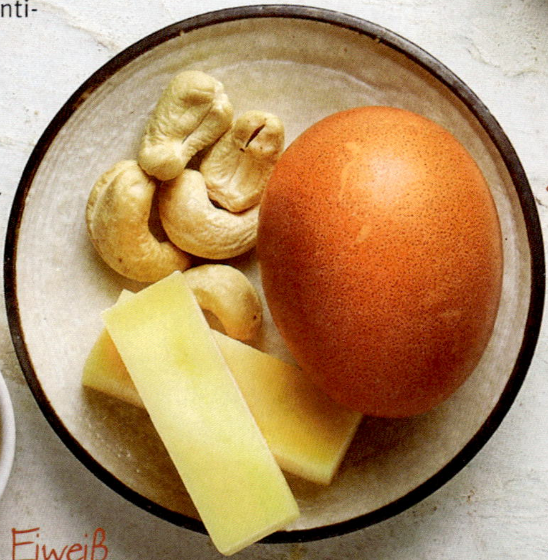

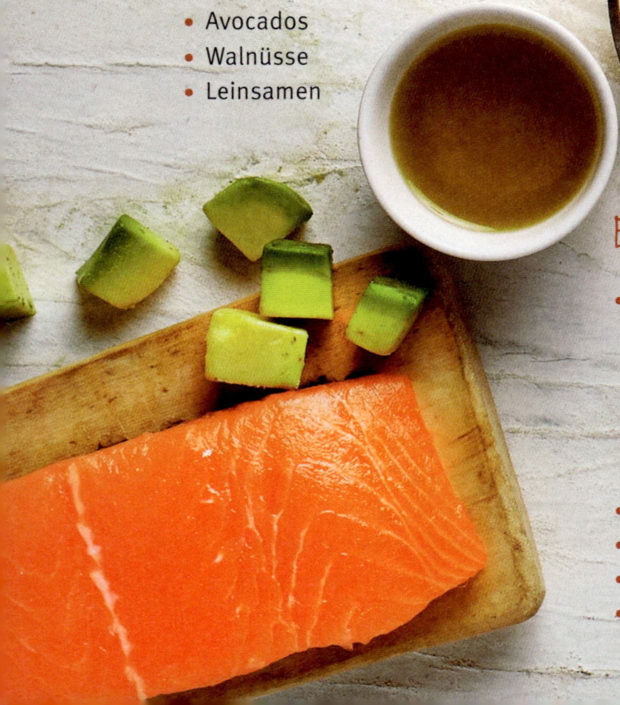

Eiweiß

- Hülsenfrüchte (Kidneybohnen, schwarze und weiße Bohnen sowie andere Bohnensorten, grüne Bohnen, rote Linsen und andere Linsensorten, gelbe und grüne Erbsen, Kichererbsen, Lupinenprodukte)
- Cashewkerne
- Naturjoghurt, Quark, Skyr
- Hartkäse
- Eier

Phytohormone ...

... können menschliche Hormone ersetzen:

- Sojabohnen, Sojaprodukte (Sojadrink, -joghurt, -mehl, -sauce, -schnetzel, -sprossen, Tofu, Tempeh, Miso)
- Leinsamen
- Kürbiskerne
- Sonnenblumenkerne
- Sesam
- Beeren
- Roggen (Vollkorn)
- Gerste (Vollkorn)
- Granatäpfel
- Sprossen von Hülsenfrüchten und Getreide
- Kohlgemüse, besonders Grünkohl, Brokkoli, Rosenkohl, aber auch Weißkohl/Spitzkohl, Blumenkohl, Mangold

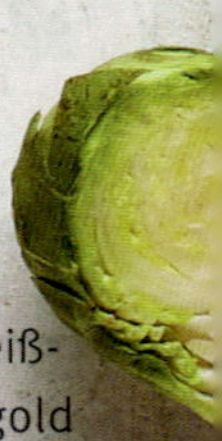

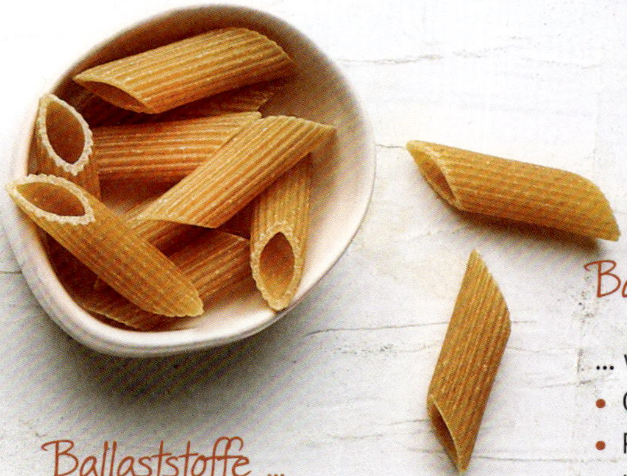

Bitterstoffe ...

... unterstützen die Fettverdauung:
- Bittersalate wie Rucola, Chicorée, Radicchio, Endivien
- Spinat
- grüner Tee
- Auberginen
- Grapefruit
- Rhabarber
- Artischocken
- Spargel
- Rosenkohl
- Fenchel
- Kurkuma
- Ingwer

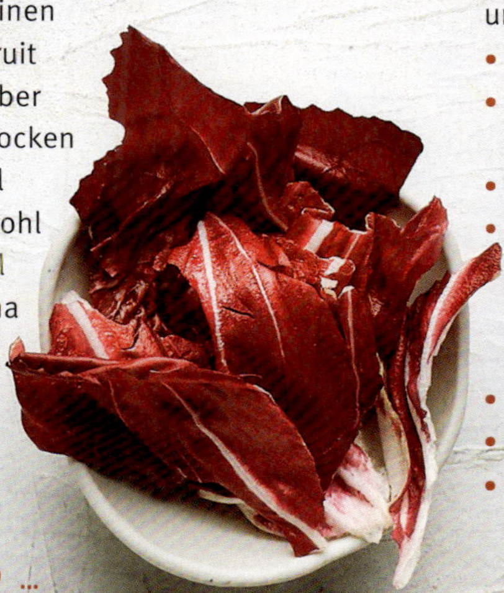

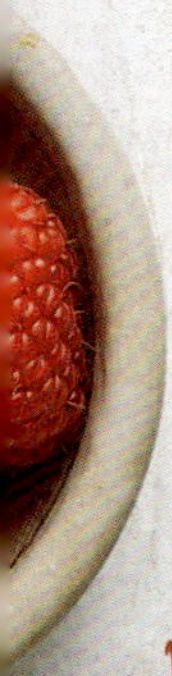

Kalzium ...

... stärkt die Knochen:
- Bittersalate wie Rucola, Chicorée, Radicchio, Endivien
- Spinat
- grüner Tee
- Auberginen
- Grapefruit
- Rhabarber
- Spargel
- Artischocken
- Rosenkohl
- Fenchel
- Ingwer
- Kurkuma

Ballaststoffe ...

... sorgen für eine gesunde Darmflora und halten die Verdauung auf Trab:
- Vollkorngetreide
- wenn Nudeln oder Reis, dann in der Vollkornvariante
- Hafer, Haferflocken, Haferkleie
- Gemüse, vor allem Kohlsorten (Grünkohl, Brokkoli, Lauch, Mangold, Blumenkohl, Weißkohl/Spitzkohl)
- Avocados
- Kartoffeln, Süßkartoffeln
- Hülsenfrüchte (Kidneybohnen, schwarze und weiße Bohnen sowie andere Bohnensorten, grüne Bohnen, rote Linsen und andere Linsensorten, gelbe und grüne Erbsen, Kichererbsen, Lupinenprodukte)
- Nüsse (Mandeln, Walnüsse, Haselnüsse, Cashewkerne) und Muse daraus
- Leinsamen
- Sonnenblumenkerne
- Sesam
- Obst, vor allem Äpfel, Birnen, Zitrusfrüchte, Beeren (sehr süße Sorten wie Bananen, Ananas und andere Exoten in Maßen)

Basische Lebensmittel ...

... wirken einer Entsäuerung entgegen:
- Gemüse, besonders grünes
- Pilze
- Kartoffeln
- Süßkartoffeln
- Obst, vor allem Beeren wie Brombeeren, Himbeeren, Johannisbeeren, Heidelbeeren
- Kräuter wie Petersilie, Dill, Oregano, Schnittlauch, Basilikum
- kaltgepresste Pflanzenöle (Leinöl, Rapsöl, Olivenöl, Chiaöl)

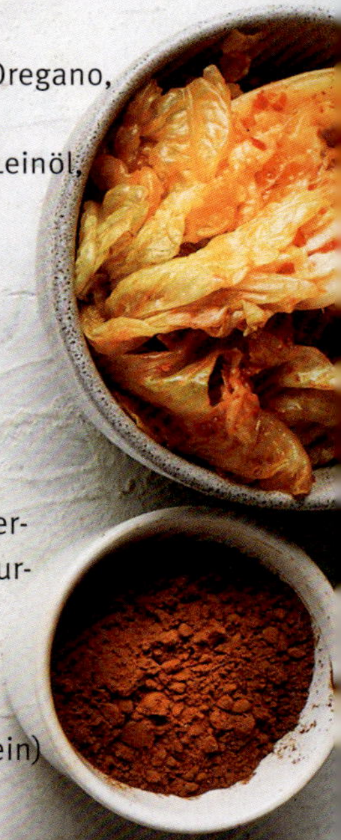

Was Ihnen sonst noch guttut:

- grüner Tee (Catechine)
- fermentiertes Gemüse (Sauerkraut, Kimchi, milchsaure Gurken)
- Kakao (in Maßen und wenig süß), Feigen, Datteln für die gute Laune (Serotoninbaustein)

Was Sie reduzieren sollten:

- Fleisch
- Milch
- Zucker
- Fertiggerichte
- Meeresfisch (trotz gesundheitlicher Vorteile nicht zu häufig wegen der Schwermetallbelastung)
- Rohkost am Abend
- Sonnenblumenöl, Distelöl (ungünstiges Fettsäurenverhältnis)

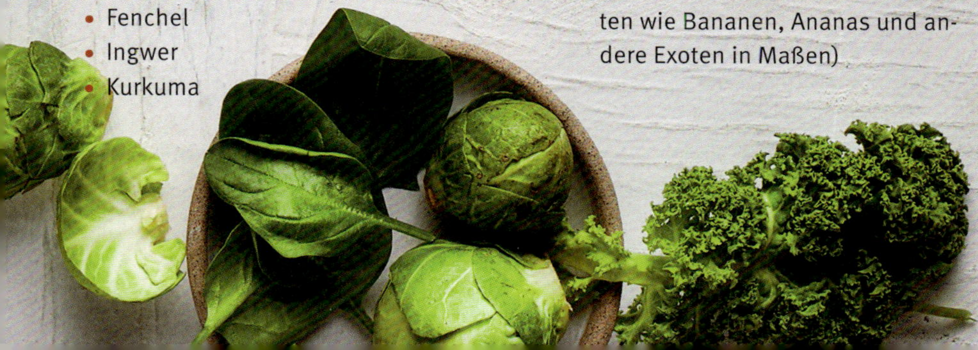

Überwinden Sie Stimmungstiefs und Schlafmangel

Vielleicht fühlen Sie sich ohnmächtig gegenüber Gefühlsschwankungen und Schlafmangel. Sie können etwas dagegen unternehmen: Botenstoffe beeinflussen unsere Gefühle und was wir tun, aber unser Tun kann auch die Botenstoffe beeinflussen.

Gefühlsschwankungen von Reizbarkeit bis Weinerlichkeit sind während einer Hormonumstellung nicht selten. Das erleben Jugendliche in der Pubertät genauso wie Frauen in den Wechseljahren. Auch der starke Hormonabfall der Östrogene nach der Geburt kann im sogenannten »Baby Blues« enden, einem Zustand, in dem jede Kleinigkeit der frischgebackenen Mutter die Tränen in die Augen treibt.

Glückshormon in der Ernährung

Serotonin (Seite 54) ist ein wichtiger Botenstoff, der dafür sorgt, dass Sie gute Laune haben und entspannt sind. Nicht umsonst wird Serotonin als Glückshormon bezeichnet. Umgekehrt führt ein Mangel zu Niedergeschlagenheit bis hin zur Depression oder Aggression. Serotonin wird im Körper täglich produziert und die wichtigsten Bausteine sind Vitamin B_6 sowie die Aminosäure Tryptophan. Ein Riegel Bitterschokolade oder ein heißer Kakao tun der Seele gut, da sie optimale Trypthophanlieferanten sind.

Bewegung hebt die Stimmung

Gut für Ihre Figur und gleichzeitig gut für Ihren Serotoninspiegel ist sportliches Ausdauertraining. Also bevor die Stimmung komplett kippt, ziehen Sie die Laufschuhe an und laufen oder walken Sie eine Runde. Tanzen Sie zu Ihrer Lieblingsmusik. Wenn Sie sich aufraffen und bewegen, fühlen Sie sich danach beschwingt. Ursache ist die Endorphinausschüttung während des Trainings. Sport wirkt wie ein Ventil beim Stressabbau, denn hohe Serotoninspiegel senken die Konzentration des Stresshormons Cortisol.

Eine weitere Quelle für Serotonin ist das Sonnenlicht. Licht steuert das Zusammenspiel von Serotonin und Melatonin, dem Schlafhormon, durch Stimulation bestimmter Gehirnareale über die Netzhaut. Gehen Sie nach draußen und tanken Sie gleichzeitig auch noch Vitamin D. Wer besonders in den Wintermonaten unter Niedergeschlagenheit leidet, sollte mit seiner Ärztin über eine spezielle Lichttherapie sprechen.

Bei ausgeprägten depressiven Stimmungen kann man natürlich die Aminosäure Tryptophan auch als Nahrungsergänzungsmittel einnehmen. Auch das sollten Sie mit einem Arzt besprechen, der Erfahrung mit der orthomolekularen Therapie hat. Hier bieten sich Kombinationspräparate aus Vitamin B_6 und 5-Hydroxytryptophan an, welches vom Darm besser aufgenommen wird.

Mit der richtigen Ernährung den Schlaf fördern

Gut schlafen klingt so einfach und kann so schwer sein. Vor allem in den Wechseljahren können Schlafstörungen durch den Hormonmangel zunehmen und die Erholung in der Nacht verhindern. Besonders das Gelbkörperhormon Progesteron ist für die Entspannung wichtig und schon mit 45 Jahren wird weniger davon produziert. Neben einer gezielten bioidentischen Hormonersatztherapie helfen einige schlaffördernde Maßnahmen.

Glückshormone: Tipps aus der Küche

In fettreichen Seefischen wie Wildlachs, Sardine, Makrele oder Tunfisch, aber auch im Kabeljau und in der Forelle ist reichlich Tryptophan enthalten. Fleisch bietet sich zwar ebenfalls als Tryptophanquelle an, jedoch wirkt sich eine zu eiweißreiche Ernährung negativ auf den Serotoninspiegel aus. Denn Fleisch und Milch enthalten viele andere Aminosäuren, die sich gegenseitig in der Aufnahme behindern und das Tryptophan auf dem Weg zum Gehirn blockieren, als Folge sinkt das Glückshormon. Eine weitere Serotoninbremse ist Kaffee. Reduzieren Sie also bei schlechter Laune den Kaffeekonsum.
Gute pflanzliche Tryptophanquellen sind Sojabohnen, Linsen, Sonnenblumen- und Kürbiskerne, Sesam, Hafer und auch Pilze.
Wer den schnellen Serotoninkick braucht, kann zu Lebensmitteln mit hohem Tryptophan- und niedrigem Eiweißgehalt greifen: Bananen, Feigen, Datteln, Cashewkerne und Kakao. Die sind allerdings leider Lebensmittel mit hoher Nährstoffdichte. Gönnen Sie sich ab und zu einen Riegel Bitterschokolade oder einen heißen Kakao.

Sanft genießen am Abend

Meiden Sie alle hitzefördernden Lebensmittel am Abend, dazu zählen Rohkost in Form von Salaten und Obst und kühle, kalte Speisen, die durch überhöhte Verdauungsleistung hitzefördernd wirken.

Genießen Sie am Abend eine leichte Mahlzeit, eine Gemüsesuppe oder Fisch mit Gemüse oder nur einen Tee, wenn Sie Intervallfasten praktizieren wollen.

Wenn Sie es vertragen, gönnen Sie sich maximal ein Achtel Wein, da viel Alkohol zwar das Einschlafen, aber nicht das Durchschlafen fördert.

Der für sein entspannendes Aroma bekannte Lavendeltee wirkt da nachhaltiger beruhigend. Zitronenmelisse, vor dem Zubettgehen getrunken, hilft, besser einzuschlafen, und Passionsblume verbessert die allgemeine Schlafqualität. Baldrianwurzel kann ebenfalls als Schlaftee konsumiert werden und soll den Spiegel eines bestimmten Neurotransmitters, der Gamma-Aminobuttersäure, kurz GABA, erhöhen. Dieser Neurotransmitter kann die Entspannung und Müdigkeit fördern. GABA ist das »natürliche Valium«, das der Körper produziert. Das Gelbkörperhormon Progesteron aktiviert übrigens auch die GABA-Rezeptoren.

Aktiv gegen Schlafmangel und Stress

Überdenken Sie Ihre Gewohnheiten. Lesen Sie im Bett noch schnell die E-Mails, die nach Feierabend reingekommen sind, um sich auf den nächsten Tag vorzubereiten? Schauen Sie noch einen spannenden Krimi?

Meiden Sie jede Aufregung am Abend. Krimis im Fernsehen können Sie bis in den Schlaf verfolgen. Das Gehirn speichert die oft brutalen Bilder und verarbeitet sie in der Nacht. Machen Sie es sich zur Gewohnheit, am Abend keine Mails oder SMS-Nachrichten mehr zu lesen. Smartphone, Tablet oder ein E-Reader hemmen durch das blaue Licht die Ausschüttung des Schlafhormons Melatonin, das die innere Uhr steuert. Kaufen Sie ein Handy mit Blaufilter. Wenn Sie im Bett noch lesen wollen, greifen Sie zu einem klassischen Buch oder kaufen Sie am besten einen E-Reader, bei dem Sie das Farbspektrum des Gerätedisplays für die Nachtfunktion ändern können. Falls Sie einen E-Reader ohne Nachtmodus besitzen, stellen Sie seine Lichtquelle einfach im Bett aus und lesen Sie mit einer Nachttischlampe.

Schalten Sie also Fernseher oder Computer aus und stellen Sie bei Ihrem Handy den Flugmodus ein. Eine gute Tat, um im wahrsten Sinne des Wortes abzuschalten.

Licht und Dunkelheit sind die wichtigsten Taktgeber unserer inneren Uhr und synchronisieren den Schlaf-wach-Rhythmus. Dunkelheit führt zur Ausschüttung des wichtigen Schlafhormons Melatonin aus der Zirbeldrüse. Sorgen Sie deshalb dafür, dass vor dem Zubettgehen das Schlafzimmer komplett dunkel ist. Am besten ist es dort auch still und kühl. Eine Raumtemperatur von ca. 18 Grad wird von den meisten Schlafexperten empfohlen. Schlafen Sie bei offenem Fenster, da die Raumluft sonst zu trocken ist, was nächtliche Hitzewallungen fördern kann. Pflanzen gehören nicht ins Schlafzimmer, denn sie verbrauchen Sauerstoff.

Abendrituale

Schlafrituale schaffen Ruhe und Entspannung. Sie schlafen besser, wenn Sie sich körperlich und seelisch auf den Schlaf einstellen. Rituale verhindern die Ausschüttung des Stresshormons Adrenalin und fördern die Ausschüttung von GABA und Melatonin. Wie ein Schlafritual aussehen kann, ist Ihren Vorlieben überlassen, wichtig ist nur, dass es Sie entspannt. Manche hören gern Musik, lesen ein Buch oder nehmen einen entspannenden Tee zu sich, um den Tag zu verabschieden. Fernsehen im Bett ist keine so gute Idee, auch das Einschlafen vor dem Fernseher kann das Durchschlafen verschlechtern. Viel besser ist ein beruhigendes Hörbuch, da flackert kein Licht und die Lautstärke ändert sich nicht. Entspannungstechniken oder eine Meditation sind weitere geeignete Methoden, sich auf den Schlaf einzustimmen.

Wichtig bei einem Abendritual ist die kontinuierliche und regelmäßige Durchführung, sodass der Körper sich darauf einstellt. Mit der Routine verbindet Ihr Organismus dann automatisch Entspannung und Erholung, sobald Sie damit beginnen. Das erfordert allerdings, wie so viele Dinge im Leben, Geduld und Ausdauer. Wenn Sie dann feststellen, dass das Ritual Sie mit einem guten erholsamen Schlaf belohnt, wird die Motivation zur Regelmäßigkeit erhalten bleiben.

Bei einem Abendritual nehmen Sie sich bewusst Zeit zum Entschleunigen, um sich so auf den Schlaf vorzubereiten. Beginnen Sie bestenfalls eine Stunde vor dem eigentlichen Einschlafen und immer zur gleichen Uhrzeit. So gewöhnen Sie sich an regelmäßige Schlafzeiten und machen nur bei besonderen Anlässen eine Ausnahme. Das ist besonders wichtig für Ihren Biorhythmus und die Ausschüttung des Schlafhormons Melatonin.

Es ist natürlich egal, welches der drei folgenden Rituale Sie wählen und ob und wie Sie es für sich anpassen. Das Ritual muss zu Ihnen passen und Ihnen gefallen. Damit steht einer erholsamen Nacht nichts mehr im Wege.

Tagesausklang

Bereiten Sie sich eine Tasse Tee, die einen beruhigenden Charakter hat, wie Salbei-, Lavendel- oder Melissentee. Setzen Sie sich damit aufs Sofa oder in einen kuscheligen Sessel und dunkeln Sie das Licht ab. Gern können Sie auch ein paar Kerzen anzünden und angenehme entspannende Musik hören. Während Sie in Ruhe den Tee genießen, denken Sie darüber nach, welche schönen Momente Sie an diesem Tag erleben durften. Das kann eine nette Geste, ein freundliches Gespräch oder auch ein freudiges Ereignis gewesen sein. Fragen Sie sich, was genau diesen Tag so wertvoll und was Sie zutiefst dankbar macht. Und wenn es Ärger oder Streit gab, fragen Sie sich, ob Sie darin einen Sinn erkennen können, oder ob Ihnen eine Lösung einfällt. Insgesamt betrachtet erscheint Ihnen der Tag gar nicht mehr so schlecht, wenn Sie sich auf die positiven Erlebnisse fokussieren.

Dankbarkeit

Sehr hilfreich und schön ist auch eine Dankbarkeitsübung, die Sie alleine oder jeweils abwechselnd mit Ihrem Partner durchführen können:

- Zählen Sie drei Begebenheiten auf, die Ihnen an diesem Tag besonders gut gefallen haben.
- Überlegen Sie drei Dinge, für die Sie heute (Ihrem Partner) dankbar sind.
- Nennen Sie drei Dinge, auf die Sie sich am nächsten Tag freuen.

Durch die Konzentration auf Positives wird Ihnen bewusst, dass an vielen Tagen das Gute überwiegt. In der Partnerschaft kann es Ihnen helfen, zu erkennen, wie wertvoll und wichtig der andere und die gemeinsame Beziehung sind. Das funktioniert natürlich nicht bei einer handfesten Ehekrise, aber Unstimmigkeiten im Alltag kann man so überwinden und dann mit einem guten Gefühl einschlafen.

Achtsamkeitsübung

- Setzen Sie sich bequem auf einen Stuhl, stellen Sie die Füße parallel, etwa hüftbreit auseinander, fest auf den Boden. Schließen Sie die Augen und atmen Sie mehrmals tief in den Bauch ein und langsam wieder aus.
- Verfolgen Sie den Atem von den Nasenflügeln bis in Ihre Lungen.
- Spüren Sie nach, wie sich mit jedem Atemzug Ihre Lungen aufblähen und wie Sie mit Sauerstoff versorgt werden. Zählen Sie nun die Atemzüge bis 20, um abzuschalten und sich zu konzentrieren. Als Alternative zum Zählen bietet sich an, bei jedem Ausatmen ein wohlklingendes Wort, ein Mantra, in Gedanken oder laut summend zu wiederholen. Ein mögliches sehr bekanntes Klangwort ist »OM«.
- Lassen Sie in Gedanken die anstrengenden Momente und stressigen Situationen des Tages in Gedanken vorüberziehen.
- Spüren Sie nach, welche körperlichen Veränderungen diese unangenehmen Momente und negativen Gefühle verursachen.
- Spüren Sie Verspannungen im Nacken, haben Sie ein mulmiges Gefühl im Magen oder einen Kloß im Hals? Stellen Sie sich nun vor, wie Sie die Verspannung, den Druck im Magen oder das Engegefühl im Hals aus dem Körper herausziehen, indem Sie Ihren Atem an diese Stellen leiten und das unangenehme Gefühl durch den Mund ausatmen.
- Wenn Ihnen das gelungen ist, stellen Sie sich vor, wie Sie mit jedem Atemzug neu gewonnene Wärme einatmen und durch Ihren Körper strömen lassen.
- Schließen Sie die Übung mit einem tiefen Atemzug ab, verharren Sie noch einen Moment in dieser Position und genießen Sie die Stille und das entspannte Gefühl, das Sie nun erfüllt.

Stressabbau durch Yoga

Permanenter Stress wirkt sich negativ auf die Gesundheit und die Gefäße aus. Der Zusammenhang ist ja schon seit langem bekannt. Neuerdings weiß man, dass Stress über eine Aktivierung von Entzündungsstoffen, also über das Immunsystem, die Gefäße angreift und zu schädlicher Plaquebildung bis hin zum Herzinfarkt führen kann.

Außerdem werden durch Stress der Blutdruck und der Puls erhöht. Das sind eigentlich völlig normale Reaktionen, die uns zu einem Angriff oder zur Flucht befähigen. Heutzutage sind aber nicht der Tiger, sondern der Ärger im Berufsalltag, der Autoverkehr, die unfreundliche Nachbarin oder Ärger in der Verwandtschaft der Auslöser. Und diese Faktoren kann man nicht einfach abschalten. Also bleiben Sie besser gelassen – aber das ist einfacher gesagt als getan. Körperliche Aktivität hilft auch hier, den Pegel der Stresshormone wieder zu senken. Aber auch Oasen wie Yoga, Meditation und Sauna helfen bei der Entspannung.

Dem sinkenden körpereigenen Hormonspiegel und den daraus entstehenden Beschwerden können Sie mit einigen praktischen Yoga-Übungen etwas entgegensetzen. Sie wünschen sich, in der Lebensmitte gesund, fit, gelassen und gut gelaunt zu bleiben? Tatsächlich bietet Ihnen das Hormon-Yoga diese Möglichkeit. Begründerin dieser Yoga-Richtung ist die Brasilianerin Dinah Rodrigues. Ihr Programm enthält Körperübungen, spezielle Atemtechniken sowie Entspannungsübungen. Der Körper baut dadurch überschüssige Stresshormone ab und steigert die Produktion des Botenstoffs GABA, des »körpereigenen Valiums«. Das steigert das Glücksgefühl und das Wohlbefinden. Die Dehnung und Kräftigung aller Muskeln führt zu einer Festigung des Gewebes und zu einer strafferen Figur. Alles in allem werden durch Hormon-Yoga die Selbstheilungskräfte des Körpers aktiviert.

Manche Frauen berichten mir in der Sprechstunde, dass Sie sich bereits nach wenigen Yogastunden besser fühlen. Im Allgemeinen dauert es aber einige Wochen, bis sich ein spürbarer Effekt zeigt. Idealerweise sollten Sie sich täglich mindestens 20 Minuten Zeit für Yogaübungen nehmen. Ein regelmäßiger Kurs kann helfen, dauerhaft motiviert zu bleiben. Je früher Sie mit Yoga beginnen, umso besser, dann gehören die Übungen zum Alltag wie Essen und Trinken. Aber natürlich lohnt es sich auch, erst mit dem Einsetzen der Beschwerden anzufangen, es ist nie zu spät! Nachfolgend habe ich Ihnen eine Auswahl von Übungen zusammengestellt, die Sie sich individuell je nach Symptomen aussuchen können. Diese und mehr Übungen finden Sie im Buch »Yoga für die Hormon-Balance«, das im TRIAS Verlag erschienen ist.

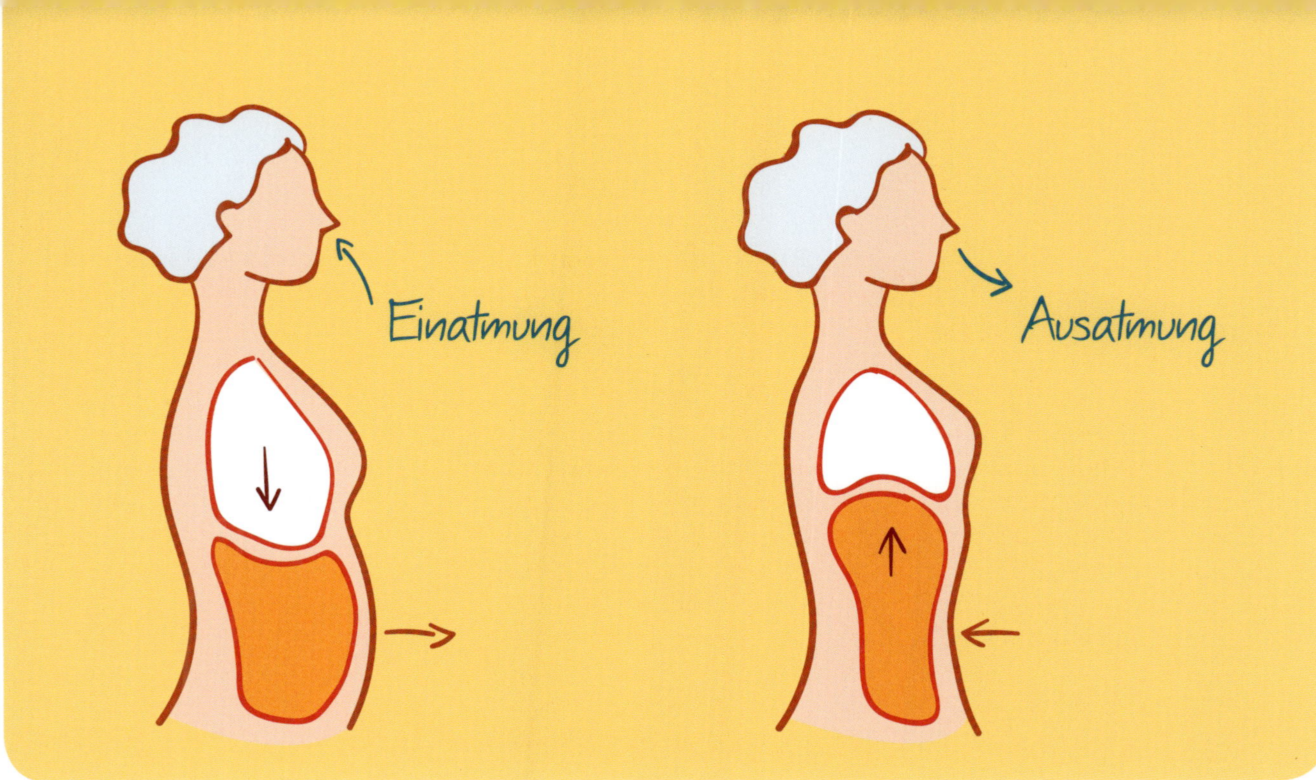

Aktivierende Bauchatmung – regt die Hormonbildung an

- Finden Sie eine stabile Sitzhaltung, entspannen Sie den ganzen Körper und schließen Sie die Augen.
- Richten Sie Ihre Aufmerksamkeit auf den Atem im Nabelbereich. Beobachten Sie, wie sich der Bauch mit der Einatmung leicht anhebt und mit der Ausatmung wieder zusammenzieht.
- Verstärken Sie diesen natürlichen Rhythmus: Atmen Sie gleichmäßig und fest durch die Nase in den Bauch ein, der Bauch hebt sich.
- Ziehen Sie mit der Ausatmung den Nabel kräftig ein.
- Sowohl die Einatmung wie die Ausatmung sind kraftvoll und rhythmisch wie das Ticken einer Uhr. Es hört sich an wie ein Blasebalg, wenn Sie eine Luftmatratze aufpumpen.

Achtung: Bitte führen Sie diese Übung nicht während der Menstruation (kann die Blutung verstärken), Bluthochdruck, Herzkrankheiten, Magengeschwüren, Schlaganfall oder ernsthaften Lungenerkrankungen durch.

Wirkung: Diese Übung wirkt wie eine sanfte Massage auf die inneren Organe und aktiviert die eigene Energie (Prana). Durch den schnelleren Luftaustausch in den Lungen wird auch der Austausch von Sauerstoff und Kohlendioxyd im Blut beschleunigt. Das regt den Stoffwechsel an, erzeugt Energie und entgiftet den Körper. In Kombination mit den Hormon-Yoga-Übungen werden die Eierstöcke massiert.

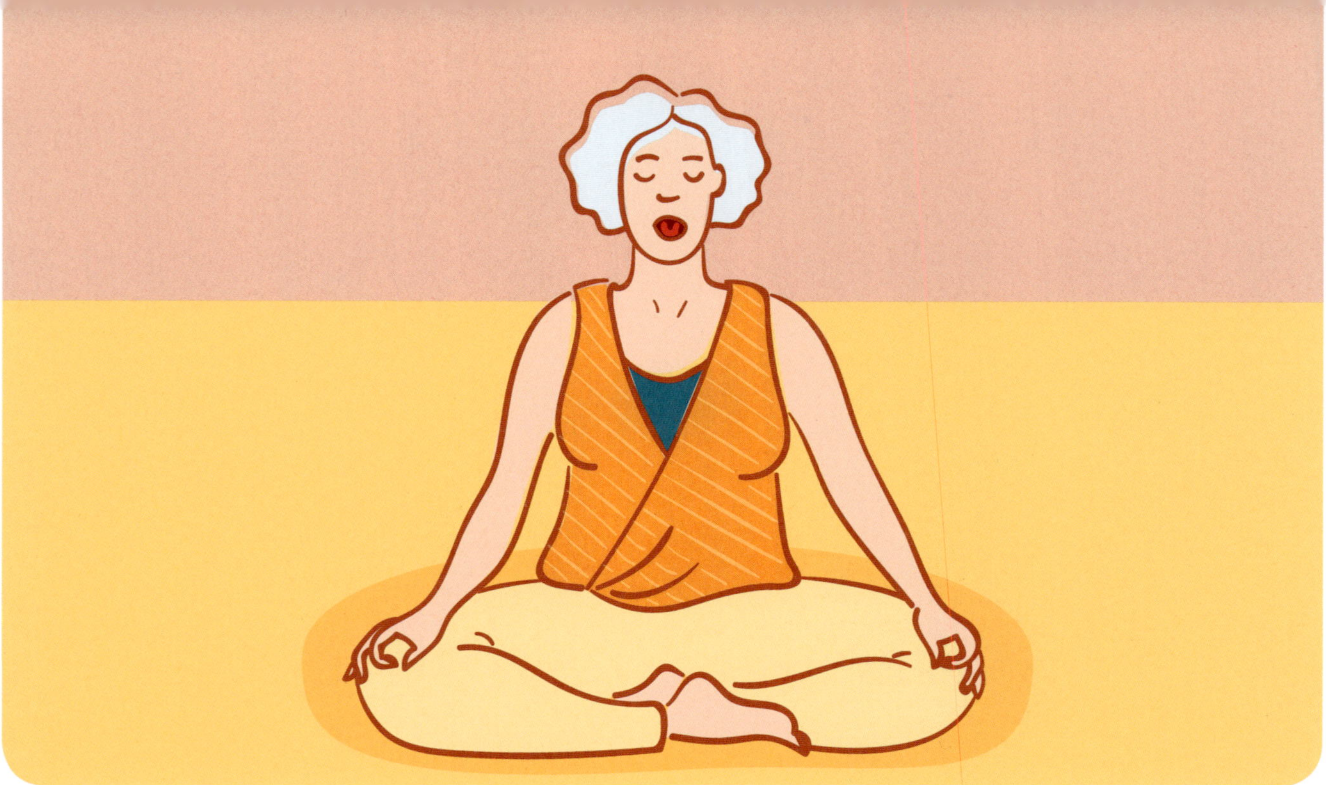

Kühlender Atem – hilft gegen Hitzewallungen

- Setzen Sie sich gerade und aufrecht in eine Meditationshaltung im Schneider- oder Fersensitz oder auf einen Stuhl, legen Sie die Hände entspannt auf den Oberschenkeln ab, schließen Sie die Augen.
- Atmen Sie ein paar Mal ruhig und tief durch die Nase ein und wieder aus.
- Rollen Sie die Zungenseiten nach oben (wie ein Rohr) und strecken Sie die Zunge ein wenig heraus. Atmen Sie langsam und kontrolliert durch das Zungenrohr ein, sodass sich der Brustkorb ausweitet und der Bauch leicht hebt.
- Schließen Sie den Mund und atmen Sie durch die Nase langsam wieder aus.
- 10–15-mal wiederholen. Bei starker Hitze nach ein paar Wochen auf bis zu 60 Wiederholungen erhöhen.

Achtung: Bitte nicht üben bei sehr niedrigem Blutdruck, Asthma, Bronchitis oder chronischer Verstopfung.

Wirkung: Diese Atemübung funktioniert so ähnlich wie das Hecheln bei einem Hund. Sie kühlt und entspannt Körper und Geist, beruhigt ein erhitztes Gemüt und die Energie kann wieder freier fließen. Diese Übung ist auch hilfreich bei Schlafstörungen.

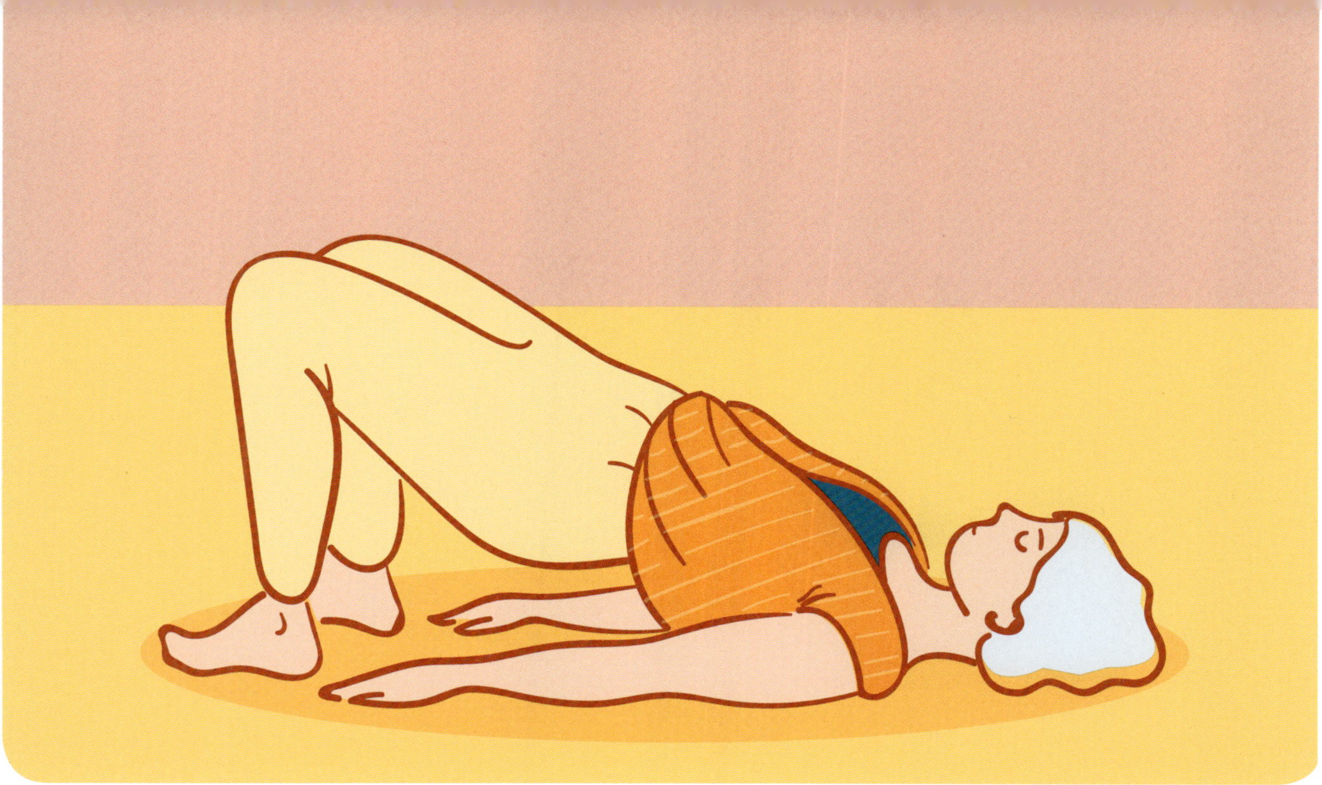

Beckenschaukel mit halber Schulterbrücke – bei Libidoverlust

- Legen Sie sich mit aufgestellten Füßen auf den Rücken. Die Arme abgelegt, Beine und Füße sind hüftbreit auseinander, die Fersen stehen unter den Knien.
- Mit der Einatmung kommen Sie mit dem unteren Rücken in ein kleines Hohlkreuz.
- Rollen Sie mit der Ausatmung den unteren Rücken und das Kreuzbein zum Boden und aktivieren Sie dabei Ihre Bauch- und Beckenbodenmuskulatur sanft. Zehn Wiederholungen.
- Kommen Sie dann einatmend wieder in ein sanftes Hohlkreuz.
- Ausatmend das Steißbein zu den Fersen hin verlängern und den Beckenboden nach innen wie einen Schirm aufspannen. Rollen Sie Ihr Becken Richtung Nabel hoch und heben Sie ganz langsam den Rücken Wirbel für Wirbel an.
- Das Becken ca. zehn Sekunden auf Kniehöhe halten. Atmen Sie dabei ruhig weiter.
- Rollen Sie sich ausatmend wieder Wirbel für Wirbel zum Boden ab, das Becken berührt den Boden zuletzt. Atmen Sie ein und wieder aus, entspannen Sie den Beckenboden vollständig.
- 5–10 Wiederholungen. Bei dieser Übung ist das gezielte Anspannen, Halten und Entspannen der Muskulatur wichtig.

Wirkung: Ein entspannter Unterleib und ein trainierter, gut durchbluteter Beckenboden machen das Lustempfinden intensiver.

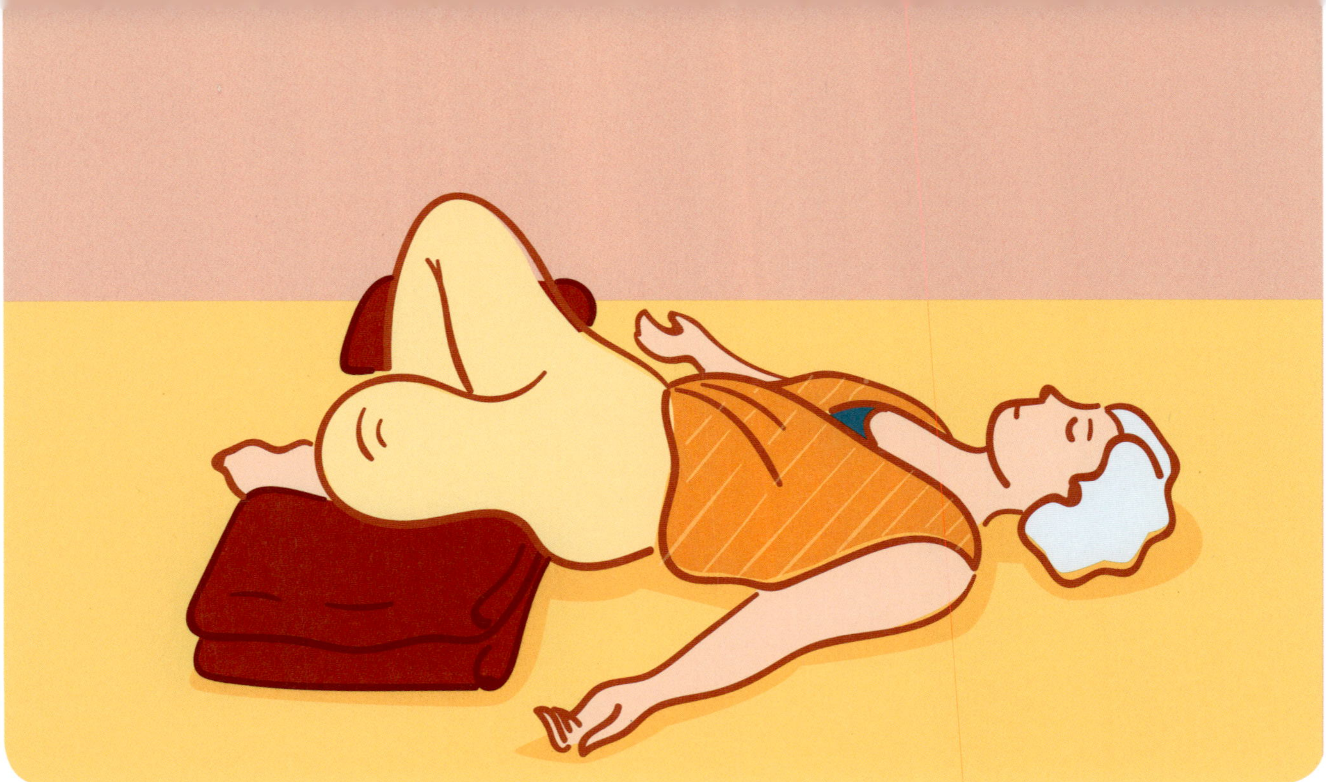

Liegender Schmetterling – bei Libidoverlust

- Legen Sie sich auf den Rücken, ziehen Sie die Fersen Richtung Gesäß heran und lassen Sie die Knie nach außen sinken. Legen Sie sich zwei Kissen oder Decken zur Unterstützung unter die Oberschenkel. Die Arme liegen entspannt neben dem Oberkörper, die Handinnenflächen sind empfangend nach oben gerichtet.
- Atmen Sie ein paar Mal tief durch die Nase ein und aus. Schließen Sie die Augen und richten Sie Ihre Aufmerksamkeit nach innen auf Ihren ruhigen, rhythmischen Atem. Entspannen Sie den ganzen Körper.
- Erlauben Sie Ihrer Einatmung, langsam immer tiefer in den Bauch zu fließen.
- Lenken Sie mit der Ausatmung Ihre Wahrnehmung in Ihr Becken und in Ihren Schoß, dabei atmen Sie sanft durch den Mund mit »Ha« aus.
- Wiederholen Sie diese Atmung 1–5 Minuten lang.
- Führen Sie danach 10–15-mal die aktivierende Bauchatmung (Seite 87) aus und lenken die gebündelte Energie in die Eierstöcke und den Unterleib.

Wirkung: Erhöht die sinnliche Wahrnehmung des Unterleibs, entspannt den Kiefer- und Beckenbereich und stärkt das Verlangen.

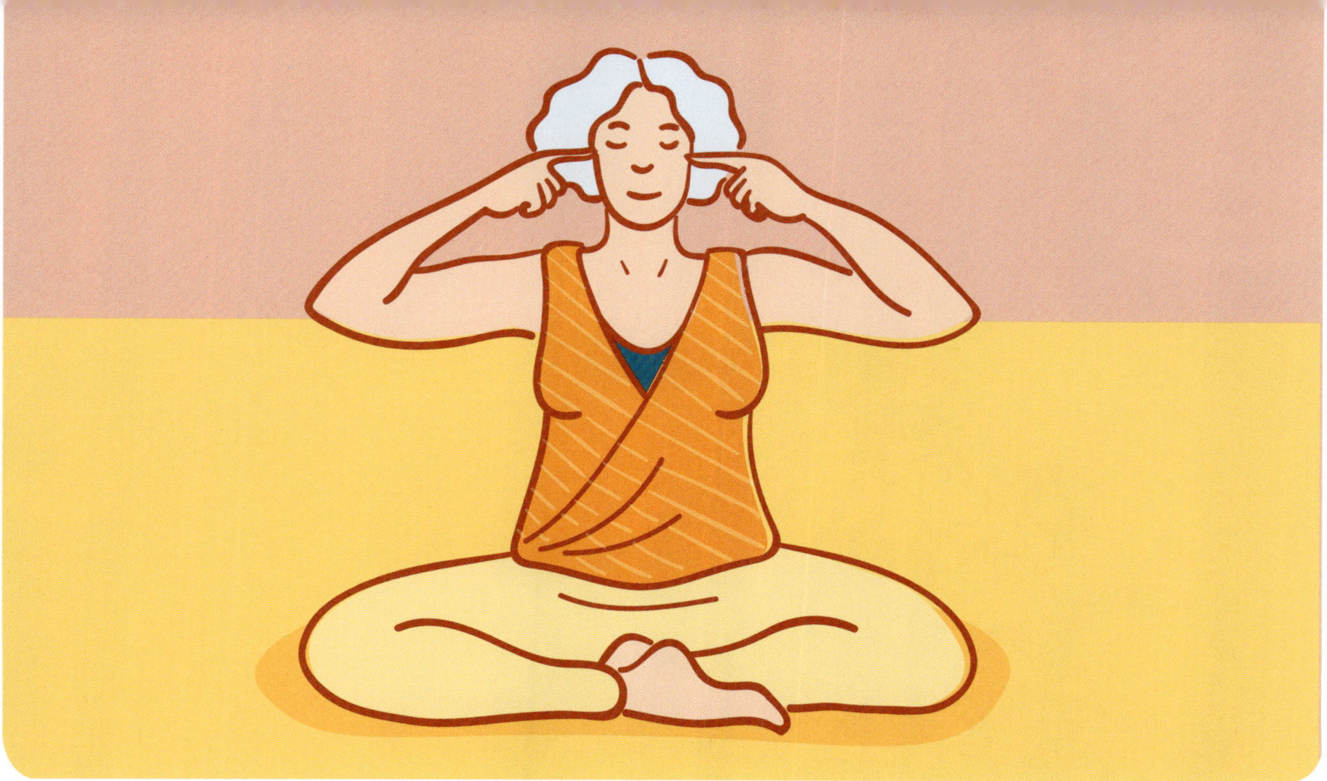

Bienensummen – bei Schlaflosigkeit

Sitzen Sie aufrecht und bequem im Schneider- oder Fersensitz, alternativ auf einem Stuhl, ohne sich anzulehnen. Beine dabei im rechten Winkel, Füße gut geerdet. Der Rücken ist gerade, die Schultern sind entspannt. Die Handinnenflächen ruhen auf den Knien. Daumen und Zeigefinger berühren sich.

- Schließen Sie die Augen und atmen Sie ein paar Mal tief ein und aus. Entspannen Sie Körper und Geist. Entfernen Sie die Zähne leicht voneinander, während die Lippen sich sanft berühren.
- Heben Sie die Arme auf Schulterhöhe und schließen Sie mit Zeige- oder Ringfingern die Ohren, ohne die Finger dabei in die Ohren zu stecken. Sie können sich auch in eine Hockstellung setzen, die Ellbogen auf den Knien ablegen und die Ohren mit den Handinnenflächen schließen.
- Lenken Sie nun Ihren Fokus auf das Stirnchakra. Atmen Sie tief ein und begleiten Sie die langsame Ausatmung mit einem Summton, der sich anhört wie eine Biene.
- Atmen Sie 10 Atemzüge im Bienensummen. Später können Sie die Übung auf 5–10 Minuten verlängern.

Achtung: Diese Übung darf nicht im Liegen ausgeführt werden.

Wirkung: Die Übung lenkt die Wahrnehmung nach innen, lindert geistige Anspannung und Stress, fördert einen gesunden, tiefen Schlaf und kann gegen Schlaflosigkeit helfen. Üben Sie 10–30 Minuten, bevor Sie schlafen gehen.

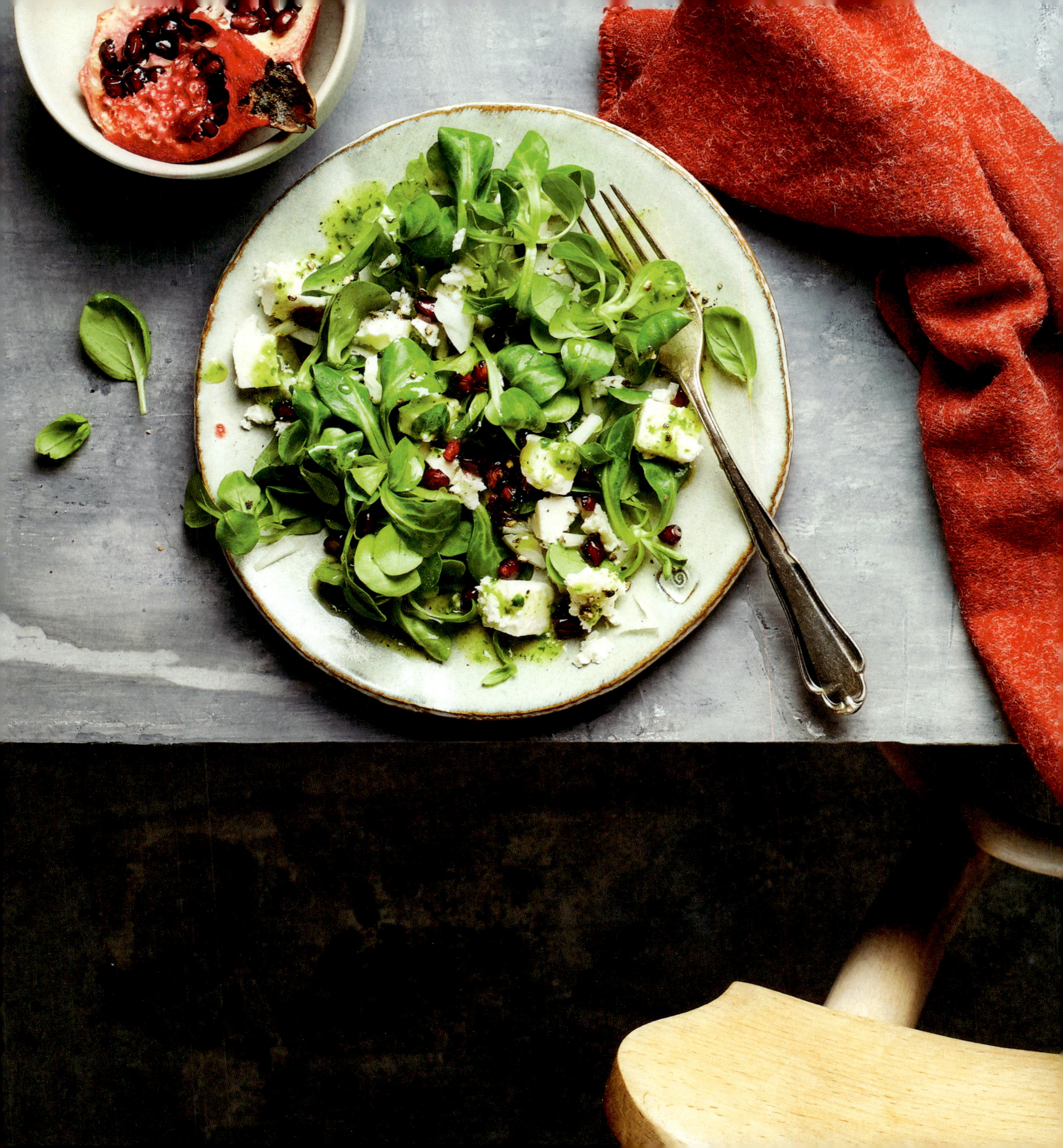

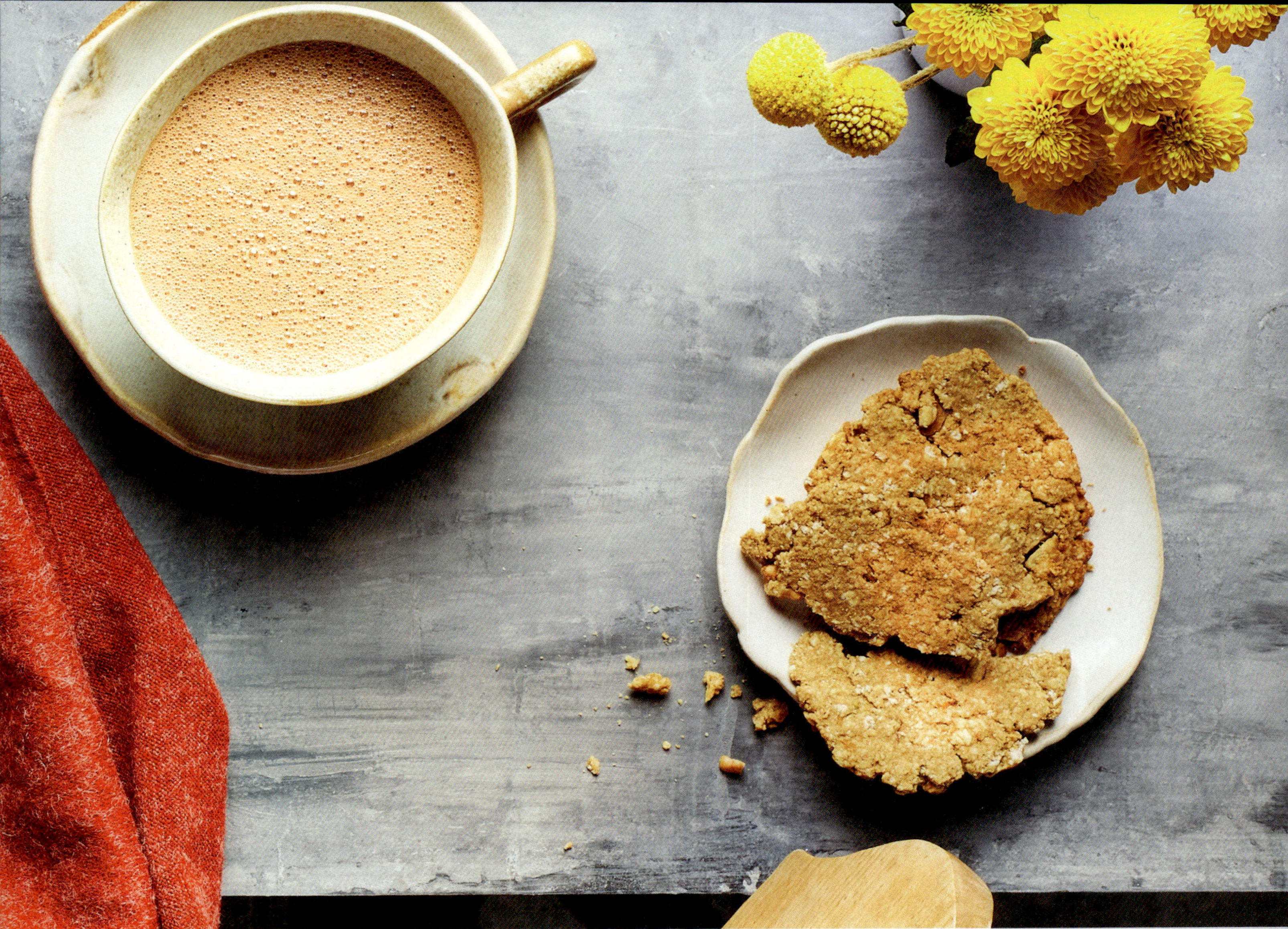

Leckere Rezepte

Vom Frühstück bis zum Abendessen, von Snack bis Dessert: Diese Rezepte sorgen gezielt dafür, dass Sie gut durch die »heiße Zeit« kommen, Ihr Gewicht nicht aus dem Ruder läuft und Sie sich wohl fühlen – mit Genuss.

GESUNDER START IN DEN TAG

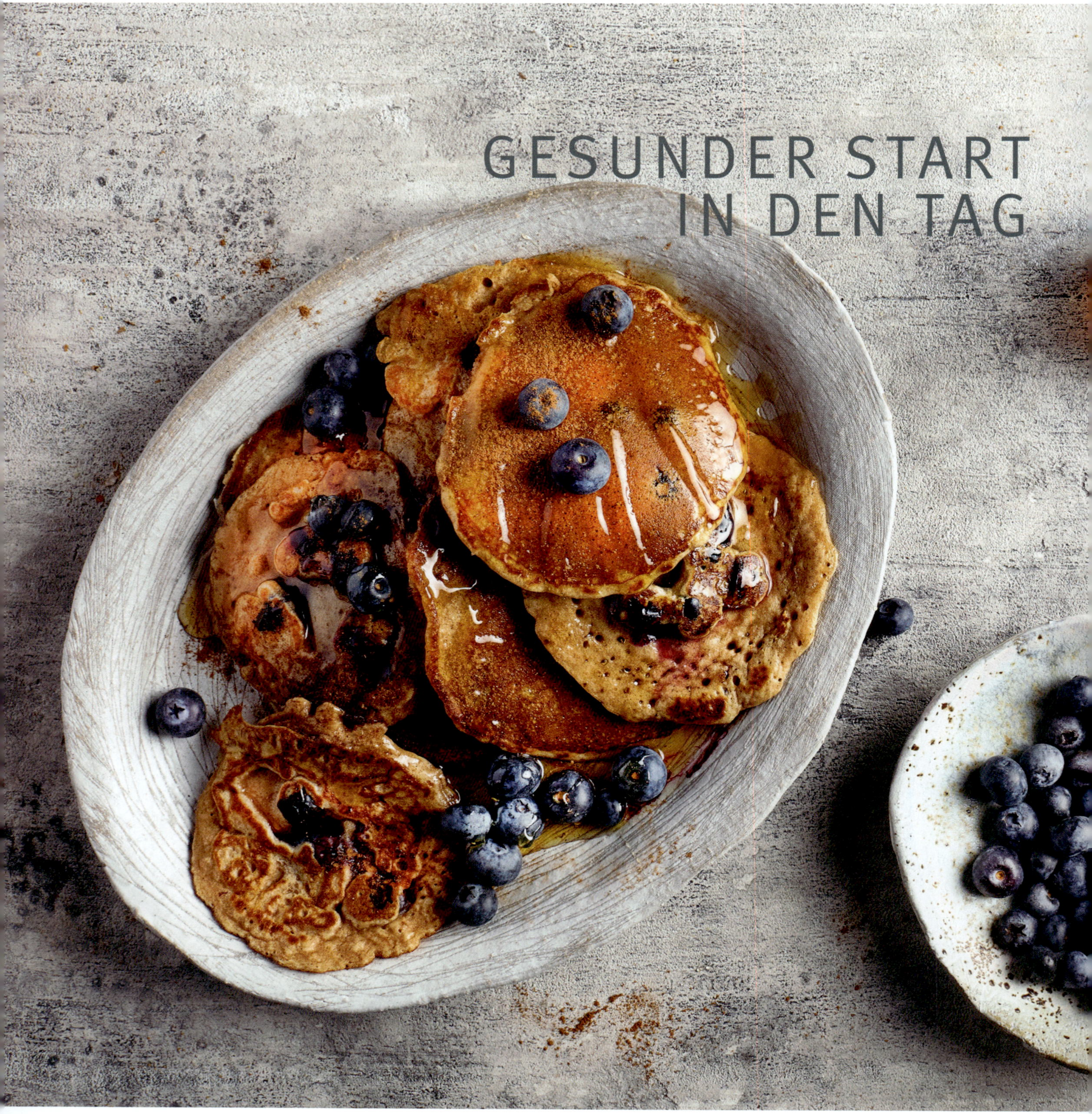

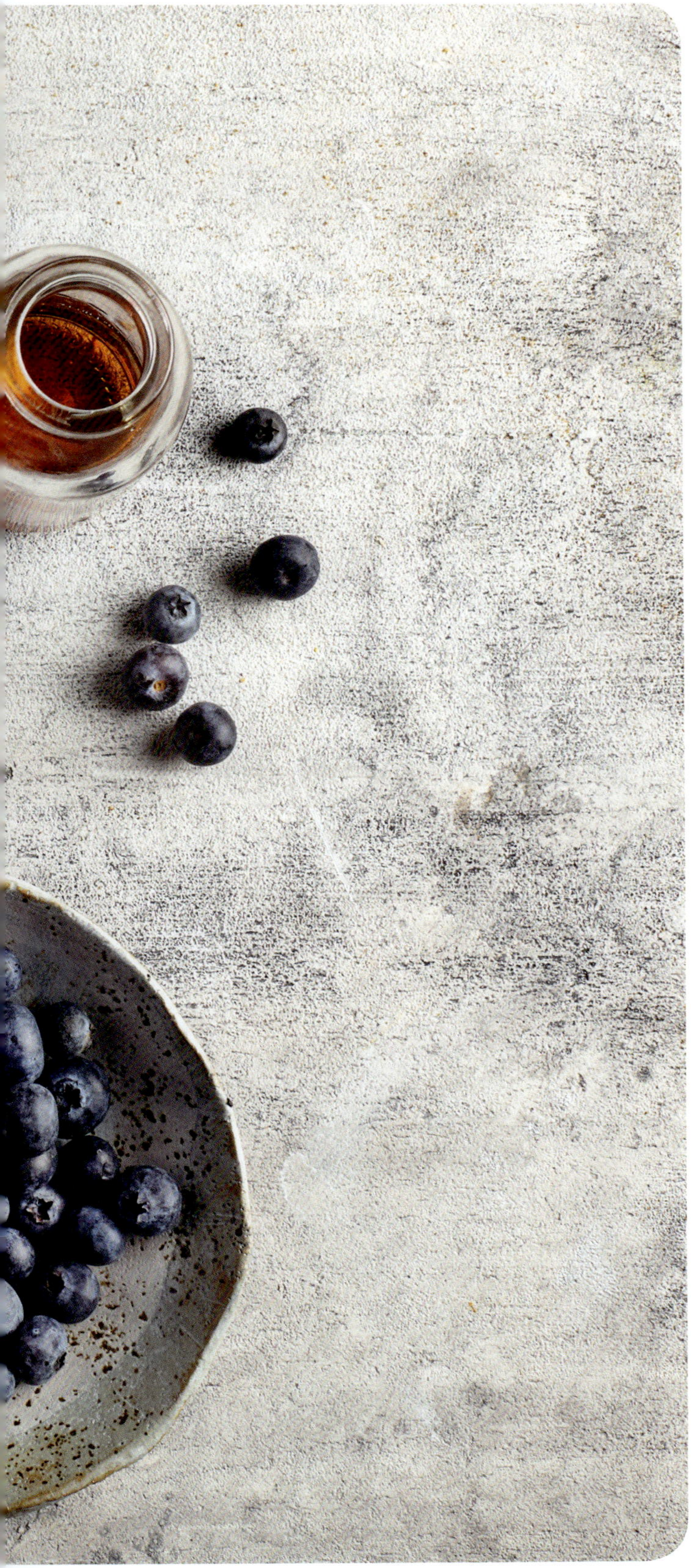

Pancakes mit Heidelbeeren

Für 2 Portionen
⏲ 15 Min. + 30 Min. Ruhezeit

75 g Vollkorn-Weizenmehl • 1 Ei • 125 ml Milch, Soja- oder Haferdrink • ½ TL Backpulver • ½ EL Kokosblütenzucker • 1 Msp. Zimt • 1 Msp. gemahlener Kardamom • Öl für die Pfanne • 100 g Heidelbeeren

- Mehl, Ei, Milch, Backpulver, Zucker und Gewürze zu einem glatten, dickflüssigen Teig verrühren und 30 Minuten quellen lassen.

- Eine beschichtete Pfanne erhitzen und mit Öl einpinseln. Ewas Teig einfüllen und auf einer Seite backen, bis der Teig an der Oberfläche trocken ist, dann vorsichtig wenden und auf der anderen Seite fertig backen. Nach und nach bei mittlerer Hitze 5–6 Pfannkuchen backen.

- Mit den Heidelbeeren servieren.

Tipp Einige kleinere Heidelbeeren in den Teig drücken und mitbacken. Mit ein wenig Ahornsirup servieren.

Himbeersmoothie

Für 2 Portionen
10 Min.

250 g Himbeeren • 1 EL flüssiger Honig • 1 EL Instant-Haferflocken oder Sojaflocken • 100 g griechischer Joghurt (10 % Fett) • 300 ml Sojadrink • Zimt nach Belieben

- Himbeeren verlesen, aber nicht waschen. Mit Honig, Hafer- oder Sojaflocken, Joghurt und Sojadrink in einem hohen Gefäß mit dem Pürierstab fein pürieren.

- Smoothie auf zwei Gläser verteilen, nach Belieben mit Zimt bestreuen und sofort servieren.

Variante Hier können Sie mit Beeren und anderem nicht zu süßem Obst nach Wahl experimentieren, entweder mit einer Sorte oder einer Kombination. Beispiele: Erdbeeren und Rhabarber, mit einem Hauch Vanille verfeinert, Birne und Heidelbeeren oder Pfirsich und Himbeeren.

Grünkohl-Birnen-Smoothie

Für 2 Portionen
10 Min.

80 g kernlose weiße Trauben • ½ große Orange • ¼ Birne • ½ Banane • 40 g Grünkohl • 130 g Eiswürfel

- Trauben waschen, Orange schälen und in Schnitze teilen, Birne waschen, vierteln und vom Kerngehäuse befreien, Banane schälen. Grünkohl waschen und trocken schütteln.

- 60 ml Wasser in den Mixer geben, dann die Zutaten in der angegebenen Reihenfolge und zuerst langsam, dann mit steigender Geschwindigkeit bis zur gewünschten Konsistenz mixen.

Nährstoff on top ½ EL gemahlene Kurkuma und 1 EL Leinöl untermixen.

Fruchtiger Quarksmoothie

Für 2–3 Portionen
10 Min.

1 Banane • 1 Apfel oder Birne • 1 Kiwi • 250 g Magerquark • 2–3 EL Leinöl • 3–4 EL Milch • frisch gepresster Saft von 1 Zitrone • frisch gepresster Saft von 1–2 Orangen • 100 g Himbeeren • 1 TL Zimt • ½ TL gemahlene Kurkuma • 1 Msp. Kardamom • 4 geh. EL geschroteter Leinsamen

- Banane schälen und in grobe Stücke brechen. Apfel oder Birne waschen, vierteln, Kerngehäuse entfernen und das Fruchtfleisch in grobe Stücke schneiden. Kiwi schälen und in grobe Stücke schneiden.

- Quark, Leinöl und Milch mit dem Handrührgerät zu einer Creme verrühren. Mit allen anderen Zutaten in den Mixer geben und zu einem Smoothie mixen.

Nährstoff on top Ersetzen Sie den Orangensaft durch den Saft von 1 Grapefruit – dieser enthält wertvolle Bitterstoffe.

Variante Verwenden Sie Weintrauben statt der Himbeeren.

Tipp Der Smoothie hält sich 1–2 Tage im Kühlschrank.

Overnight-Müsli

Für 2 Portionen
10 Min. + Quellzeit über Nacht

200 g Joghurt oder Sojajoghurt • 100 g Magerquark • 3 EL Sojaflocken • 2 EL Mandelblättchen • Mark von ½ Vanilleschote • 2 TL Xylit

- Obst nach Wahl, z. B. 2 Aprikosen, 2 Kiwis, 2 Handvoll Himbeeren, Erdbeeren, Brombeeren oder Heidelbeeren

- Kokosflocken und Mandelblättchen zum Garnieren

- Joghurt mit dem Quark, den Sojaflocken, den Mandelblättchen, dem Vanillemark und dem Xylit glattrühren. In zwei Schälchen füllen und über Nacht im Kühlschrank quellen lassen.

- Am nächsten Morgen das Obst waschen, putzen und kleinschneiden. Das Müsli mit den Kokosflocken und den Mandelblättchen garnieren.

Nährstoff on top Mit weiteren Nüssen wie gehackten Walnüssen oder Paranüssen steuern Sie noch mehr Omega-3-Fettsäuren bei.

Heidelbeerquark mit Nüssen

Für 2 Portionen
15 Min.

250 g Quark (20 % Fett) • 70 g Joghurt • 2 EL Leinöl • 1 EL flüssiger Honig • 1 Spritzer Zitronensaft • 1 EL gemahlene Haselnüsse oder Mandeln • 1 EL grob gehackte Walnusskerne • 1 EL Kürbiskerne • 50 g Heidelbeeren • 1 EL Kokosblütenzucker

- Quark, Joghurt, Leinöl und Honig in einer Schüssel cremig rühren. Mit Zitronensaft abschmecken.

- Gemahlene Nüsse bzw. Mandeln, Walnüsse und Kürbiskerne in einer beschichteten Pfanne ohne Öl goldbraun rösten, bis sie zu duften beginnen.

- Heidelbeeren in einem Sieb waschen. In einer Schüssel mit dem Kokosblütenzucker mischen und auf der Quarkmischung verteilen. Nüsse und Samen darauf verteilen.

Nährstoff on top Wer sich noch mehr Gutes tun möchte, streut einige Granatapfelkerne über den Quark.

Frühstückspudding

Für 2 Portionen
10 Min.

4 EL geschroteter Leinsamen • 2 EL Haferflocken • 2 Bananen • 200 g Magerquark • 2 EL frisch gepresster Zitronensaft • 2–4 EL Leinöl • Granatapfelkerne und gehackte Haselnüsse zum Garnieren

- Leinsamenschrot und Haferflocken mit dem Pürierstab pürieren. Bananen schälen und grob zerkleinern. Zusammen mit Quark, Zitronensaft und Leinöl zugeben und mixen.

- Mit Granatapfelkernen und Nüssen garnieren.

Shakshuka mit Roter Bete

Für 2 Portionen
20 Min.

400 ml passierte Tomaten (Dose) • Salz • frisch gemahlener schwarzer Pfeffer • gemahlener Kreuzkümmel • 1 große Rote Bete • 80 g rote Linsen • 2 Eier • 60 g Feta • 30 g Pinienkerne

- Passierte Tomaten in eine Pfanne geben und mit 100 ml Wasser aufkochen, salzen, pfeffern und mit Kreuzkümmel würzen. Rote Bete schälen und grob raspeln. Zusammen mit den Linsen in die kochende Tomatensauce geben, Deckel auflegen und ca. 8 Minuten köcheln lassen.

- Zwei kleine Mulden in die Sauce drücken und die Eier darin aufschlagen. Feta um die Eier herumbröseln. Deckel wieder schließen die Eier bei schwacher Hitze etwa 5 Minuten stocken lassen, bis das Eiweiß fest ist.

- In der Zwischenzeit Pinienkerne in einer weiteren Pfanne ohne Fett rösten, bis sie zu duften beginnen. Über das fertige Shakshuka streuen.

Tipp Dazu Vollkorn-Baguette in die Sauce tunken.

Ciabatta mit Avocado-Hollandaise

Für 2 Personen
15 Min.

4 Eier • 1 Avocado • 2 ½ TL frisch gepresster Zitronensaft • 2 EL natives Olivenöl extra • Salz • frisch gemahlener schwarzer Pfeffer • 1 Fleischtomate • 2 kleine Vollkorn-Ciabattabrötchen • 4 Schnittlauchstängel

- Eier in kochendem Wasser in ca. 8 Minuten hart kochen, dann abkühlen lassen.

- Avocado halbieren, den Stein entfernen, Fruchtfleisch aus der Schale lösen und eine Hälfte mit Zitronensaft und 40 ml heißem Wasser mixen. Ölivenöl langsam einlaufen lassen. Mit Salz und Pfeffer abschmecken.

- Tomate waschen und in Scheiben schneiden. Die zweite Avocadohälfte in Scheiben schneiden. Eier pellen und in Scheiben schneiden. Ciabatta halbieren und toasten. Schnittlauch in Röllchen schneiden.

- Ciabatta mit Tomatenscheiben, dann mit Avocado und Ei belegen. Mit der Hollandaise bestreichen, mit Schnittlauch bestreuen, salzen und pfeffern.

Eierbrot mit Kresse

Für 2 Portionen
15 Min.

2 Eier • ½ Kästchen Kresse • 4 Scheiben Vollkornbrot • Butter • 1 EL Senf (süßer oder grober Senf ja nach Geschmack) • frisch gemahlener schwarzer Pfeffer • Salz

- Eier in kochendem Wasser in 8 Minuten hart kochen, dann abkühlen lassen, pellen und in Scheiben schneiden. Die Kresse abschneiden.

- Brote buttern und Eier darauf verteilen. Mit dem Senf bestreichen. Salzen und pfeffern. Mit der Kresse bestreuen.

» Eierbrot mit Kresse

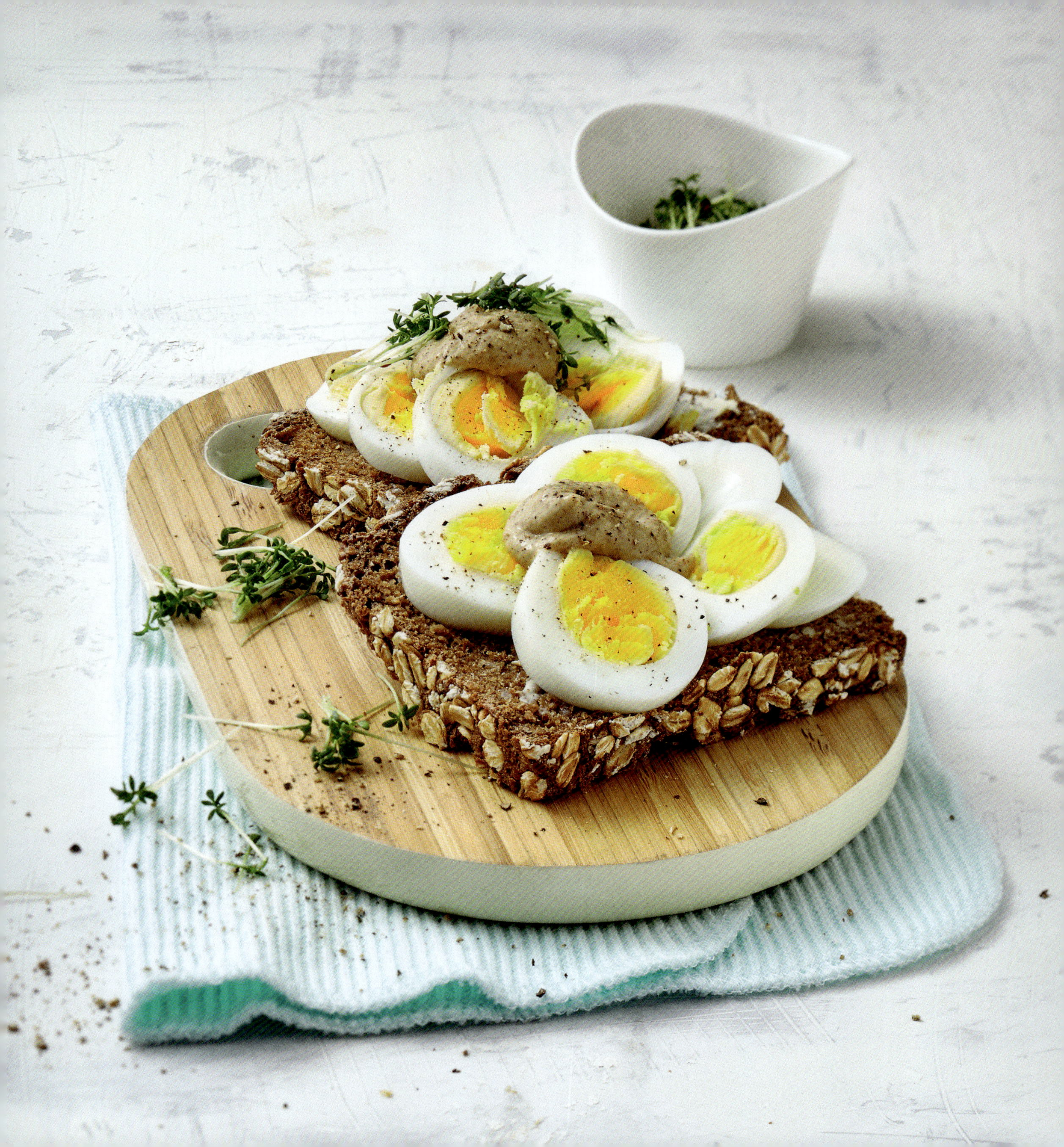

Granola

Für 8 Portionen
20 Min.

125 g Sojaflocken • 80 g grobe Haferflocken • 50 g Mandeln • 20 g Haselnüsse • 30 g Kürbiskerne • 50 g geschroteter Leinsamen • 50 g Weizenkleie • 1 EL flüssiger Honig • 1–2 g Stevia • 1 EL Öl • ½ TL Zimt • ½ TL gemahlene Vanille

- Backofen mit einem eingeschobenen Backblech auf 150 °C vorheizen. Soja- und Haferflocken, Mandeln, Haselnüsse, Kürbiskerne, Leinsamen und Weizenkleie in einer Schüssel mischen. Honig, Stevia, Öl, Zimt und Vanille mit 2 EL Wasser verrühren, dann mit den trockenen Zutaten mischen.

- Das Blech herausholen, mit Backpapier auslegen und die Mischung gleichmäßig darauf verteilen. Etwa 15 Minuten im vorgeheizten Ofen backen. Nach 10 Minuten einmal umrühren. Dann das Blech aus dem Ofen nehmen und abkühlen lassen.

Nährstoff on top Rühren Sie in Ihr Granola-Müsli noch 1 EL Leinöl. Und auch Granatapfelkerne passen immer.

Tipp Das Granola schmeckt mit Milch (Kuhmilch oder einer beliebigen Pflanzenmilch) oder auf Quark oder Joghurt und frischem Obst. Luftdicht aufbewahrt hält es sich mindestens 4 Wochen.

Deftige Eiermuffins

Für 6 Stück
10 Min. + 20 Min. Backzeit

6 Eier • 2 EL Sahne • Salz • frisch gemahlener schwarzer Pfeffer • 1 Frühlingszwiebel • 1 rote Paprikaschote • 70 g Parmaschinken • 2 Petersilienstängel • 70 g Parmesan • Öl für die Förmchen

- Backofen auf 175 °C vorheizen. Eier und Sahne in einer Schüssel verquirlen, salzen und pfeffern. Frühlingszwiebel waschen und in Ringe schneiden. Paprika waschen, Samen und Scheidewände entfernen und das Fruchtfleisch in kleine Stücke schneiden. Schinken in kleine Würfel schneiden. Petersilie waschen, trocken schütteln und hacken. Parmesan reiben.

- Muffinförmchen mit Öl auspinseln und die Ei-Sahne-Mischung auf die Mulden verteilen. Frühlingszwiebeln, Paprika, Schinken, Petersilie und Parmesan daraufgeben.

- Die Förmchen im vorgeheizten Backofen etwa 20 Minuten backen.

- Aus dem Ofen nehmen, die Muffins vorsichtig aus der Form lösen und noch einmal mit Salz und Pfeffer würzen.

Nährstoff on top Statt der Sahne Sojadrink und 1 EL gemahlene Mandeln verwenden, damit reichern Sie die Muffins mit ein paar Phytoöstrogenen an. Oder ersetzen Sie den Schinken durch Brokkoliröschen – ein toller Tipp nicht nur für Vegetarierinnen.

Frühstücksbulgur mit Äpfeln und Mandeln

Für 2 Portionen
35 Min.

1 ½ EL Butterschmalz • 60 g Gerstenbulgur • 100 ml Sojadrink • 1 Prise Salz • ½ TL Zimt • 1 Prise gemahlener Koriander • ½ TL gemahlene Kurkuma • 30 g Mandelstifte • 1 Apfel

- 1 EL Butterschmalz in einer Pfanne erhitzen und den Bulgur darin goldbraun rösten. Sojadrink mit 100 ml Wasser in einen Topf geben und aufkochen lassen. Mit Zucker, Salz, Zimt, Koriander und Kurkuma abschmecken.

- Bulgur hinzufügen und 15–20 Minuten auf der ausgeschalteten Herdplatte ziehen lassen.

- Mandeln in einer Pfanne ohne Fett rösten, bis sie zu duften beginnen. Apfel waschen, vierteln, das Kerngehäuse entfernen und das Fruchtfleisch in feine Scheiben schneiden.

- Restliches Butterschmalz in einer Pfanne erhitzen und die Apfelscheiben darin 3–4 Minuten dünsten, wenn nötig portionsweise.

- Den gegarten Bulgur auf zwei Schälchen verteilen. Apfel und Mandeln darüber verteilen und servieren.

Nährstoff on top Noch einige Kerne darüberstreuen!

Tipp Wer möchte, süßt mit etwas flüssigem Honig. Wenn Sie keinen Gerstenbulgur bekommen, dann verwenden Sie Weizenbulgur.

Himbeer-Dinkel-Muffins mit Knusper

Für 10 Stück
15 Min. + 25 Min. Backzeit

65 g Kokosöl • 140 g grobe Haferflocken • 65 g Kokosblütenzucker • 75 g Dinkelmehl (Type 630) • 75 g Vollkorn-Dinkelmehl • 100 g gemahlene Mandeln • 1 Pck. Backpulver • 1 Prise Salz • ¼ TL gemahlene Vanille • 2 Eier • 200 g Skyr oder Joghurt • 50 ml Mandeldrink • frisch gepresster Saft von ½ Zitrone • 125 g Himbeeren

- Kokosöl schmelzen. 1 EL davon mit 40 g Haferflocken und 1 EL Kokosblütenzucker für das Topping mischen und beiseitestellen. Eine Muffinform mit 10 Muffin-Förmchen auskleiden. Den Ofen auf 175 °C vorheizen.

- Für den Teig restliche Haferflocken mit Mehl, Mandeln, Backpulver, Salz und Vanille mischen. Eier und restlichen Kokosblütenzucker mit dem Handrührgerät schaumig schlagen. Dann das restliche Kokosöl langsam hinzugeben und gut unterrühren.

- Skyr, Mandeldrink und Zitronensaft und die Mehlmischung unterrühren und zum Schluss die Himbeeren vorsichtig unterheben.

- Teig auf die Muffin-Förmchen verteilen und diese bis kurz unter den Rand füllen. Das Topping darübergeben.

- Im vorgeheizten Ofen ca. 25 Minuten backen. Stäbchenprobe machen. Dann die Muffins auf einem Backrost auskühlen lassen.

Tipp Auch andere Beeren wie Heidelbeeren oder Johannisbeeren eignen sich gut.

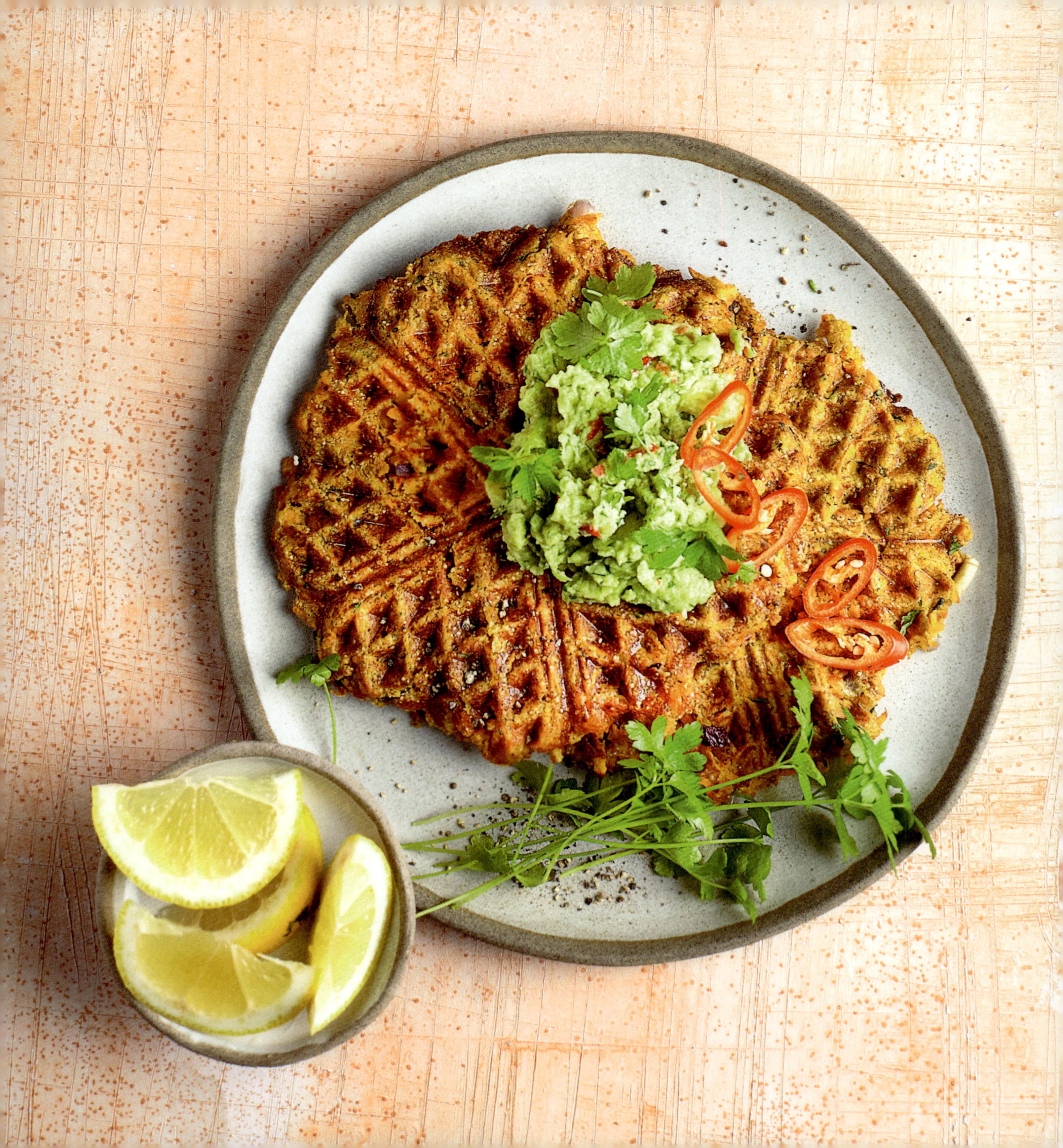

Amaranth-Linsen-Waffeln mit Guacamole

Für 5–6 Waffeln
35 Min. + Backzeit

Für die Waffeln
- 50 g Amaranth
- 50 g rote Linsen
- 125 g Süßkartoffeln
- ½ Zwiebel
- 1 Knoblauchzehe
- 3–4 Petersilienstängel
- ½ EL scharfer Senf
- 1 EL Tomatenmark
- 1 EL Speisestärke
- 2 EL Semmelbrösel
- gemahlener Kreuzkümmel
- ½ EL edelsüßes Paprikapulver
- Salz
- grob gemahlener schwarzer Pfeffer
- Fett für das Waffeleisen

Für die Guacamole
- ½ rote Chilischote
- 1 kleine Avocado
- 1 Knoblauchzehe
- 1 EL frisch gepresster Zitronensaft
- Salz
- frisch gemahlener schwarzer Pfeffer
- 2 Petersilienstängel

● Amaranth in einem Sieb abspülen. Zusammen mit den Linsen und 200 ml Wasser in einem Topf zum Kochen bringen. Dann die Hitze reduzieren und 12–15 Minuten sanft köcheln lassen, bis die Linsen weich sind und der Amaranth aufgesprungen ist. Ab und zu umrühren und nach und nach noch 50 ml Wasser nachgießen. Umrühren und anschließend im noch warmen Topf etwas quellen lassen.

● In der Zwischenzeit die Süßkartoffeln schälen und fein reiben. Zwiebel und Knoblauch schälen und fein würfeln. Die Petersilie waschen, trocken schütteln und fein hacken. Süßkartoffeln, Zwiebel, Knoblauch und Petersilie mit allen anderen Zutaten für die Waffeln vermischen. Abgedeckt 15–20 Minuten ruhen lassen. Die Masse ist klebrig, aber formbar. Wenn sie zu flüssig ist, noch einige Semmelbrösel unterrühren.

● Für die Guacamole die Chilischote von den Samen befreien und fein hacken. Avocado halbieren, entsteinen und das Fruchtfleisch herauslöffeln. Knoblauch schälen und durchpressen.

● Avocado mit einer Gabel zerdrücken, Knoblauch, Chili und Zitronensaft unterrühren. Mit Salz und Pfeffer würzen. Petersilienblättchen von den Stielen zupfen, fein hacken und unterrühren.

● Das Waffeleisen erhitzen und gut mit Pflanzenöl einpinseln. Wenn das Waffeleisen sehr heiß ist, jeweils eine Portion der Waffelmasse zwischen den Händen zu einem kleinen Ball formen, plattdrücken und im Waffeleisen knusprig backen.

● Die Waffeln mit der Guacamole servieren.

Tipp Die Zubereitung ist zugegebenermaßen etwas aufwendiger, aber alles lässt sich schon am Vorabend gut vorbereiten. Der fertige Teig wartet im Kühlschrank und muss dann nur noch morgens gebacken werden. Waffeln lassen sich auch wunderbar einfrieren und zum Beispiel im Toaster wieder auftauen und die Guacamole hält sich zwei bis drei Tage im Kühlschrank.

Bohnen-Schoko-Mousse

Für 2 Portionen
10 Min.

160 g schwarze Bohnen (Dose) • 30 ml Mandel- oder Sojadrink • 20 g Xylit • ½–1 TL ungesüßtes Kakaopulver • 1 Prise Salz • 1 Prise Natron

- Bohnen mit allen anderen Zutaten im Mixer oder mit dem Pürierstab zu feinem Mus pürieren – fertig.

Nährstoff on top Für mehr Phytoöstrogene einen Klacks Sojaquark daraufgeben.

Tipp Die Mousse mit gehackten Mandeln oder Nüssen oder mit Obst toppen.

Quark-Pancakes mit Pfirsich

Für 10 Pancakes
15 Min.

Für die Pancakes
3 Eier • 250 g Magerquark • 100 g Vollkorn-Dinkelmehl • 100 ml Milch • ½Vanilleschote • 2 TL Kokosblütenzucker • abgeriebene Schale von ½ Zitrone • Öl zum Backen
Für das Pfirsichkompott
1–2 Pfirsiche • etwas frisch gepresster Zitronensaft • 1 Prise Zimt

- Pfirsiche waschen, halbieren, den Stein entfernen und das Fruchtfleisch grob kleinschneiden. Mit 50 ml Wasser, Zimt und Zitronensaft in einen kleinen Topf geben und zum Kochen bringen. Etwa 5 Minuten köcheln lassen, dann abkühlen lassen.
- In der Zwischenzeit die Eier trennen und die Eiweiße mit dem Handmixer zu Eischnee schlagen.
- Eigelbe mit allen anderen Zutaten verrühren. Dann den Eischnee vorsichtig unterheben.
- Etwas Öl in einer Pfanne erhitzen und portionsweise kleine Pancakes von beiden Seiten goldbraun backen.

Rührei auf Vollkornbrot

Für 2 Portionen
10 Min.

2 Eier • 6 Eiweiß • 2 TL geschroteter Leinsamen • Salz • frisch gemahlener schwarzer Pfeffer • 2 EL Öl • 4 Scheiben Vollkornbrot • 1 Tomate • 1 grüne Paprikaschote

- Eier, Eiweiße und Leinsamen in einer Schüssel mit etwas Salz und Pfeffer verquirlen. Das Öl in einer beschichteten Pfanne erhitzen und die Eiermasse unter Rühren darin stocken lassen.
- Vollkornbrot leicht toasten, Tomate waschen und in Scheiben schneiden. Paprikaschote waschen, vierteln, Samen und Scheidewände entfernen und das Fruchtfleisch in Streifen schneiden.
- Rührei auf den Brotscheiben verteilen und mit den Tomaten und den Paprikastreifen belegen.

Tipp Wer möchte, legt auf jedes Brot noch ½ Scheibe gebratenen Bacon.

Pancakes mit Räuchermakrele

Für 2 Portionen
25 Min.

Für die Pancakes
2 Eier • 50 g geschroteter Leinsamen • 35 g gemahlene Mandeln • 50 ml Milch • 1 Prise Salz
Für die Füllung
50 g Römersalat • 2 Tomaten • 3 EL weißer Balsamico-Essig • Salz • frisch gemahlener schwarzer Pfeffer • 100 g geräucherte Makrele • 2 EL Kokosöl • 2–3 TL grober Senf

- Für den Teig Eier, Leinsamen, Mandeln, Milch und Salz in einen hohen Rührbecher geben und mit dem Pürierstab mixen. Den Teig 10 Minuten quellen lassen.

- In der Zwischenzeit die Füllung zubereiten. Dafür den Salat waschen, trocken schütteln und etwas kleiner zupfen. Die Tomaten waschen und in dünne Scheiben schneiden. Tomaten mit dem Essig beträufeln, salzen und pfeffern. Den Räucherfisch etwas kleiner zupfen.

- Den gequollenen Teig mit 2–3 EL Wasser verdünnen, damit er zähflüssig wird. 1 EL Kokosöl in einer Pfanne erhitzen und die Hälfte des Teigs gleichmäßig darin verteilen. Einen Pfannkuchen bei mittlerer Hitze ca. 5 Minuten backen, bis er gestockt und die Unterseite leicht gebräunt ist.

- Den Pfannkuchen vorsichtig wenden, mit gut 1 EL Senf bestreichen und mit der Hälfte des Fischs belegen. Backen, bis auch die andere Seite leicht gebräunt ist.

- Auf dem Fisch 1 Handvoll Salat verteilen und einige Tomatenscheiben darauflegen. Den Pfannkuchen zusammenklappen und auf einen Teller geben. Auf dieselbe Weise den zweiten Pfannkuchen zubereiten.

Blinis mit Avocado-Lachs-Salsa

Für 2 Portionen
20 Min. + 50 Min. Gehzeit

Für die Blinis
50 ml Sojadrink • ¼ Würfel Hefe (10 g) • 1 Prise Zucker • 75 g Buchweizenmehl • 1 Ei • 1 Prise Salz • 2 TL Öl
Für die Salsa
1 ½ reife Avocados • 1 TL Saft und ½ TL abgeriebene Schale von 1 Bio-Limette • 150 g Räucherlachs • Salz • frisch gemahlener schwarzer Pfeffer

- Den Soja- oder Haferdrink lauwarm erwärmen, die Hefe hineinbröckeln und zusammen mit dem Zucker darin auflösen. Mit der Hälfte des Buchweizenmehls zu einem Vorteig verrühren und 20 Minuten gehen lassen.

- Dann den Vorteig mit restlichem Buchweizenmehl, Ei und Salz zu einem zähflüssigen Teig verrühren. Wieder 30 Minuten gehen lassen.

- In der Zwischenzeit das Avocado-Fruchtfleisch aus der Schale lösen, den Kern entfernen und das Fruchtfleisch fein würfeln. Mit Limettensaft und -schale mischen. Den Lachs fein würfeln, unterheben und mit Salz und Pfeffer abschmecken.

- Das Öl in einer großen beschichteten Pfanne erhitzen. Den Bliniteig esslöffelweise hineingeben und von beiden Seiten jeweils in 2 Minuten goldbraun braten. Die Salsa auf den Blinis servieren.

Tipp Bereiten Sie den Teig am Vorabend zu und stellen Sie ihn kühl, dann geht's morgens schneller – das gilt auch für die Pancakes.

NÄHRSTOFFSCHUB ZWISCHENDURCH

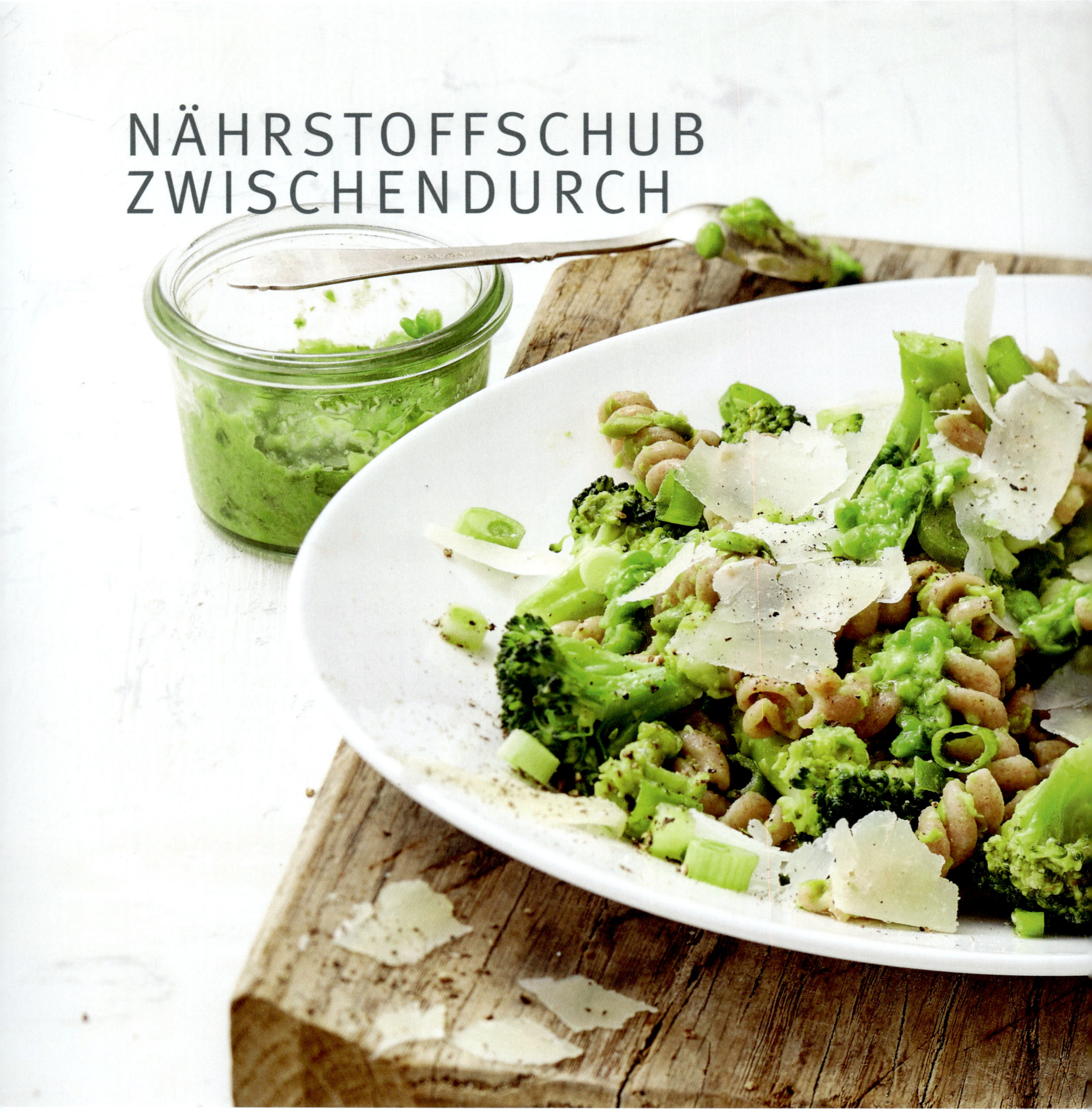

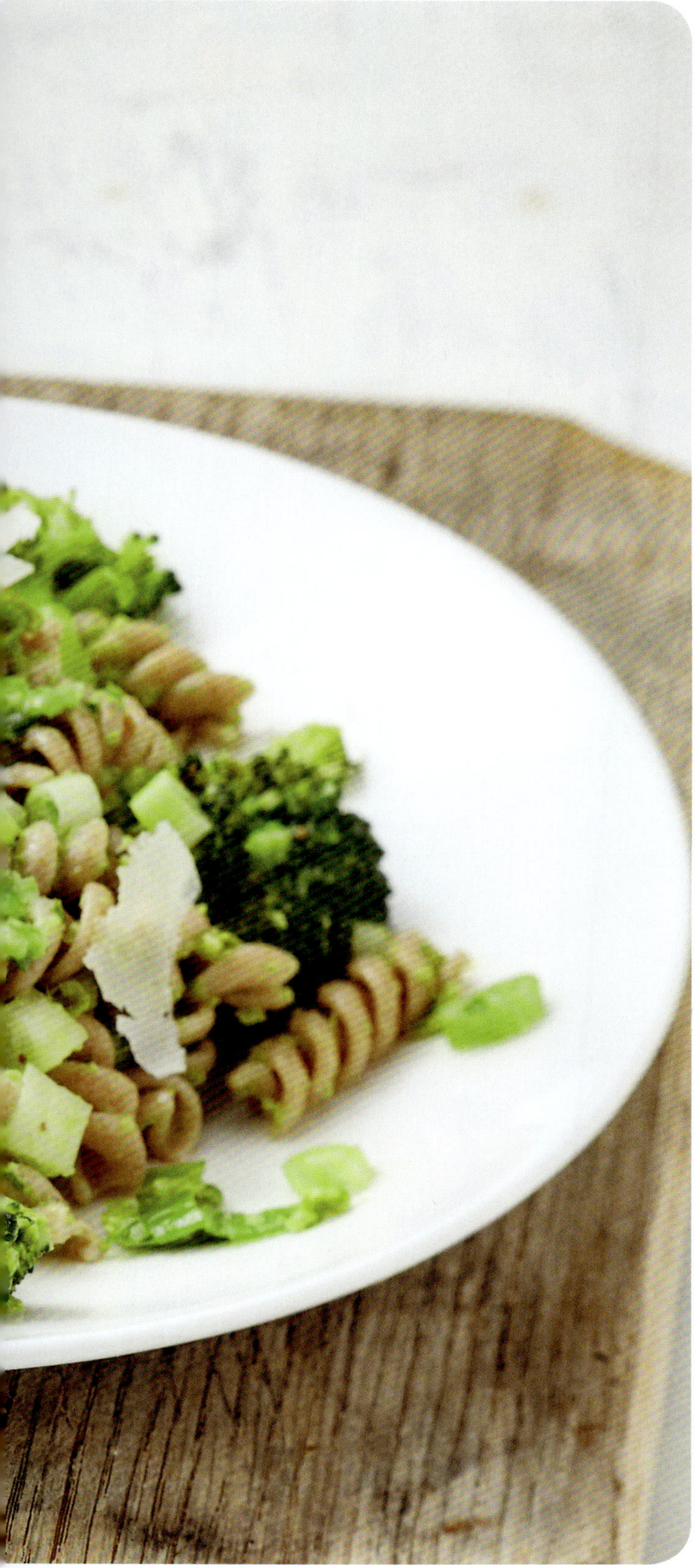

Nudelsalat mit Brokkoli-Erbsen-Pesto

Für 4 Personen

40 Min.

175 g TK-Erbsen • 150 g Vollkorn-Spirelli • Salz • 700 g Brokkoli • 1 kleines Bund Basilikum • 1 Knoblauchzehe • 1–2 EL frisch gepresster Limettensaft • 80 g Parmesan • 30 g Feta • 3 EL Leinöl • frisch gemahlener schwarzer Pfeffer • ½ Selleriestange

- Erbsen auftauen lassen. Nudeln in kochendem Salzwasser nach Packungsangabe kochen.

- In der Zwischenzeit Brokkoli waschen und in Röschen teilen. In Salzwasser bissfest garen und in einem Sieb mit kaltem Wasser abschrecken und abtropfen lassen.

- Basilikum waschen, trocken schütteln und die Blättchen von den Stielen zupfen. Knoblauchzehen schälen, 60 g Parmesan reiben. Basilikum, Knoblauch und Erbsen mit ¾ des Brokkolis, geriebenem Parmesan, Feta und Leinöl in den Mixer geben und zu einer glatten Masse pürieren. Mit Salz, und Pfeffer und Limettensaft abschmecken.

- Sellerie waschen und kleinschneiden. Mit Nudeln, dem restlichen Brokkoli und dem Brokkoli-Erbsen-Püree vermischen.

- Den restlichen Parmesan hobeln und darüberstreuen.

Nährstoff on top Verwenden Sie statt der Vollkorn-Spirelli solche aus roten Linsen. Rote Linsen tragen mit ihren Phytoöstrogenen zur Linderung von Wechseljahresbeschwerden bei.

Tipp Der Nudelsalat hält sich im Kühlschrank 2–3 Tage und schmeckt gut durchgezogen nochmal so gut.

Dickmilch-Kaltschale

Für 2 Portionen

20 Minuten plus 1 Stunde Kühlzeit

3 Frühlingszwiebeln • 1 Bund Basilikum • 500 ml Dickmilch • 1 EL frisch gepresster Zitronensaft • Salz • frisch gemahlener schwarzer Pfeffer • Tabasco • 3 Tomaten • 20 g Kapern in Salzlake • 40 g grüne Oliven ohne Stein • 1 EL Olivenöl

- 2 Frühlingszwiebeln waschen und grob hacken. Basilikum waschen, trockenschütteln, Blätter abzupfen und mit Frühlingszwiebeln, Dickmilch und 1 EL Zitronensaft pürieren. Mit Salz, Pfeffer und Tabasco abschmecken. 1 Stunde im Kühlschrank kalt stellen.

- Tomaten waschen, vierteln, entkernen und das Fruchtfleisch sehr fein würfeln. Kapern und Oliven fein hacken. Übrige Frühlingszwiebel waschen und in feine Ringe schneiden. Alles in einer Schüssel mit dem Öl und etwas Flüssigkeit aus dem Kapernglas mischen, salzen und pfeffern.

- Das Tatar in zwei tiefe Teller verteilen und die Suppe darübergießen.

Tempeh-Sandwich

Für 2 Portionen

25 Min.

1 kleine Knoblauchzehe • 2 EL Sojasauce • 8 dünn geschnittene Scheiben Tempeh • 2 große Blätter Friséesalat • 4 Radieschen • 2 EL Tahin • 1 Msp. Salz • 4 Scheiben Sauerteigbrot

- Knoblauch schälen und durchpressen. Mit Sojasauce und 4 EL Wasser in einen kleinen Topf geben und langsam erhitzen. Dann die Tempehscheiben in den Sud legen und 6 Minuten kochen, bis die Flüssigkeit aufgesogen ist. Nach der Hälfte der Zeit wenden.

- Radieschen waschen und in dünne Scheiben schneiden.

- Für das Dressing Tahin mit 4 EL Wasser und Salz cremig verrühren.

- Creme auf die Brotscheiben streichen und Salatblätter, Tempeh und Radieschen auf zwei der Scheiben legen. Die beiden anderen Brotscheiben darauflegen.

Nährstoff on top Wählen Sie einen Salat, der reich an Bitterstoffen ist, zum Beispiel Rucola, Endivie oder Löwenzahn. Damit tun Sie Ihrer Gesundheit noch mehr Gutes.

Kurkuma-Ingwer-Shot

Für 2 Personen

10 Min.

100 g Ingwer • 3 TL gemahlene Kurkuma • 100 g Apfelsaft • 2 TL Leinöl • frisch gepresster Saft von 1 Orange • frisch gepresster Saft von 1 Zitrone • 1 TL Honig

- Ingwer schälen und zusammen mit Kurkuma und Apfelsaft im Mixer pürieren. Die Flüssigkeit durch ein feines Sieb gießen und wieder in den Mixer füllen.

- Leinöl, Orangen- und Zitronensaft sowie Honig hinzufügen und alles vermischen.

Tipp Im Kühlschrank hält sich der Saft 4–5 Tage.

» Tempeh-Sandwich

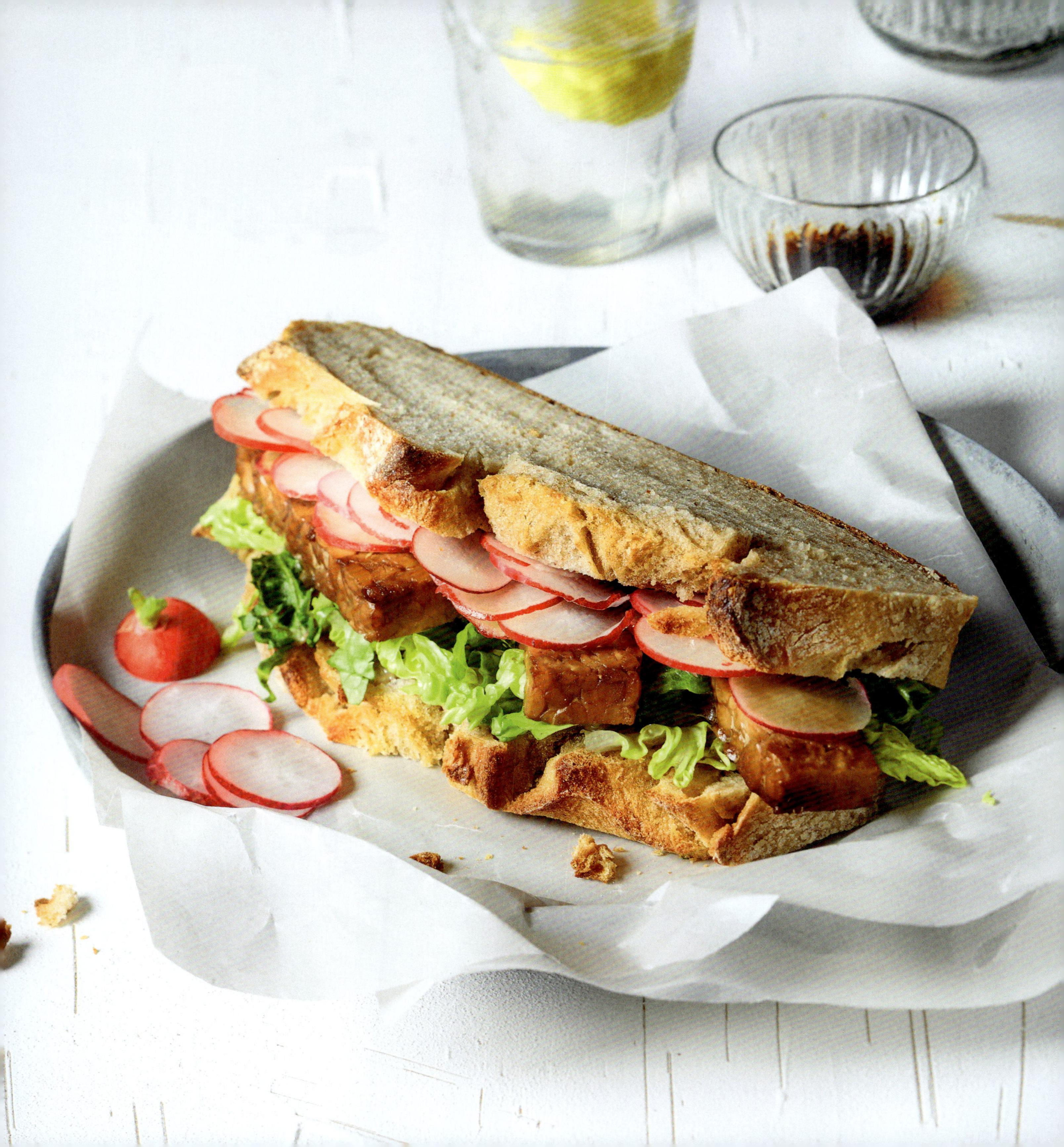

Walnuss-Cracker

Für 30–50 Stück
⏲ 20 Min. + 6–8 Std. Einweichzeit + 9 Std. Trockenzeit

220 g Walnusskerne • 50 g gemahlener Leinsamen • 3–4 sonnengetrocknete Tomaten • 30 g schwarze Oliven ohne Stein • 1 TL Oregano • 1 Prise Thymian • Salz • frisch gemahlener schwarzer Pfeffer

● Walnüsse 6–8 Stunden einweichen, dann im Mixer fein mahlen. Die Leinsamen untermixen. Die Tomaten hacken, die Oliven in Scheiben schneiden und wieder mixen, sodass noch feine Stückchen zu sehen sind. Die Gewürze zugeben und unterrühren, mit Salz und Pfeffer abschmecken.

● Den Teig 3–4 mm dick zwischen zwei Lagen Backpapier ausrollen und in Quadrate schneiden. Mit dem Backpapier auf ein Blech legen. Bei leicht geöffneter Backofentür bei 65 °C Umluft trocknen. Dann auf 50 °C reduzieren und ca. 4 Stunden trocknen. Das Backpapier abziehen, die Cracker wenden und nochmals 4 Stunden ohne Backpapier trocknen lassen.

Möhren-Sesam-Cracker

Für 20–25 Stück
⏲ 25 Min. + 6 Std. Einweichzeit + 12 Std. Trockenzeit

150 g Leinsamen • 100 g Cashewkerne • 100 g Sonnenblumenkerne • 1 große Möhre • 2 Zwiebeln • 1–2 EL Curry • 1 TL gemahlene Kurkuma • 2 TL gemahlener Kreuzkümmel • ½ TL Salz • 60 g Sesam

● Leinsamen 6 Stunden, Cashew- und Sonnenblumenkerne (2 EL für die Deko zurückbehalten) 2 Stunden einweichen. Möhren und Zwiebeln grob würfeln.

● Kerne abgießen und mit dem Leinsamen pürieren. Dann Möhren, Zwiebeln, Gewürze und Salz hinzufügen und erneut pürieren.

● Den Teig 3–4 mm dick zwischen Backpapier ausrollen, in Quadrate schneiden. Mit dem unteren Backpapier auf ein Blech legen. Übrige Sonnenblumenkerne und Sesam draufstreuen, etwas andrücken.

● Bei leicht geöffneter Backofentür 1 Stunde 30 Minuten bei 65 °C trocknen. Dann auf 50 °C reduzieren und ca. 3 Stunden 30 Minuten trocknen. Das Backpapier abziehen, die Cracker wenden und nochmals 7 Stunden ohne Backpapier trocknen lassen.

Geröstete Sojabohnen

Für 4 Portionen
⏲ 5 Min. + 30 Min. Backzeit + Einweichzeit über Nacht

250 g Sojabohnen • Salz • frisch gemahlener schwarzer Pfeffer oder Curry nach Geschmack

● Sojabohnen über Nacht in reichlich Wasser einweichen. Am nächsten Tag Backofen auf 175 °C vorheizen. Das überschüssige Wasser von den Sojabohnen abgießen, gründlich abtropfen lassen und auf einem Backblech verteilen.

● Sojabohnen 20–30 Minuten backen, dabei alle 5–10 Minuten wenden, bis die Bohnen goldbraun sind.

● Mit Salz, Pfeffer oder Curry nach Geschmack würzen.

Paprika-Hüttenkäse

Für 2 Portionen
5 Min.

1 gelbe Paprikaschote • 1 rote Paprikaschote • 1 Bund Schnittlauch • 2 EL Leinöl • 400 g Hüttenkäse • Salz • frisch gemahlener schwarzer Pfeffer

- Paprika waschen, Samen und Scheidewände entfernen und das Fruchtfleisch fein würfen. Schnittlauch waschen, trocken schütteln und in feine Röllchen schneiden.

- Paprika und Schnittlauch mit Leinöl und Hüttenkäse vermischen. Mit Salz und Pfeffer abschmecken.

Tipp Entweder pur oder als Brotaufstrich genießen.

Paprika-Walnuss-Aufstrich

Für 4 Portionen
15 Min.

2 rote Paprikaschoten • 60 g Walnusskerne • 2 TL Tomatenmark • 1 EL Olivenöl • 2 EL Vollkorn-Semmelbrösel • 2 TL Balsamico-Essig • ½ TL scharfes Paprikapulver • Salz

- Den Backofengrill vorheizen. Paprikaschoten halbieren, Kerne entfernen, Schote waschen und die Hälften mit der Haut nach oben nebeneinander auf ein Backblech legen. Unter dem Backofengrill auf der obersten Schiene 4–6 Minuten rösten, bis die Haut schwarze Blasen wirft. Herausnehmen und unter einem feuchten Tuch etwa 5 Minuten abkühlen lassen, dann die Haut entfernen.

- Die Paprika in grobe Stücke schneiden. Die Walnüsse grob hacken. Paprika, Walnüsse, Tomatenmark und Olivenöl mit dem Pürierstab fein pürieren.

- Die Semmelbrösel unterrühren und den Aufstrich mit Balsamico, Paprikapulver und Salz würzen. In ein sauberes Schraubglas füllen.

Nährstoff on top Bestreuen Sie das mit dem Aufstrich bestrichene Brot mit ein paar Granatapfelkernen.

Brokkoli-Tatar mit Roter Bete

Für 2 Portionen
30 Min.

225 g Brokkoli • Salz • ½ Granatapfel • 1 Schalotte • einige Minzestängel • 75 g gegarte Rote Bete (vakuumverpackt) • 100 g cremiger Ziegenfrischkäse • frisch gemahlener schwarzer Pfeffer

- Brokkoli waschen und in Röschen teilen. Die Stiele schälen und in Stücke schneiden. Stiele kochendem Salzwasser ca. 5 Minuten kochen, dann die Röschen zugeben und weitere 4–5 Minuten kochen. In einem Sieb abgießen, abschrecken, abtropfen und auskühlen lassen.

- Die Granatapfelkerne herauslösen. Schalotte schälen und fein würfeln. Minze waschen, trocken schütteln und die Blättchen in feine Streifen schneiden. Rote Bete fein würfeln.

- Gegarten Brokkoli fein hacken und mit Frischkäse, Granatapfelkernen, Schalotten und gehackter Minze mischen. Mit Salz und Pfeffer abschmecken. Die Rote-Bete-Würfel darüberstreuen.

Tipp Dazu passt ein Vollkornbaguette.

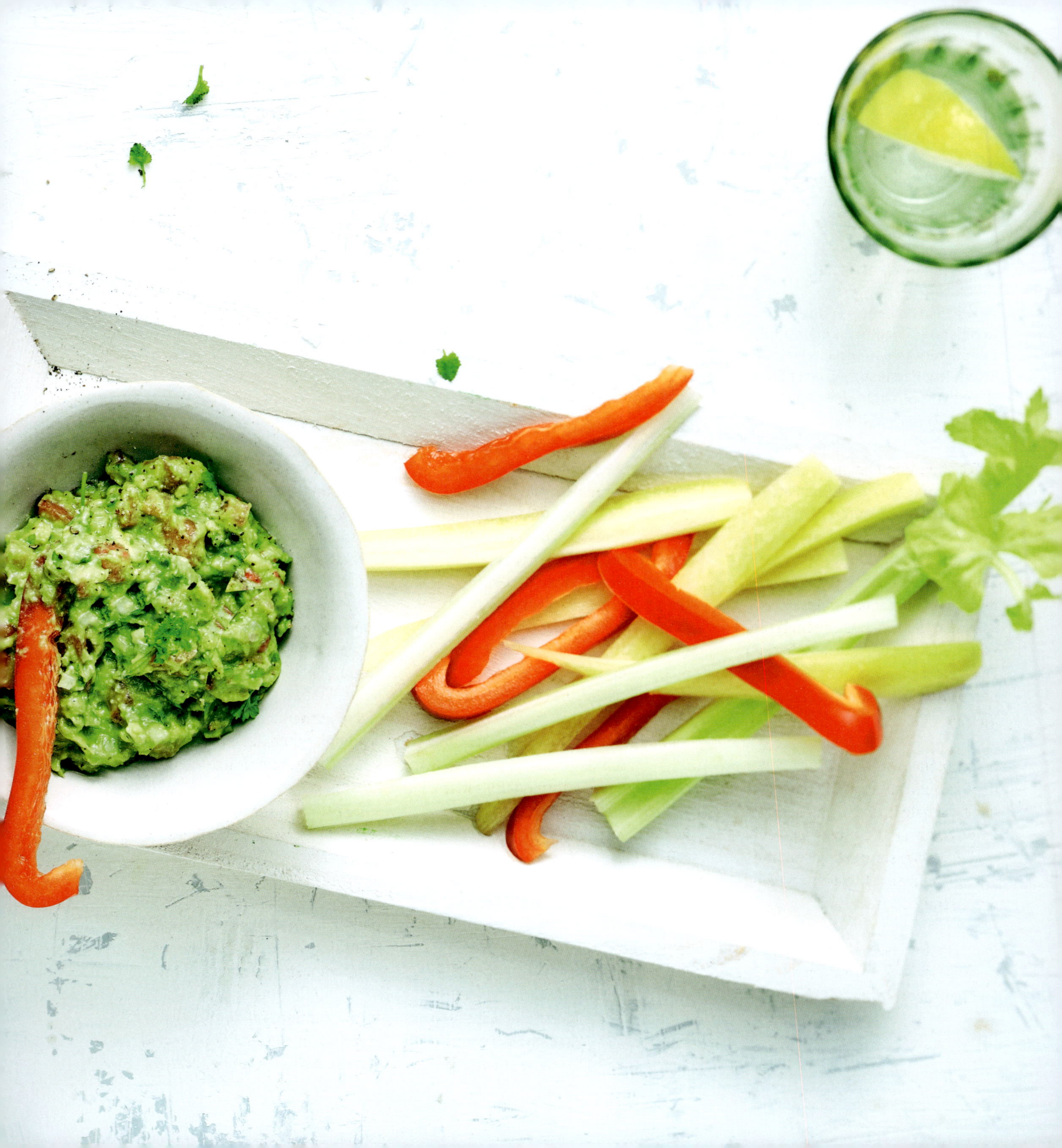

Bohnen-Fenchel-Dip

Für 4 Portionen
15 Min.

½ TL Fenchelsamen • ½ Bio-Zitrone • 400 g weiße Bohnen (Dose) • 1 Knoblauchzehe • 1 Fenchel mit Grün • 15 g Parmesan • 60 ml natives Olivenöl extra • Salz • frisch gemahlener schwarzer Pfeffer

- Fenchelsamen bei mittlerer Hitze in einer Pfanne ohne Fett rösten, bis sie zu duften beginnen. Zitronenschale abreiben und Saft auspressen. Bohnen in einem Sieb abtropfen lassen und abspülen. Knoblauch schälen. Fenchelsamen fein hacken. Das Fenchelgrün waschen und ebenfalls fein hacken. Die Fenchelknolle später in Spalten geschnitten zum Dippen dazu servieren.

- Knoblauch, Bohnen, einen Teil des Zitronensafts und der abgeriebenen Schale und den Parmesan zu einer glatten Paste mixen. Olivenöl und ½ EL Wasser hinzugeben und gut vermengen. Mit Salz und Pfeffer abschmecken.

Tipp Die Fenchelstücke und andere Gemüsesticks wie Möhren oder Stangensellerie dazu servieren.

« Guacamole mit Sardinen

Guacamole mit Sardinen

Für 4 Portionen
15 Min.

3 reife Avocados • 1 Limette • Salz • frisch gemahlener schwarzer Pfeffer • 1 rote Paprikaschote • 1 Dose Sardinenfilets in Öl (ca. 105 g) • ½ Bund frischer Koriander

- Avocados halbieren, Steine entfernen, das Fruchtfleisch herauslösen und mit einer Gabel zerdrücken. Limette auspressen. Avocado mit Limettensaft, Salz und Pfeffer abschmecken. Paprika waschen, Kerne entfernen und das Fruchtfleisch fein würfeln. Mit der Avocado vermengen.

- Sardinen abtropfen lassen und mit einer Gabel grob zerkleinern. Koriander waschen, trocken schütteln und fein hacken.

- Sardinen und Koriander vermengen und mit Paprika und Salz würzen. Abwechselnd in Schälchen schichten.

Das passt dazu Richten Sie die Guacamole mit getoastetem Vollkorntoast oder Gemüsesticks zum Dippen an.

Tipp Mit edelsüßem Paprikapulver bestreuen. Die Guacamole hält sich zwei bis drei Tage im Kühlschrank.

Fenchel-Salat mit Halloumi

Für 2 Portionen
25 Min.

30 g Haselnusskerne • 1 Fenchel • 3 EL Öl • Salz • frisch gemahlener schwarzer Pfeffer • ½ Bund Radieschen • 75 g Rucola • 2 EL Weißweinessig • ½ TL flüssiger Honig • 200 g Halloumi

- Nüsse grob hacken und in einer Pfanne ohne Fett unter Rühren ca. 2 Minuten rösten. Fenchel waschen, halbieren und in sehr feine Scheiben hobeln.

- 1 EL Öl in einer Pfanne erhitzen und Fenchel darin unter Rühren ca. 2 Minuten kräftig anbraten. Mit Salz und Pfeffer abschmecken.

- Radieschen waschen und in Scheiben schneiden. Rucola waschen und kleiner schneiden.

- Essig mit Honig und 1½ EL Öl verrühren. Mit Salz und Pfeffer abschmecken.

- Halloumi trocken tupfen und in Würfel schneiden. ½ EL Öl in eine Pfanne erhitzen und Käse darin unter Rühren ca. 4 Minuten braten.

- Alle Zutaten mit der Vinaigrette vermischen, den Halloumi darauf verteilen. Nüsse darüberstreuen.

Edamame-Gurken-Salat mit Kräuter-Miso-Dressing

Für 2 Personen
15 Min.

125 g TK-Edamame • ½ kleiner Kopfsalat • ½ Bio-Salatgurke • ½ Apfel • 1 TL Nori-Flocken
Für das Dressing
1 EL natives Olivenöl extra • ½ EL Sojasauce • 1 EL Miso • 1 EL Apfelessig • einige Petersilienstängel • einige Dillstängel

- Edamame in kochendem Salzwasser 6 Minuten kochen, in einem Sieb abgießen und abtropfen lassen und die Kerne aus den Schoten lösen. Salat waschen, trocken schleudern und in mundgerechte Stücke zupfen. Gurke waschen, streifig schälen und mit einem Sparschäler längs bis zu den Kernen in breite Streifen schneiden. Apfel waschen, vierteln, das Kerngehäuse herausschneiden und die beiden Viertel in dünne Scheiben hobeln.

- Olivenöl mit Sojasauce, Miso und Apfelessig in einen hohen Rührbecher geben und mit dem Pürierstab cremig mixen. Die Kräuter waschen, trocken schütteln, Blättchen abzupfen und beides kurz mitmixen.

- Salat, Gurken, Apfelscheiben und Edamame vorsichtig mit dem Dressing mischen. Die Nori-Flocken darüberstreuen.

Nährstoff on top Statt der Gurke dieselbe Menge roher, sehr kleiner Brokkolisröschen nehmen – das erhöht die Menge an Isoflavonen.

Brokkoli-Eier-Salat

Für 2 Portionen
40 Min.

3 Eier • 500 g Brokkoli • 3 getrocknete Tomaten • Salz • 1 EL Pinienkerne
Für das Dressing
150 g Joghurt (oder Schafsjoghurt) • Salz • frisch gemahlener schwarzer Pfeffer • 1 TL Senf • 1 TL Sesamöl • 1 Knoblauchzehe • 75 g Champignons

- Eier in 8–10 Minuten hartkochen. Dann abgießen, mit kaltem Wasser abschrecken und pellen.

- In der Zwischenzeit Brokkoli waschen und in Röschen teilen. Dicke Stiele schälen und klein schneiden. Getrocknete Tomaten in feine Streifen schneiden.

- Den Brokkoli in einem Topf 5–7 Minuten in wenig kochendem Salzwasser zugedeckt dünsten. Die getrockneten Tomaten ca. 3 Minuten mitdünsten. Beides abgießen und gut abtropfen lassen. Die Pinienkerne in einer kleinen Pfanne ohne Fett rösten, bis sie zu duften beginnen.

- Joghurt mit Salz, Pfeffer, Senf und Öl verrühren. Knoblauch schälen, durch eine Knoblauchpresse zum Joghurt drücken und unterrühren. Champignons putzen und in feine Scheiben schneiden. Zusammen mit Tomatenstreifen und Brokkoli vorsichtig mit dem Joghurt-Dressing mischen und 10 Minuten ziehen lassen.

- Eier in Spalten scheiden und vorsichtig unter den Salat mischen. Mit den Pinienkernen bestreuen.

Nährstoff on top Besonders gesund ist Leinöl statt Sesamöl im Dressing.

Brokkolisalat mit Hähnchen, Tomaten und Haselnüssen

Für 2 Portionen
15 Min.

200 g Hähnchenfilet • ½ EL Öl • ½ TL Salz • frisch gemahlener schwarzer Pfeffer • 200 g Brokkoli • 50 g Mischsalat • ½ Granatapfel • 100 g Kirschtomaten • 25 g Haselnüsse
Für das Dressing
125 g Skyr • 1 EL Honigsenf • 1 Prise Salz

- Hähnchenfilet in 1 cm breite Streifen schneiden. Öl in einer Pfanne erhitzen. und das Fleisch darin bei mittlerer Hitze ca. 5 Minuten braten. Salzen und pfeffern. Aus der Pfanne nehmen und warmstellen.

- Brokkoli waschen, in Röschen trennen und in einer großen Schüssel mit kochendem Wasser übergießen. Etwa 5 Minuten ziehen lassen. Dann herausnehmen und abkühlen lassen. Den Salat waschen und trocken schleudern.

- Für das Dressing Skyr, Senf und Salz vermischen und unter den Brokkoli heben. Den Brokkoli auf den Salatblättern verteilen. Die Kerne aus dem Granatapfel herauslösen.

- Kirschtomaten waschen und halbieren. Zusammen mit den Granatapfelkernen und den Hähnchenstreifen auf dem Brokkoli verteilen.

- Die Haselnüsse grob hacken, in einer Pfanne ohne Fett bei starker Hitze rösten, bis sie zu duften beginnen. Dann unter ständigem Schwenken bei mittlerer Hitze weiterrösten, bis sie dunkler sind. Über den Salat streuen.

Fruchtiger Chicoréesalat

30 Min.
Für 2 Portionen

1 Chicorée • ½ Fenchel mit dem Grün • ½ kleine Avocado • 1 Orange • ½ rosa Grapefruit • 3 frische Datteln • 50 g Feldsalat • 1 EL geröstete Haselnüsse
Für das Dressing
1 EL Rotweinessig • 1 EL natives Olivenöl extra • ½ EL kalt gepresstes Haselnussöl • Salz • frisch gemahlener schwarzer Pfeffer

- Chicorée und Fenchel waschen, Strunk herausschneiden und Chicorée und Fenchel in Streifen schneiden. Fenchelgrün ebenfalls waschen und fein hacken. Avocadohälfte schälen, den Kern herauslösen und das Fruchtfleisch in Würfel schneiden. Orange und Grapefruit schälen, dabei die weiße Haut entfernen. Die Filets herausschneiden und den Saft auffangen. Datteln schälen und entkernen, dann in feine Streifen schneiden. Den Feldsalat waschen und trocken schleudern.

- Salat, Fenchel, Avocado und Früchte in einer großen Schüssel vermischen, die gerösteten Haselnüsse grob hacken und zugeben.

- Essig, Oliven- und Haselnussöl, Salz und Pfeffer verrühren und über den Salat träufeln. Mit dem Fenchelgrün bestreuen.

Nährstoff on top Statt Feldsalat einen weiteren Chicorée verwenden – das erhöht die Menge an Bitterstoffen. Auch ein paar darübergestreute Granatapfelkerne passen sehr gut, sehen auf dem Salat toll aus und bringen viele gute Inhaltsstoffe mit.

Brot mit Kichererbsenaufstrich

Für 4 Portionen
10 Min.

200 g Kichererbsen aus der Dose • 2 EL frisch gepresster Zitronensaft • 75 g Frischkäse • ½ TL rosenscharfes Paprikapulver • ½ TL gemahlener Kreuzkümmel • Salz • frisch gemahlener schwarzer Pfeffer • 1 rote Spitzpaprika • 4 Scheiben Vollkornbrot • Kresse

- Die Kichererbsen in einem Sieb abgießen, abspülen und gut abtropfen lassen. Mit Zitronensaft und Frischkäse in einen hohen Rührbecher geben und mit dem Pürierstab mixen. Mit Paprikapulver, Kreuzkümmel, Salz und Pfeffer kräftig abschmecken.

- Die Spitzpaprika halbieren, Samen und Scheidewände entfernen, die Schote waschen und in dünne Ringe schneiden.

- Die Brotscheiben diagonal halbieren und mit der Kichererbsencreme bestreichen. Paprikaringe darauf verteilen und leicht andrücken. Mit Kresse bestreuen.

Variante Schmeckt auch gut mit den weniger süßen grünen statt roten Paprika.

Matjestatar auf Vollkornbrot

Für 2 Personen
20 Minuten

250 g Matjesfilet • 1 säuerlicher Apfel • 1 rote Zwiebel • Saft von 1 kleinen Zitrone • 1 EL Rapsöl • 1 EL grober Senf • Salz • frisch gemahlener schwarzer Pfeffer • 3 Scheiben grobes dunkles Vollkornbrot • 1 Kästchen Kresse

- Matjesfilets fein würfeln. Apfel waschen, vierteln, Kerngehäuse entfernen und das Fruchtfleisch fein würfeln. Zwiebel schälen und fein hacken. Mit Zitronensaft, Öl, Senf und etwas Salz und Pfeffer vermischen.

- Das Brot mit den Fingern möglichst fein zerbröseln. Einen Ringausstecher (12 cm Ø) auf einen Teller setzen.

- Die Hälfte der Brotbrösel in den Ausstecher geben und etwas festdrücken, dann die Hälfte des Tatars daraufgeben und den Ring vorsichtig abziehen. Mit den restlichen Bröseln und dem restlichen Tatar ebenso verfahren.

- Kresse abschneiden und über das Tatar streuen.

Möhren-Mandel-Aufstrich

Für 4 Portionen
30 Min.

300 g Möhren • 1 TL Mandelmus • Kräutersalz • Oregano • einige Tropfen frisch gepresster Zitronensaft

- Möhren waschen, in dünne Scheiben schneiden und in wenig Wasser garen.

- Mit Mandelmus, Kräutersalz, Oregano mit dem Pürierstab pürieren und mit einigen Tropfen Zitronensaft abschmecken.

Nährstoff on top Rühren Sie noch etwas Leinöl unter den Aufstrich. Das macht ihn nicht nur geschmeidiger, sondern erhöht auch noch den Anteil der Omega-3-Fettsäuren.

» Möhren-Mandel-Aufstrich

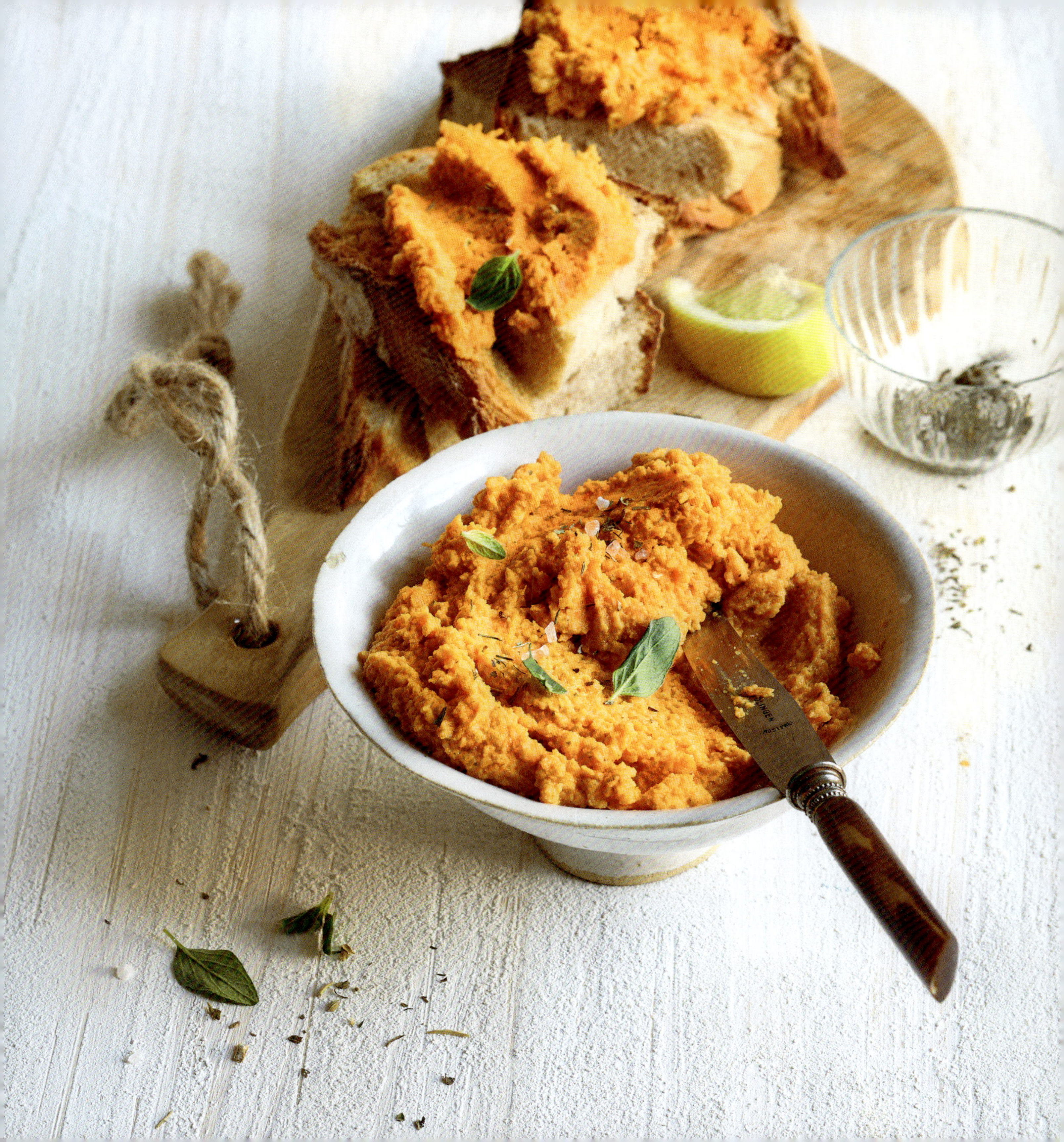

Endivien-Kohl-Salat

Für 2 Portionen
20 Min.

300 g Endiviensalat • 200 g Spitzkohl • 100 g Möhre • 4 EL Walnusskerne • 2 EL Kürbiskerne • ½ Granatapfel
Für das Dressing
5 EL frisch gepresster Zitronensaft • 5 EL frisch gepresster Orangensaft • 4 EL natives Olivenöl extra • 2 EL Apfeldicksaft • 2 TL Senf • Salz • frisch gemahlener schwarzer Pfeffer

- Salat und Spitzkohl waschen und in Streifen schneiden. Möhre waschen und in feine Stifte schneiden. Walnüsse und Kürbiskerne grob hacken und zusammen in einer Pfanne ohne Fett rösten, bis sie zu duften beginnen. Granatapfelkerne herauslösen.

- Alle Zutaten für das Dressing verrühren, mit Salz und Pfeffer abschmecken und über den Salat geben. Salat mit Walnüssen, Kürbiskernen und Granatapfelkernen bestreuen.

Nährstoff on top Ersetzen Sie die Hälfte des Olivenöls durch Leinöl. So nehmen Sie mehr von den guten mehrfach ungesättigten Fettsäuren zu sich.

Feldsalat mit Feta und Granatapfel

Für 2 Portionen
30 Min.

100 g Feldsalat • 1 Schalotte • ½ Granatapfel • 100 g Feta
Für die Vinaigrette
2 EL weißer Balsamico-Essig • Salz • frisch gemahlener schwarzer Pfeffer • 1 Msp. Zucker • 2 EL natives Olivenöl extra • 1 Basilikumstängel

- Feldsalat putzen, waschen und trockenschleudern. Schalotte schälen und in dünne Ringe schneiden. Die Kerne aus dem Granatapfel herauslösen. Feta würfeln.

- Für die Vinaigrette Essig mit Salz, Pfeffer und Zucker verrühren. Olivenöl darunterschlagen.

- Basilikum waschen, trocken schütteln, Blättchen abzupfen, grob hacken und zur Vinaigrette geben. Mit einem Stabmixer pürieren.

- Feldsalat, Schalotte, Feta, Granatapfelkerne und Vinaigrette mischen.

Nährstoff on top Diesen Salat können Sie statt mit Feldsalat auch mit einem Salat mit mehr Bitterstoffen zubereiten. Es eignen sich beispielsweise Rucola, Spinat, Chicorée und Endivie.

Linsen-Sardellen-Salat

Für 2 Portionen
25 Min.

150 g Beluga-Linsen (oder andere kleine Linsen, die beim Kochen nicht zerfallen) • Salz • frisch gemahlener schwarzer Pfeffer • 1 Apfel • ½ Granatapfel • ½ rote Zwiebel • ¼ Bund glatte Petersilie • 1 Sardellenfilet
Für das Dressing
2 EL natives Olivenöl extra • 1 EL Rotweinessig • Salz • frisch gemahlener schwarzer Pfeffer

- Linsen in einem Sieb abwaschen und in der dreifachen Menge Wasser in einem geschlossenen Topf in 15–20 Minuten weichkochen. Abgießen, mit Salz und Pfeffer würzen und abkühlen lassen.

- In der Zwischenzeit den Apfel waschen, vierteln, die Kerngehäuse entfernen und das Fruchtfleisch in kleine Würfel schneiden. Granatapfelkerne herauslösen.

- Zwiebel schälen und fein würfeln. Petersilie waschen, trocken schütteln und fein hacken. Sardellenfilet ebenfalls fein hacken.

- Alle Zutaten vorsichtig mit Essig und Öl vermengen und mit Salz und Pfeffer abschmecken.

Algensalat mit Sesam

Für 2 Portionen
20 Min.

600 g frische Wakame-Algen (von der Fischtheke im Supermarkt) • 2 EL frisch gepresster Zitronensaft • 1 EL Sesamöl • 2 EL Leinöl • 1 Prise Salz • ½ TL Zucker • 1 Prise gemahlener schwarzer Pfeffer • 75 g Sesam • ½ Chilischote • 40 ml Sojasauce

- Algen in einem Sieb gründlich waschen und abtropfen lassen. In einer Schüssel mit Zitronensaft, Sesamöl, Leinöl, Salz, Zucker und Pfeffer vermischen.

- Sesam in einer Pfanne ohne Fett rösten, bis er zu duften beginnt, und unter den Salat rühren.

- Chilischote waschen, Kerne entfernen und die Schote in sehr feine Ringe schneiden. Ebenfalls untermischen (Menge je nach gewünschtem Schärfegrad).

- Die Sojasauce dazu servieren.

Nährstoff on top In die Sauce noch 1 TL Miso einrühren.

Avocadofrischkäse mit Sprossen

Für 4 Portionen
10 Min.

½ Salatgurke • 50 g Sprossen (z. B. Radieschen oder Alfalfa) • 1 Basilikumstängel • 100 g Doppelrahm-Frischkäse • 150 g körniger Frischkäse • 1 TL Leinöl • ½ TL Rohrzucker oder flüssiger Honig • Salz • frisch gemahlener schwarzer Pfeffer • 1 Avocado • 4 Scheiben Vollkornbrot

- Gurke waschen und in feine Scheiben schneiden. Sprossen waschen und trocken schütteln. Basilikum waschen, trocken schütteln und sehr fein schneiden.

- Frischkäse mit Basilikum, Zucker oder Honig, Salz, Pfeffer und Öl vermengen. Die Avocado halbieren, Stein entfernen, das Fruchtfleisch aus der Schale lösen, mit einer Gabel zerdrücken und unter die Masse rühren. Die Hälfte der Sprossen unterheben. Die Brotscheiben toasten und den Aufstrich darauf verteilen.

- Mit Gurkenscheiben und den restlichen Sprossen garnieren.

Rosenkohl-Birnen-Salat

Für 2 Personen
30 Min.

400 g Rosenkohl • Salz • 1 Birne • 2 EL Öl • frisch gemahlener schwarzer Pfeffer • 1 EL Vollrohrzucker • 40 g Walnusskerne • ½ Granatapfel • 20 g Gorgonzola

- Rosenkohl putzen und waschen. Röschen halbieren und in kochendem Salzwasser ca. 5 Minuten garen. Birne waschen, vierteln, Kerngehäuse entfernen und die Viertel in Spalten schneiden.

- Rosenkohl abgießen. Öl in einer Pfanne erhitzen, Rosenkohl und Birnenspalten darin ca. 5 Minuten dünsten. Mit Salz und Pfeffer würzen. Zucker darüberstreuen und Rosenkohl und Birnen karamellisieren. Die Walnüsse unterheben.

- Granatapfelkerne herauslösen. Gorgonzola grob zerbröseln.

- Salat mit Granatapfelkernen und Gorgonzola bestreuen.

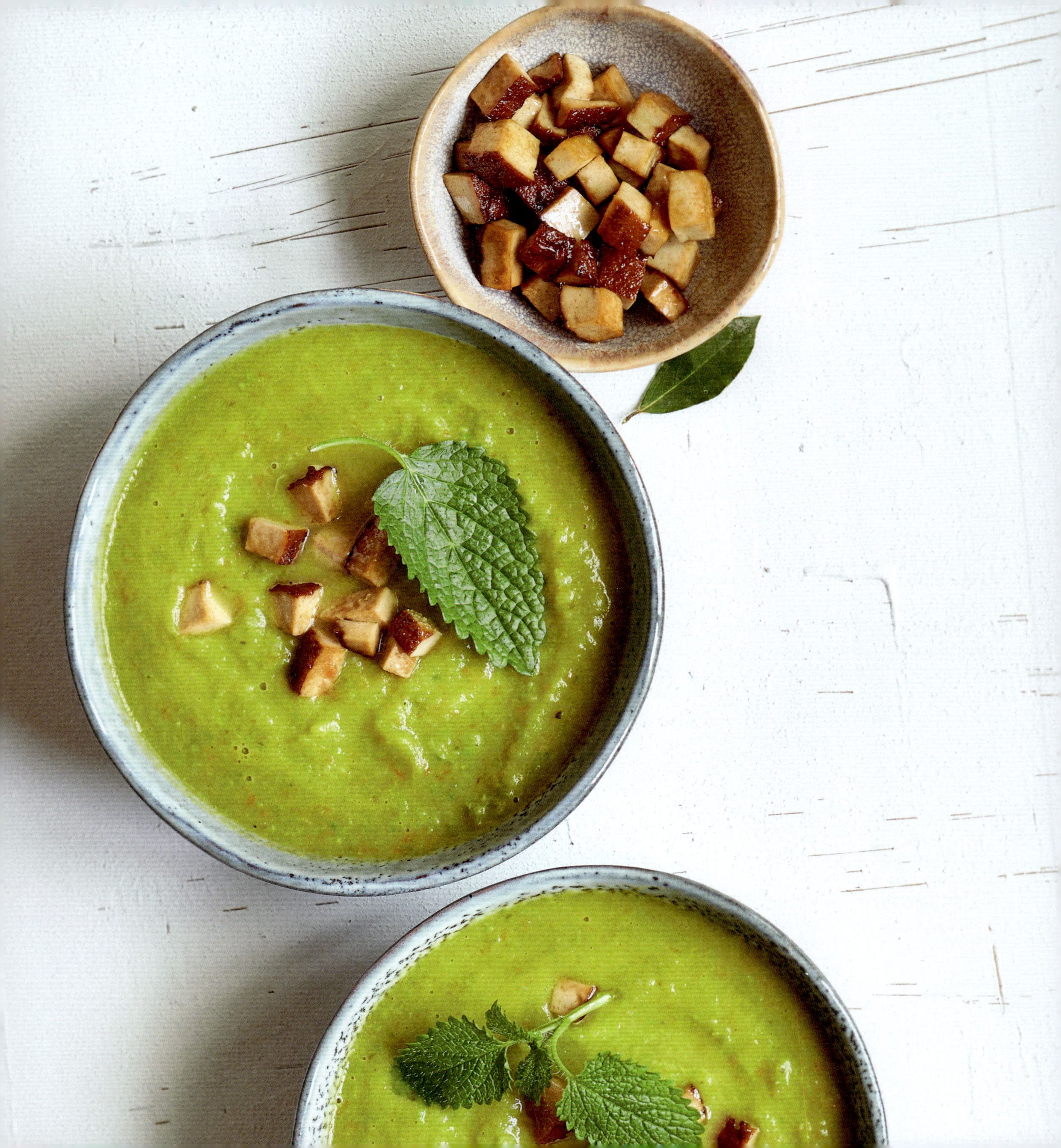

Erbsensuppe mit Minze

Für 2 Portionen
25 Min.

1 Zwiebel • 1 Knoblauchzehe • Öl • 225 g Erbsen (TK oder frisch) • frisch gemahlener weißer Pfeffer • 500 ml Gemüsebrühe • 1 Handvoll Minze • abgeriebene Schale von 1 Bio-Limette • Salz • 100 g Räuchertofu

- Zwiebel und Knoblauch schälen und klein schneiden. Das Öl in einem Topf erhitzen und Zwiebel und Knoblauch darin anschwitzen. Erbsen dazugeben, umrühren und mit der Gemüsebrühe ablöschen. Mit etwas Pfeffer würzen, den Topf schließen und die Suppe 5–8 Minuten köcheln lassen.

- In der Zwischenzeit die Minze waschen, trocken schütteln und bis auf einen kleinen Teil zum Garnieren fein hacken. Zusammen mit der Limettenschale zur Erbsensuppe geben und die Suppe fein pürieren.

- Tofu in sehr kleine Würfel schneiden und in einer Pfanne in etwas Öl von allen Seiten knusprig braten.

- Die Erbsensuppe auf zwei Teller verteilen, die Tofuwürfel darübergeben und die Suppe mit den beiseitegelegten Minzblättchen dekoriert servieren.

Variante Statt des Räuchertofus eine halbe in Würfel geschnittene und mit Limettensaft, etwas Minze und Salz vermengte Avocado dazugeben. Und nur drei Viertel der Erbsen pürieren, die restlichen Erbsen blanchieren und im Ganzen über die Suppe geben.

« Erbsensuppe mit Minze

Kalte Erbsensuppe mit Matcha-Sahne

Für 2 Personen
20 Min.

250 g TK-Erbsen • Salz • 2 cm Ingwer • 1 Frühlingszwiebel (nur das Grün) • 1 grüner Apfel • 1 TL gehackte Minze • 500 ml Apfelsaft oder Weißwein • Salz • frisch gemahlener schwarzer Pfeffer • 100 g Sahne • etwas abgeriebene Schale von ½ Bio-Zitrone • ½ TL Matcha-Tee • ½ TL Puderzucker

- Erbsen ca. 3 Minuten in leicht gesalzenem Wasser blanchieren und kurz mit kaltem Wasser abschrecken. Ingwer schälen und fein hacken. Das Grün der Frühlingszwiebel waschen und in feine Ringe schneiden. Apfel waschen, das Kerngehäuse entfernen und das Fruchtfleisch würfeln.

- Apfel, den Großteil der Frühlingszwiebel, Ingwer, Minze, Erbsen, Apfelsaft oder Weißwein, Salz und Pfeffer in einem hohen Gefäß mit dem Pürierstab glatt pürieren.

- Die Suppe durch ein Sieb streichen und im Kühlschrank 30 Minuten kühlen.

- In der Zwischenzeit Sahne, abgeriebene Zitronenschale, Matcha-Tee und Puderzucker und in einem hohen Gefäß steif schlagen.

- Die gekühlte Suppe noch einmal schaumig rühren und auf den Tellern mit einem Klacks der Matcha-Sahne und den restlichen Frühlingszwiebeln garnieren.

Nährstoff on top Wer die Suppe mir noch mehr Phytohormonen bereichern will, ersetzt die Sahne durch schlagfähige Sojacreme.

Süßkartoffel-Kokos-Suppe

Für 2 Portionen
40 Min.

2 cm Ingwer • 1 kleine Zwiebel • 1 Knoblauchzehe • 225 g Süßkartoffeln • 150 g Knollensellerie • 1 EL Öl • 1 TL gemahlene Kurkuma • 200 ml ungesüßte Kokosmilch • ½ TL Gemüsebrühe • Salz • frisch gemahlener schwarzer Pfeffer • Chiliflocken • 1 EL Sonnenblumenkerne • 1 kleine Möhre • ¼ Granatapfel • 2 Korianderstängel

- Ingwer, Zwiebel und Knoblauch schälen und fein würfeln. Süßkartoffeln und Sellerie schälen und würfeln.

- Das Öl in einem Topf erhitzen und Zwiebel, Knoblauch und Ingwer darin andünsten. Kurkuma einige Sekunden darin anschwitzen, dann Süßkartoffeln und Sellerie zufügen. Mit Kokosmilch und 375 ml Wasser ablöschen. Aufkochen lassen, die Brühe einrühren und mit Salz, Pfeffer und Chiliflocken würzen. Zugedeckt ca. 20 Minuten köcheln lassen.

- Die Sonnenblumenkerne in einer Pfanne ohne Fett rösten, bis sie zu duften beginnen. Möhre schälen und reiben. Granatapfel entkernen. Koriander waschen, trocken schütteln und fein hacken. Alles mit Chiliflocken nach Geschmack mischen.

- Die Suppe pürieren und abschmecken. Mit dem Möhren-Granatapfel-Topping bestreuen.

Mediterrane Fischsuppe

Für 2 Portionen
45 Min.

1 Zwiebel • 1 Knoblauchzehe • 250 g Tomaten (oder 1 kleine Dose Tomaten) • Olivenöl • Majoran • Rosmarin • Salz • frisch gemahlener schwarzer Pfeffer • 300–400 g gemischtes Seefischfilet (Magerfisch und Fettfisch, z. B. Lachs, Seelachs oder Kabeljau) • ½ Zitrone • 60 g Schafskäse • 60 g entsteinte Oliven • frisches Basilikum

- Zwiebel und Knoblauch schälen. Die Zwiebeln würfeln, den Knoblauch fein hacken. Tomaten waschen und würfeln.

- Zwiebeln und Knoblauch in ½ EL Öl glasig dünsten, Tomaten hinzufügen und unter gelegentlichem Rühren köcheln lassen, bis die Sauce eindickt. Mit Kräutern, Salz und Pfeffer würzen.

- Fischfilet mit Zitronensaft beträufeln und mit etwas Olivenöl einreiben. In etwa 2 cm große Stücke schneiden und in die köchelnde Tomatenmasse geben. Schafskäse würfeln und darüberstreuen. Das Ganze noch etwa 10 Minuten köcheln lassen.

- Oliven in Ringe schneiden. Basilikum waschen, einige Blättchen beiseitelegen, den Rest hacken.

- Oliven und Basilikum zur Fischsuppe geben und mit einigen Basilikumblättchen garnieren.

Graupensuppe mit Fenchel und Brokkoli

Für 2 Portionen

60 Min.

30 g Gerstengraupen • 1 l Gemüsebrühe • 1 Knoblauchzehe • 2 Frühlingszwiebeln • 150 g Brokkoli • 1 Stangensellerie • ½ Fenchel • 1 Lorbeerblatt • 1 TL Olivenöl • Salz • frisch gemahlener schwarzer Pfeffer • frisch geriebener Parmesan

- Graupen waschen und mit 250 ml Gemüsebrühe in einem Topf 40 Minuten köcheln lassen.

- In der Zwischenzeit die Knoblauchzehe schälen und fein hacken. Die Frühlingszwiebeln waschen und in feine Ringe schneiden. Brokkoli waschen und in Röschen trennen. Die Brokkolistiele schälen und in feine Scheiben schneiden. Die Selleriestangen ebenfalls waschen und in feine Scheiben schneiden. Den Fenchel waschen, putzen und in dünne Scheiben hobeln.

- Öl in einen großen Topf erhitzen. Knoblauch und Frühlingszwiebeln kurz darin andünsten, dann das restliche Gemüse bis auf die Brokkoliröschen dazugeben und unter Rühren weitere 5 Minuten dünsten.

- Gemüse mit der restlichen Gemüsebrühe aufgießen und die Suppe kurz aufkochen lassen. Graupen mit ihrer Kochflüssigkeit dazugeben, Hitze reduzieren und die Suppe 10 Minuten köcheln lassen.

- Die Brokkoliröschen zugeben und weitere 10 Minuten köcheln lassen. Dann das Lorbeerblatt entfernen und die Suppe mit Salz und Pfeffer abschmecken.

- Mit Parmesan bestreut servieren.

Rote-Bete-Suppe

Für 2 Portionen

35 Min.

2 ½ gegarte Rote Bete (vakuumverpackt) • 1 Zwiebel • 1 Möhre • 1 Knoblauchzehe • 3 Basilikumstängel • ½ TL Salz • 1 EL Olivenöl • frisch gepresster Zitronensaft

- Rote Bete vierteln. Zwiebel schälen und in Streifen schneiden, Möhre waschen und in Würfel schneiden. Knoblauch schälen und fein würfeln. Basilikum waschen, trocken schütteln und die Blättchen abzupfen

- Rote Bete, Zwiebel, Möhre und Knoblauch in einem Topf mit 750 ml Wasser bedecken. Salz hinzufügen und 25 Minuten bei mittlerer Hitze kochen.

- Basilikum in den letzten 10 Minuten hinzufügen und mitkochen.

- Olivenöl und etwas Zitronensaft hinzufügen und die Suppe pürieren.

Nährstoff on top Statt Olivenöl können Sie auch Leinöl nehmen.

Tipp Statt fertig gegarter Roter Bete können Sie selbstverständlich auch frische Knollen verwenden. Am schnellsten geht es, wenn Sie diese gewaschen und im Ganzen 15–20 Minuten im Schnellkochtopf garen. Anschließend können Sie unter fließend kaltem Wasser sofort die Schale abreiben. Die Schale löst sich so ganz einfach und ohne abzufärben. Ohne Schnellkochtopf geht es auch, dauert aber erheblich länger (je nach Größe der Knollen bis zu 1 Stunde).

Misosuppe mit Shiitake und Tofu

Für 2 Portionen
25 Min.

100 g Tofu • 2 TL Sojasauce • 1 TL Sesamöl • 100 g Shiitakepilze • 2 Frühlingszwiebeln • 2 cm Ingwer • ½ EL Öl • 375 ml Gemüsebrühe • 40 g dunkles Miso

- Tofu abtropfen lassen und in etwa 1 cm große Würfel schneiden. Sojasauce und Sesamöl in einer kleinen Schüssel mischen und die Tofuwürfel darin etwa 15 Minuten marinieren.

- In der Zwischenzeit Shiitakepilze säubern und die Stiele abschneiden. Pilze in dünne Scheiben schneiden. Frühlingszwiebeln putzen und waschen, weiße und hellgrüne Teile schräg in feine Ringe schneiden. Ingwer schälen und in feine Streifen schneiden.

- Öl in einem Topf erhitzen. Pilze darin bei mittlerer Hitze leicht anbraten. Dann die Gemüsebrühe zugeben und erhitzen. Die Hitze reduzieren und das Miso unterrühren, aber nicht kochen lassen.

- Ingwer, Frühlingszwiebeln und abgetropfte Tofuwürfel hinzugeben und erhitzen.

Rote-Linsen-Suppe

Für 2 Portionen
30 Min.

1 Zwiebel • 1 Knoblauchzehe • 2 EL Öl • 100 g rote Linsen • Salz • frisch gemahlener schwarzer Pfeffer • Curry • 1 Möhre • 2 Lauchstangen • 80 ml Kokosmilch • 1 Tomate • ¼ Salatgurke

- Zwiebel und Knoblauch schälen und fein hacken. Öl in einem Topf erhitzen und Zwiebel und Knoblauch darin glasig anschwitzen. Linsen waschen, in den Topf geben und mit 500 ml Wasser aufgießen. Mit Salz, Pfeffer und Curry würzen.

- Möhre schälen und in kleine Stücke schneiden. Lauch waschen und in dünne Ringe schneiden. Beides in den Topf geben. Aufkochen lassen, dann Hitze reduzieren und zugedeckt bei schwacher Hitze ca. 20 Minuten köcheln lassen. Anschließend die Kokosmilch unterrühren und alles pürieren.

- Tomaten und Gurke waschen und fein würfeln. Die Linsensuppe in Teller geben und mit den Gemüsewürfeln garnieren.

Nährstoff on top Zusätzlich zum Curry noch mit etwas Kurkuma würzen.

Lauch-Brokkoli-Suppe

Für 2 Portionen
40 Min.

1 großer Brokkoli • ½ Selleriestange • 1 kleine Lauchstange • 2 Petersilienstängel • 2 Minzestängel • 1 Knoblauchzehe • Öl • 400 ml Gemüsebrühe • 1 cm Ingwer • 1 TL Sojasauce

- Brokkoli waschen und in Röschen teilen. Stiele schälen und kleinschneiden. Sellerie und Lauch waschen und in Stücke bzw. Ringe schneiden. Petersilie und Minze waschen, trocken schütteln, Blättchen abzupfen und hacken. Knoblauch schälen und durchpressen.

- Öl in einem Topf erhitzen und Sellerie und Lauch darin anbraten. Brokkoli zugeben und die Brühe angießen. Zum Kochen bringen und 10 Minuten bei schwacher Hitze köcheln lassen, bis das Gemüse gar ist.

- Ingwer schälen und fein reiben. Den dabei entstehenden Saft mit der Hand in die Suppe pressen. Die Suppe pürieren und mit Sojasauce abschmecken.

» Rote-Linsen-Suppe

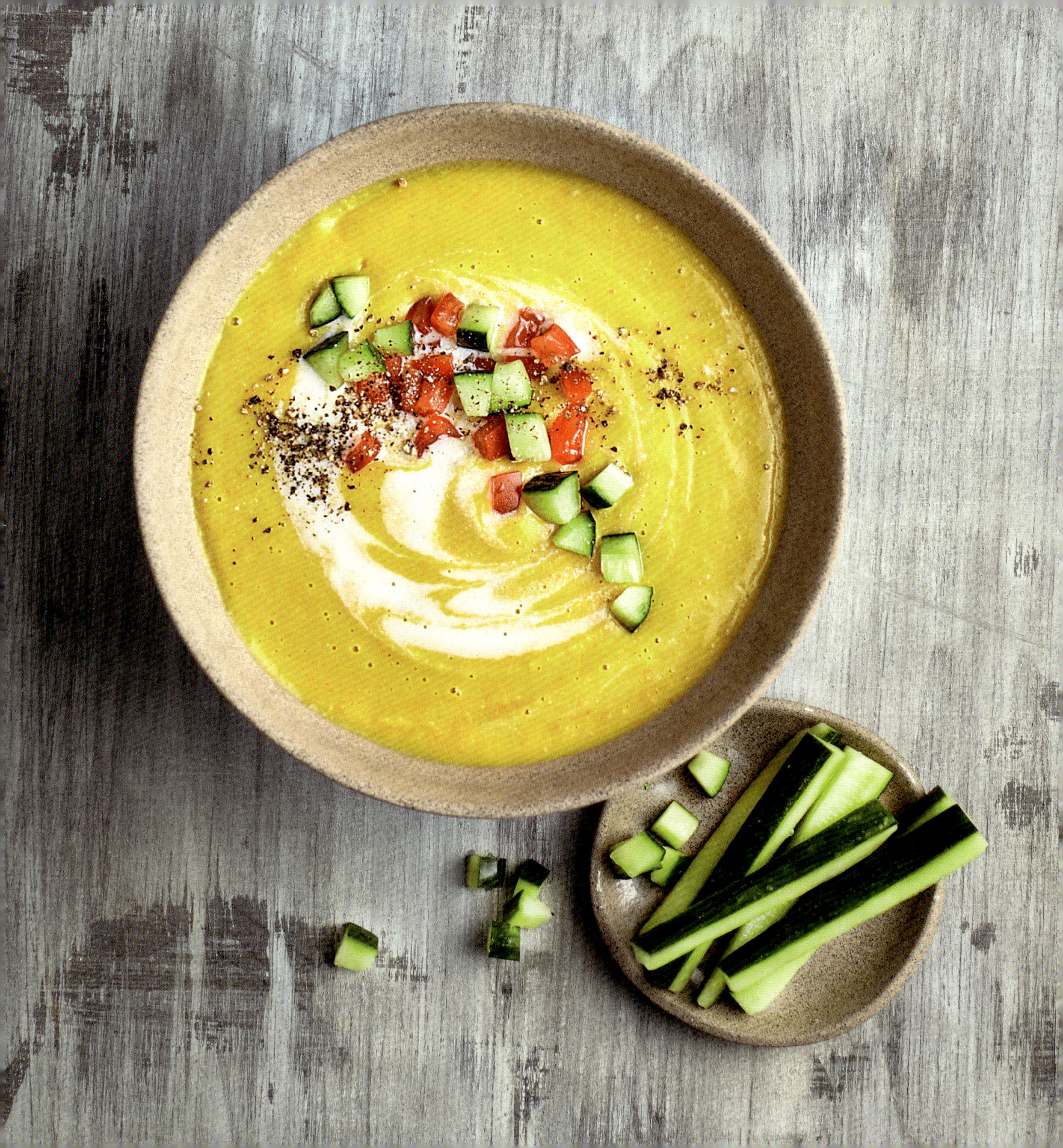

WOHLTUENDE HAUPTMAHLZEITEN

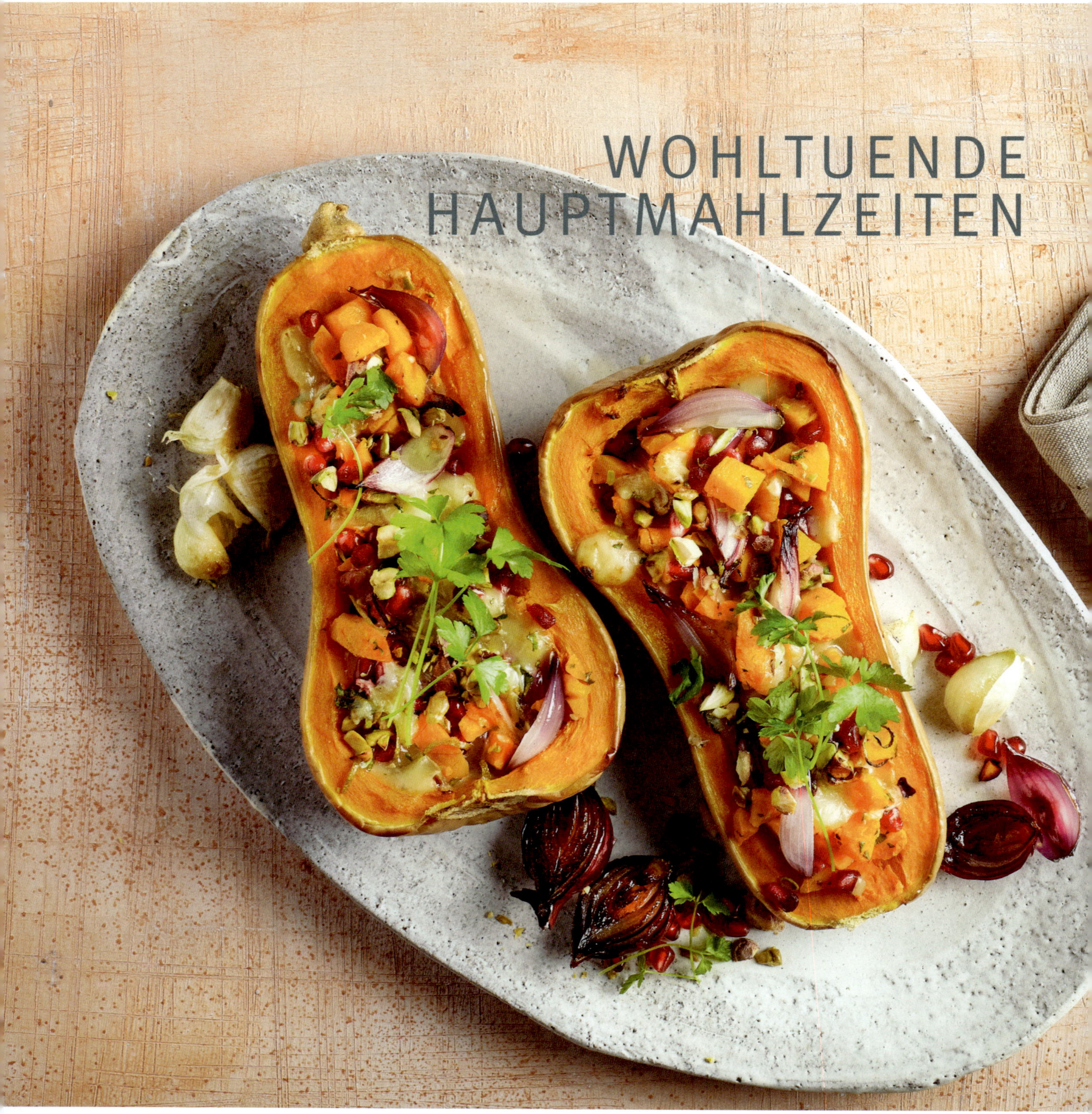

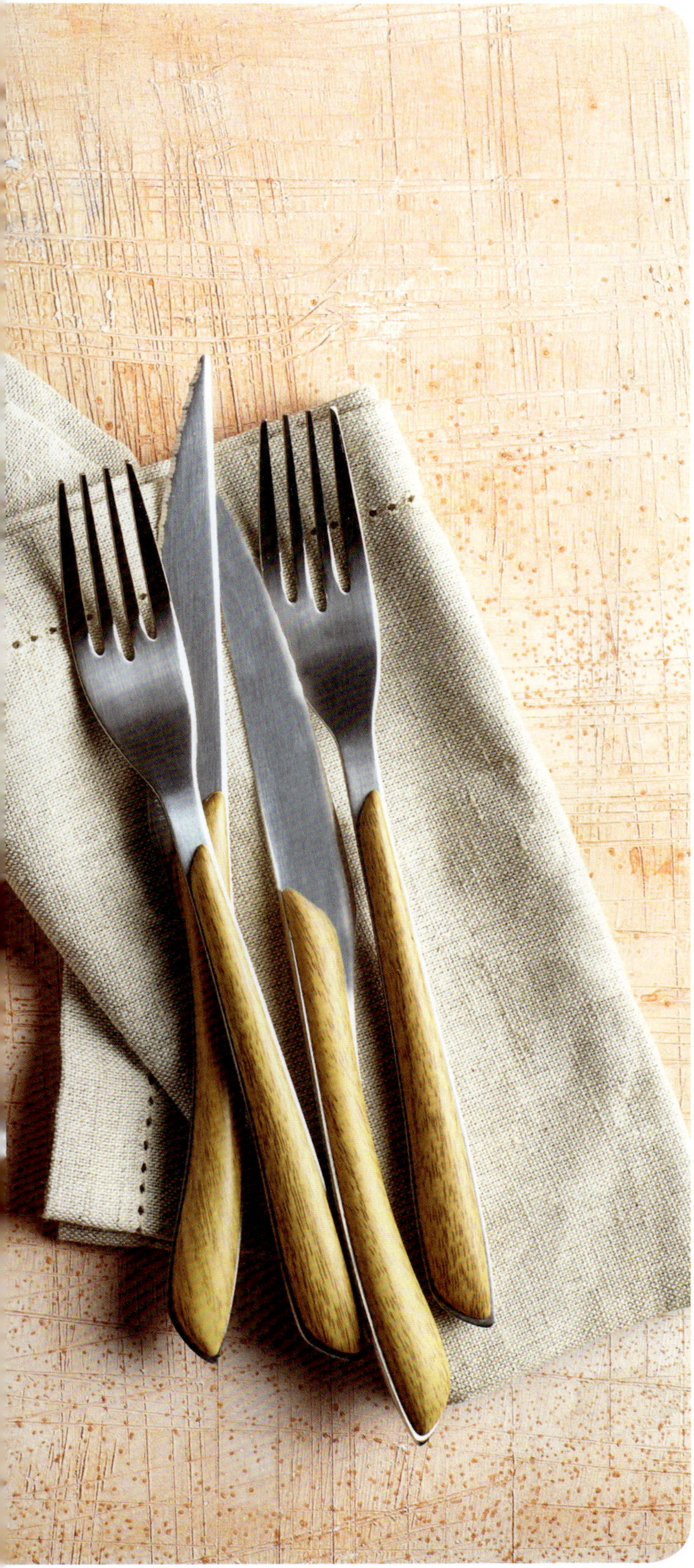

Gefüllter Kürbis mit Ziegengouda

Für 2 Portionen
⏲ 60 Min.

1 Butternuss-Kürbis (ca. 900 g) • 1 EL Olivenöl • Salz • frisch gemahlener schwarzer Pfeffer • ½ Bio-Limette • ½ Granatapfel • 100 g Ziegengouda • ½ Bund glatte Petersilie • 1 EL Pistazienkerne • 1 TL flüssiger Honig • 3 Schalotten • 1 Knoblauchzehe

- Backofen auf 200 °C vorheizen. Kürbis waschen, trockenreiben und längs halbieren. Die Kerne mit einem Löffel herausschaben. Kürbishälften mit der Schnittfläche nach oben nebeneinander auf ein Backblech legen, mit dem Öl beträufeln, salzen und pfeffern. Im vorgeheizten Backofen ca. 40 Minuten backen.

- In der Zwischenzeit die Limettenschale abreiben und den Saft auspressen. Granatapfelkerne herauslösen. Käse in kleine Würfel schneiden. Petersilie waschen, trocken schütteln und fein hacken. Granatapfelkerne, Käse, Petersilie, Pistazien, Honig, Limettensaft und -schale mischen, salzen und pfeffern.

- Schalotten ungeschält längs halbieren. Zusammen mit der ungeschälten Knoblauchzehe nach 15 Minuten Backzeit mit auf das Backblech geben.

- Kürbis aus dem Ofen nehmen. Das Innere von Schalotten und Knoblauch aus den Schalen lösen und grob hacken.

- Ca. 1 EL Kürbisfleisch aus jeder Hälfte herausschaben und hacken. Schalotten, Knoblauch und Kürbisfleisch zur Granatapfelmischung geben, unterrühren und die Kürbisse damit füllen. Ca. 10 Minuten bei gleicher Temperatur weiterbacken.

Röstgemüse-Linsen-Bowl mit Joghurt-Zitronen-Sauce

Für 2 Portionen
50 Min.

90 g Belugalinsen • 300 g Rote Bete • 150 g Ringelbete oder Gelbe Bete • 2 kleine Möhren • ½ kleine Süßkartoffel • 1 rote Zwiebel • 2 TL Olivenöl • je ½ TL edelsüßes Paprikapulver, gemahlener Kreuzkümmel, gemahlener Koriander und gemahlener Kardamom • 1 Msp. Zimt • 1 Msp. frisch geriebene Muskatnuss • Salz

Für die Sauce

75 g Joghurt • 2 EL natives Olivenöl extra • etwas abgeriebene Schale von 1 Bio-Zitrone • 2 EL frisch gepresster Zitronensaft • ½ EL fein gehackte glatte Petersilie • Salz

- Die Linsen in einem Sieb unter fließendem Wasser waschen und in einen Topf mit der dreifachen Menge Wasser geben. Etwa 30 Minuten kochen.

- Backofen auf 200 °C vorheizen. Bete schälen (für Rote Bete am besten Gummihandschuhe tragen, da sie stark färben) und in Spalten schneiden. Möhren und Süßkartoffel ebenfalls schälen und in Stifte schneiden. Zwiebel schälen und in Spalten schneiden.

- Das Gemüse auf ein großes Backblech geben. Olivenöl mit den Gewürzen verrühren, salzen und das Gemüse gut damit vermischen. Etwa 30 Minuten backen. Dann das Gemüse wenden und in 10–15 Minuten fertiggaren.

- Linsen abgießen und salzen. Zutaten für die Sauce verrühren und abschmecken. Linsen und Gemüse in Schalen verteilen und die Joghurtsauce darübergeben.

Tipp Wer keine Ringelbeete oder Gelbe Bete bekommt, ersetzt sie einfach durch die erdiger schmeckende Rote Bete.

Dinkel-Flammkuchen mit Grünkohl

Für 2 Portionen
45 Min.

Für den Teig

150 g Vollkorn-Dinkelmehl plus etwas für die Arbeitsfläche • 1 Prise Salz

Für den Belag

130 g Grünkohl • 2 Zwiebeln • 80 g fester Räuchertofu • 200 g Schmand • Salz • frisch gemahlener schwarzer Pfeffer

- Mehl und Salz mit 90 ml Wasser so lange zu einem Teig kneten, bis er nicht mehr so stark klebt. Dann in einer Schüssel zugedeckt 30 Minuten ruhen lassen.

- In der Zwischenzeit Grünkohlblätter waschen, vom Stiel und in mundgerechte Stücke zupfen. Etwas Wasser in einem mittelgroßen Topf aufkochen und den Grünkohl etwa 2 Minuten blanchieren. Zwiebel schälen und in Spalten schneiden. Tofu fein würfeln. Den Backofen auf 250 °C Umluft vorheizen.

- Teig nochmals kurz durchkneten und auf einer bemehlten Arbeitsfläche zu dünnen Fladen ausrollen. Auf mit Backpapier belegten Backbleche oder Backroste legen.

- Schmand auf dem Teig verstreichen, dabei einen schmalen Rand lassen. Dann Grünkohl, Zwiebeln und Räuchertofu gleichmäßig auf dem Flammkuchen verteilen. Salzen und pfeffern.

- Im vorgeheizten Ofen ca. 10 Minuten bis zur gewünschten Bräune backen.

Graupenrisotto mit Spargel

Für 2 Portionen
⏲ 40 Min.

Für das Risotto
200 g Gerstengraupen • 1 Schalotte • 1 Knoblauchzehe • 1 EL Olivenöl • 1 l Gemüsebrühe • 500 g grüner Spargel • 100 g Sahne
Für das Pesto
½Bund Petersilie • 1 Knoblauchzehe • 75 g geschälte Haselnüsse • 150 ml Olivenöl • 2 EL gehackte Haselnüsse

● Graupen 10 Minuten in Wasser einweichen. In der Zwischenzeit Schalotte und Knoblauchzehe schälen, fein hacken und in einem Topf mit dem Olivenöl glasig schwitzen. Graupen abgießen und zu den Schalotten geben. Kurz aufkochen, dann mit der Gemüsebrühe ablöschen. 30 Minuten köcheln lassen, bis die Graupen die gewünschte Cremigkeit erreicht haben.

● In der Zwischenzeit den Spargel im unteren Drittel schälen, die holzigen Enden entfernen und die Stangen in 2 cm große Stücke schneiden. In kochendem Salzwasser ca. 3 Minuten blanchieren und abgießen.

● Für das Pesto die Petersilie grob hacken und den Knoblauch schälen. Beides mit geschälten Haselnüssen und Olivenöl zu einem Pesto mixen.

● Die Sahne unter das Risotto rühren. Das Risotto mit dem Spargel und dem Pesto auf Teller geben und mit den gehackten Haselnüssen bestreuen.

Nährstoff on top Ersetzen Sie etwa ein Drittel des Olivenöls für das Pesto durch Leinöl. Und verwenden Sie statt der Sahne Sojacreme.

Spitzkohl mit Tofu-Zitronen-Sauce

Für 2 Portionen
⏲ 25 Min.

1 Zwiebel • 1 Bio-Zitrone • 150 ml Gemüsebrühe • 1 kleiner Spitzkohl • 2 EL Olivenöl • 2 Knoblauchzehen • 3 Zitronenthymianzweige • 100 g Tofu • Salz • frisch gemahlener schwarzer Pfeffer • gemahlener Koriander • Cayennepfeffer • grobes Salz

● Zwiebel schälen und fein würfeln. Von der Zitrone ⅓ der Schale abreiben. Dann die Zitrone halbieren und auspressen. Gemüsebrühe in einem Topf aufkochen. Zitronenschale und Zwiebel dazugeben und bei schwacher Hitze etwa 10 Minuten zugedeckt kochen lassen.

● In der Zwischenzeit Spitzkohl waschen und achteln. Den Strunk so herausschneiden, dass die Blätter noch zusammenhalten. Das Öl in einer großen beschichteten Pfanne erhitzen. Spitzkohl darin bei mittlerer Hitze etwa 4 Minuten braten.

● Knoblauch schälen und in dünne Scheiben schneiden. Zitronenthymian waschen, trockenschütteln und die Blättchen abzupfen. Spitzkohl wenden, Knoblauch und Zitronenthymian dazugeben und weitere 4 Minuten braten.

● Tofu würfeln, zum Zwiebel-Zitronen-Sud geben, aufkochen und alles mit einem Pürierstab pürieren. Mit Salz, Pfeffer, etwas Zitronensaft, Koriander und Cayennepfeffer abschmecken. Gebratenen Spitzkohl mit etwas Salz bestreuen. Mit der Tofu-Zitronen-Sauce servieren.

Tipp Wenn Sie keinen Zitronenthymian bekommen, geht auch frischer oder getrockneter Thymian.

Süßkartoffel-Schupfnudeln mit Sauerkraut

Für 2 Portionen
1 Std. 45 Min.

Für die Schupfnudeln
- 300 g Süßkartoffeln
- 1 Prise Zimt
- Cayennepfeffer
- ½ EL Öl
- 75 g Vollkorn-Dinkelmehl, evtl. etwas mehr
- 60 g Speisestärke
- Salz

Für das Sauerkraut
- 250 g Sauerkraut
- 1 Zwiebel
- 2 ½ EL Öl
- 125 ml trockener Weißwein oder Gemüsebrühe
- 2 ½ EL Agavendicksaft
- 1 Msp. gemahlene Kurkuma
- 1 Msp. gemahlene Nelken
- 75 g Sahne
- Salz
- edelsüßes Paprikapulver
- frisch gemahlener schwarzer Pfeffer
- 100 g Räuchertofu
- ½ EL Sojasauce
- 1 Apfel

● Backofen auf 200 °C vorheizen. Die Süßkartoffeln im Ganzen auf ein mit Backpapier ausgelegtes Backblech legen und im vorgeheizten Backofen in 1 Stunde weich garen. Dann aus dem Ofen nehmen, 10 Minuten abkühlen lassen, schälen und pürieren. Zimt, Cayennepfeffer, ½ EL Öl, Mehl und Stärke dazugeben und alles zu einem geschmeidigen Teig kneten. Nach Bedarf noch etwas Mehl dazugeben. Mit Salz abschmecken.

● In der Zwischenzeit das Sauerkraut in einem Sieb abtropfen lassen. Die Zwiebel schälen und fein würfeln. 1 EL Öl in einem Topf erhitzen, Zwiebeln darin glasig anbraten und das Sauerkaut hinzufügen. Weißwein, 2 EL Agavendicksaft, Kurkuma, Cayennepfeffer und gemahlenen Nelken dazugeben und das Sauerkraut aufkochen. Ca. 8 Minuten kochen lassen, dann die Sahne dazugeben und mit Salz, Paprikapulver und Pfeffer abschmecken.

● In der Zwischenzeit reichlich Salzwasser in einem großen Topf zum Kochen bringen, dann auf schwache Hitze reduzieren. Den Teig mit den Händen zu Schupfnudeln formen und im leicht siedenden Wasser 5–7 Minuten garen. In kaltem Wasser abschrecken und abtropfen lassen.

● Tofu fein würfeln und in einer kleinen Pfanne in ½ EL Öl rundherum braun braten. Die Sojasauce dazugeben und etwas einkochen. Tofu mit Salz, Pfeffer und Zitronensaft abschmecken. Über das Sauerkraut geben.

● Apfel waschen, halbieren, das Kerngehäuse entfernen und das Fruchtfleisch in Spalten schneiden. 1 EL Öl in einer Pfanne erhitzen und die Apfelspalten darin 2–3 Minuten von allen Seiten anbraten. Den restlichen Agavendicksaft dazugeben und karamellisieren lassen.

● Das restliche Öl in einer großen, beschichteten Pfanne erhitzen und die Schupfnudeln darin 3–4 Minuten unter gelegentlichem Wenden braten. Die Apfelspalten unter die Schupfnudeln heben.

● Schupfnudeln und Sauerkraut zusammen servieren.

Nährstoff on top Die Sahne für das Sauerkraut durch Sojacreme ersetzen. Die bringt hilfreiche Phytoöstrogene mit.

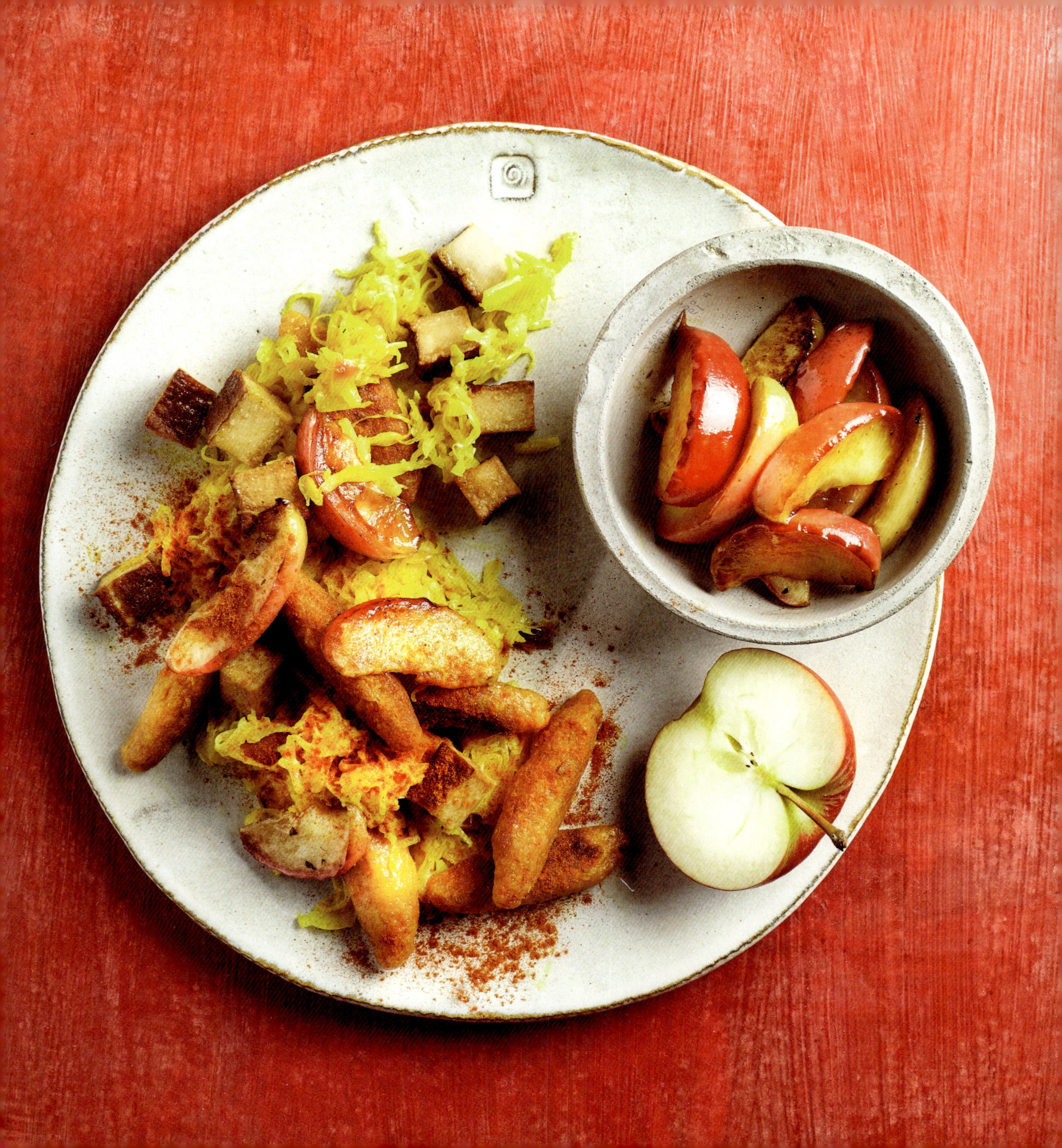

Bohnen-Hafer-Frikadellen mit Zucchini-Joghurt-Dip

Für 2 Portionen
35 Min.

½ rote Zwiebel • 1 Knoblauchzehe • 1 kleine Möhre • 2 EL Olivenöl • ½ EL Tomatenmark • 30 g Haferflocken • 30 g Walnusskerne • ½ Bund Petersilie • 250 g Kidneybohnen (Dose; Abtropfgewicht) • Salz • frisch gemahlener schwarzer Pfeffer • edelsüßes Paprikapulver • gemahlener Kreuzkümmel

- Den Backofen auf 180 °C vorheizen. Zwiebel, Knoblauch und Möhre schälen, fein hacken und in 1 EL Öl in einer Pfanne bei mittlerer Hitze 3 Minuten dünsten. Tomatenmark zugeben und 2–3 Minuten rösten.

- Haferflocken in einem Mörser fein zerstoßen. Walnüsse fein hacken. Petersilie waschen, trocken schütteln und ebenfalls hacken. Kidneybohnen mit einer Gabel zerdrücken.

- Alles mit Salz, Pfeffer, Paprika und Kreuzkümmel würzen. Mit den Händen verkneten und aus der Masse 6 kleine Frikadellen formen.

- Restliches Öl in einer Pfanne erhitzen und die Frikadellen darin bei mittlerer Hitze beidseitig je 3 Minuten braten. Dann in eine Auflaufform geben und im vorgeheizten Backofen 10 Minuten backen.

Tipp Gut schmeckt auch ein Dip aus Joghurt und geraspelten Zucchini, mit etwas Majoran und Zitronensaft abgeschmeckt, zu den Frikadellen.

Spinat-Bohnen-Curry

Für 2 Portionen
20 Min. + Auftauzeit

400 g TK-Spinat • 1 Dose weiße Bohnen (265 g Abtropfgewicht) • 1 Zwiebel • 2 Knoblauchzehen • 1 rote Chilischote • 1 EL frisch geriebener Ingwer • 2 EL Öl • 1–1 ½ EL Curry • 200 ml Kokosmilch • Salz

- Spinat nach Packungsanleitung auftauen. Bohnen in einem Sieb mit kaltem Wasser waschen. Zwiebel und Knoblauch schälen und würfeln. Chilischote waschen und in feine Ringe oder Stücke schneiden. Ingwer schälen und fein reiben.

- Öl in einer Pfanne oder einem großen Topf erhitzen. Zwiebel und Chilischote darin bei mittlerer Hitze andünsten. Dann Knoblauch, Ingwer und Currypulver zufügen und kurz mitdünsten.

- Kokosmilch, Bohnen, Spinat und Salz hinzugeben. Einige Bohnen leicht zerdrücken, damit die Sauce etwas dicker wird. Alles einige Minuten köcheln lassen, bis die gewünschte Konsistenz erreicht ist. Falls nötig, noch etwas Wasser hinzufügen.

Nährstoff on top Ersetzen Sie einen Teil des Currys durch die entzündungshemmende Kurkuma.

Tipp Dazu passt Vollkorn-Basmatireis.

Zoodles mit Linsenbolognese

Für 2 Portionen
35 Min.

1 Zwiebel • 1 Knoblauchzehe • 1 große Möhre • 2 EL Olivenöl • 1 Prise Zucker • 100 g rote Linsen • 2 EL Tomatenmark • 500 ml Gemüsebrühe • 1 Spritzer Weißweinessig • italienische Kräuter • Salz • frisch gemahlener schwarzer Pfeffer • 2 kleine Zucchini • 2 EL Olivenöl

- Zwiebel, Knoblauch und Möhre schälen und in kleine Würfel schneiden. Olivenöl erhitzen und die Würfel darin anschwitzen. Den Zucker darübergeben und karamellisieren lassen.

- In der Zwischenzeit die Linsen in einem Sieb waschen. Zu den Möhren geben und kurz mitbraten. Tomatenmark hinzufügen und unter Rühren anrösten. Mit Brühe und Essig ablöschen. Alles aufkochen lassen und kräftig mit italienischen Kräutern würzen.

- Etwa 15 Minuten köcheln lassen, bis die Linsen gar sind, dann mit Salz und Pfeffer abschmecken.

- In der Zwischenzeit die Zucchini waschen und mit einem Spiralschneider in sehr feine Streifen schneiden oder das Fruchtfleisch mit dem Sparschäler zu Bandnudeln schneiden.

- Öl in einer Pfanne erhitzen und die Zucchininudeln darin 2–4 Minuten unter Wenden dünsten, dabei leicht salzen. Mit der Linsenbolognese anrichten.

Kässpätzle

Für 2 Portionen
40 Min.

30 g Butter • 100 g Emmentaler • 2 kleine Zwiebeln • einige Petersilienstängel • Salz • 3 Eier • 45 g Chiasamen • 45 g Sojamehl • 1 Msp. gemahlene Kurkuma • frisch gemahlener schwarzer Pfeffer

- Backofen auf 120 °C vorheizen und eine kleine Auflaufform mit 1 EL Butter fetten. In den Ofen stellen. Käse reiben. Die Zwiebeln schälen und in schmale Ringe schneiden. Die Petersilie waschen und trocken schütteln.

- Eier in einer Schüssel mit einer Gabel verquirlen. Chia-Samen in der Küchenmaschine fein mahlen und mit Sojamehl, etwas Salz und Kurkuma glatt verrühren. Nach und nach mit den Eiern zu einem halbfesten Teig verrühren. Reichlich Salzwasser in einem großen Topf zum Kochen bringen.

- Die Hitze reduzieren, sodass das Salzwasser nur noch siedet. Den Teig portionsweise über ein Spätzlebrett in das Wasser schaben oder durch eine Spätzlepresse hineindrücken. Wenn die Spätzle an die Oberfläche steigen, mit einer Schaumkelle herausheben, abtropfen lassen und jede Portion sofort in die Backofenform geben, mit etwas Käse bestreuen und mit Pfeffer würzen. Mit jeder weiteren Spätzleportion ebenso verfahren. Im Ofen warmhalten.

- Die restliche Butter in einer Pfanne erhitzen, bis sie schäumt. Die Zwiebeln darin goldgelb bis goldbraun und weich dünsten. Spätzle mit Zwiebeln und mit Petersilie garniert servieren.

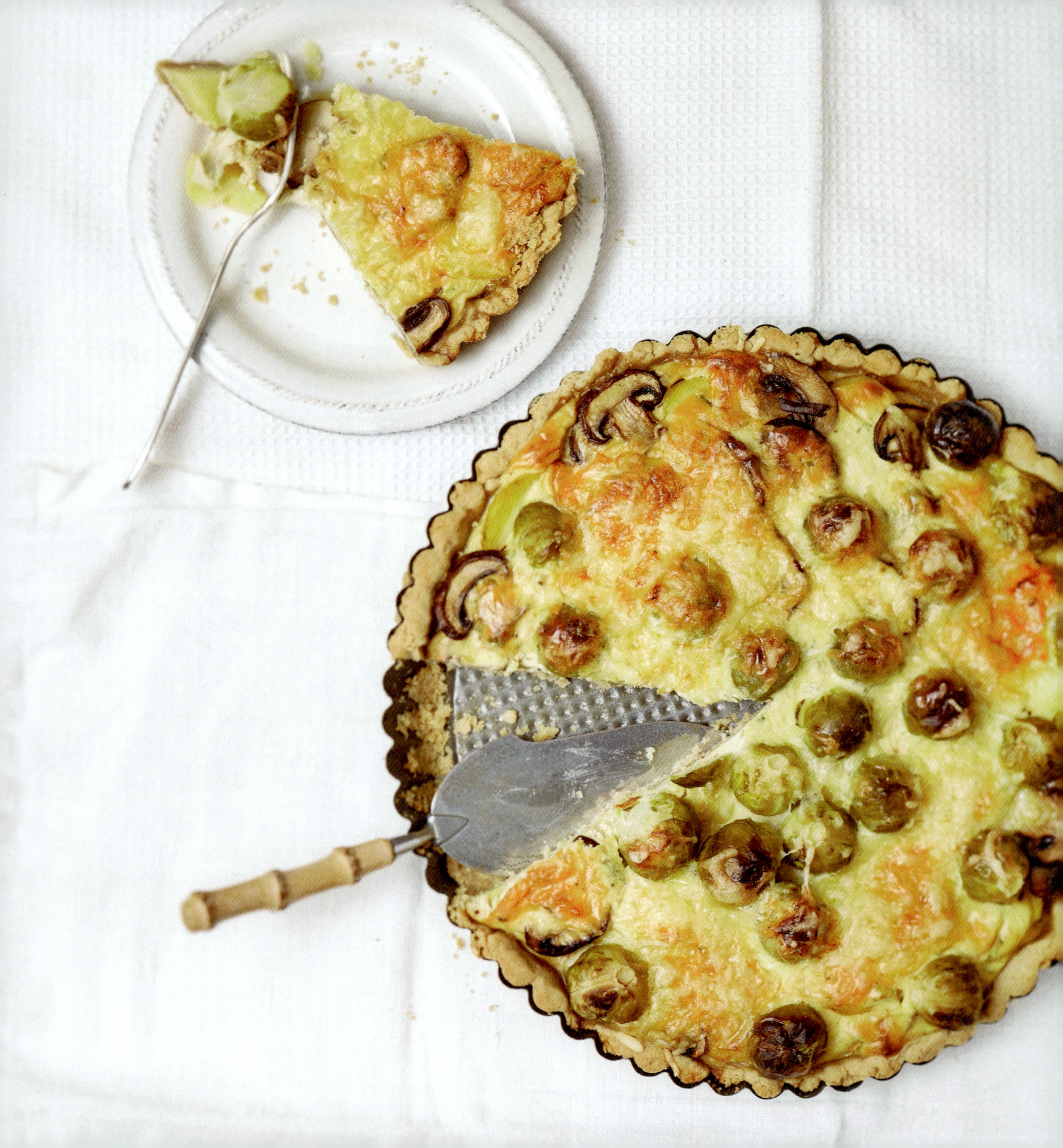

Kartoffel-Rosenkohl-Tarte

Für 2 Personen
⏲ 60 Min. + 60 Min. Ruhezeit + 40 Min. Backzeit

90 g kalte Butter plus etwas für die Form • 75 g Weizenmehl (Type 550) • 75 g Roggenmehl (Type 1150) • Salz • 3 Eier • 250 g Kartoffeln • 250 g Rosenkohl • 125 g Shiitakepilze • 125 g Schmand • 2–3 EL Senf • 1 EL gehackte Petersilie • frisch gemahlener schwarzer Pfeffer • frisch geriebene Muskatnuss • 60 g Gruyère

- 75 g Butter in Würfel schneiden. Mit Mehl, ½ TL Salz und 1 Ei mit kalten Händen verkneten und zu einer Kugel formen. In Frischhaltefolie wickeln und 1 Stunde kaltstellen.

- Kartoffeln gründlich waschen und ungeschält in kochendem Wasser 25 Minuten garen. Dann leicht abkühlen lassen, pellen und in Scheiben schneiden. Rosenkohl waschen, größere Röschen halbieren. In leicht gesalzenem kochendem Wasser ca. 5 Minuten garen.

- Pilze putzen und in Scheiben schneiden. Restliche Butter in einer Pfanne erhitzen und die Pilze darin kurz anbraten.

- Schmand mit Senf, restlichen Eiern und Petersilie verrühren. Mit Salz, Pfeffer und Muskat würzen. Den Backofen auf 200 °C vorheizen.

- Teig ½ cm dick ausrollen. Eine kleine Tarteform fetten und mit dem Teig auskleiden. Teig mit Kartoffeln, Pilzen und Rosenkohl belegen. Den Eierschmand darübergießen. Den Käse reiben und darüberstreuen.

- Im vorgeheizten Ofen ca. 40 Minuten backen.

« Kartoffel-Rosenkohl-Tarte

Chili sin Carne mit schwarzen Bohnen

Für 2 Portionen
⏲ 60 Min.

1 kleine rote Zwiebel • 1 Knoblauchzehe • ½ EL Olivenöl • 1 Möhre • ½ Selleriestange • 1 rote Paprikaschote • 1 Lorbeerblatt • ½ TL Thymian • 1 TL geräuchertes Paprikapulver • ½ TL Chilipulver • 1 TL gemahlener Kreuzkümmel • ½ TL Salz • 250 g schwarze Bohnen (Dose) • 400 g stückige Tomaten (Dose) • 150 ml Gemüsebrühe • 1–2 EL frisch gepresster Zitronensaft • ½ Avocado

- Zwiebel und Knoblauch schälen und fein würfeln. Das Olivenöl in einem Topf erhitzen und die Zwiebeln einige Minuten glasig anschwitzen. In der letzten Minute den Knoblauch zugeben.

- Möhren, Sellerie und Paprika putzen, fein würfeln und in den Topf geben und mitdünsten, bis das Gemüse weich ist.

- Gewürze zugeben und ca. 1 Minute mitdünsten. Bohnen abgießen, abtropfen lassen und mit Tomaten und Gemüsebrühe zugeben. Umrühren, aufkochen und mindestens 30 Minuten köcheln lassen. Dabei immer wieder umrühren. Zuletzt den Zitronensaft zugeben und abschmecken.

- Die halbe Avocado schälen, den Stein entfernen, das Fleischfleisch würfeln und auf den Tellern als Topping darübergeben.

Tipp Wer etwas mehr Zeit mitbringt, nimmt statt der Bohne aus der Dose gut 100 g getrocknete schwarze Bohnen, weicht sie über Nacht ein und kocht sie am nächsten Tag nach Packungsanweisung weich.

Knuspriger Vollkorn-Brokkolifladen

Für 2 Portionen

45 Min. + 60 Min. Gehzeit + 20 Min. Backzeit

Für den Teig

- ¼ Würfel Hefe (10 g)
- 100 g Vollkorn-Dinkelmehl plus etwas für die Arbeitsfläche
- 75 g Roggenmehl (Type 970)
- ½ TL Salz
- 1 ½ EL Olivenöl

Für den Belag

- ½ Brokkoli
- Salz
- 1 rote Chilischote
- 75 g Räuchertofu
- 1 kleine Zwiebel
- 125 g saure Sahne
- 1 Eigelb
- 1 EL Schnittlauchröllchen
- 1 EL geriebener Parmesan
- frisch gemahlener schwarzer Pfeffer

● Für den Teig die Hefe mit 80 ml lauwarmem Wasser glattrühren. Mehl mit dem Salz in einer Schüssel mischen, in die Mitte eine Mulde drücken, die Hefe mit dem Öl hineingießen und alles zu einem glatten Teig verkneten. Nach Bedarf noch etwas Mehl oder Wasser ergänzen. Den Teig auf einer bemehlten Arbeitsfläche ca. 10 Minuten kräftig durchkneten, dann zugedeckt ca. 1 Stunde gehen lassen.

● Backofen auf 220 °C vorheizen. Brokkoli waschen, in Röschen teilen und die Röschen in kochendem Salzwasser ca. 2 Minuten blanchieren. Anschließend abgießen, kalt abschrecken, abtropfen lassen und etwas abkühlen lassen. Chili waschen, Samen entfernen und die Schote in Ringe schneiden. Tofu in kleine Würfel schneiden. Die Zwiebel schälen und in dünne Ringe schneiden. Brokkoliröschen in Scheiben schneiden. Saure Sahne mit Eigelb, Schnittlauch und Parmesan verrühren. Mit Salz und Pfeffer abschmecken.

● Teig auf einer bemehlten Arbeitsfläche dünn zu zwei Fladen ausrollen und auf ein mit Backpapier belegtes Backblech legen. Mit der Creme bestreichen und mit Brokkoli, Chili- und Zwiebelringen sowie dem Tofu belegen.

● Im vorgeheizten Ofen in 15–20 Minuten goldgelb backen.

Nährstoff on top Sie können statt der sauren Sahne auch Sojacreme verwenden, in die Sie für den säuerlichen Geschmack ein paar Tropfen Zitronensaft rühren.

Chicorée-Kartoffel-Auflauf mit Schafskäse

Für 2 Personen
⏲ 50 Min.

- 4 Chicorée
- Öl zum Braten
- 450 g mehligkochende Kartoffeln
- Salz
- frisch gemahlener schwarzer Pfeffer
- 100 ml Milch
- 1 ½ EL Butter
- frisch geriebene Muskatnuss
- 1 Granatapfel
- 150 g Sahne
- 1 Ei
- 100 g Schafskäse

● Chicorée waschen und längs halbieren. Den Strunk nur so wenig abschneiden, dass die Blätter noch zusammenhalten.

● Öl in einer Pfanne erhitzen und Chicoréehälften darin bei mittlerer Hitze von beiden Seiten braun anbraten. Dann etwas Wasser zugeben, den Deckel auflegen und den Chicorée in 10 Minuten weich, aber noch bissfest dünsten.

● In der Zwischenzeit die Kartoffeln waschen, schälen und in grobe Stücke schneiden. In einem Topf mit kaltem Wasser bedecken, ½ TL Salz zugeben, aufkochen lassen und die Kartoffeln in ca. 15 Minuten zugedeckt weich garen.

● Dann das Wasser abgießen und Milch und Butter zugeben. Kartoffeln mit dem Kartoffelstampfer zu einem groben Püree stampfen und mit Salz, Pfeffer und Muskatnuss abschmecken. Den Backofen auf 200 °C vorheizen.

● Kartoffelpüree in einer Auflaufform verteilen und glattstreichen. Chicorée darauf verteilen. Granatapfel halbieren und den Saft mit der Zitruspresse auspressen. Mit Sahne, Ei, Pfeffer und Salz verquirlen. Die Mischung auf dem Chicorée verteilen.

● Schafskäse in Stücke schneiden und auf dem Auflauf verteilen. Im Ofen etwa 20 Minuten backen, bis die Eier-Sahne-Mischung gestockt und der Schafskäse etwas gebräunt ist.

Nährstoff on top Sojacreme statt Sahne verwenden.

Tipp Den Chicorée können Sie durch eine andere Bittersalat-Sorte ersetzen, die sich ebenso zum Schmoren eignet: Radicchio. Schneiden Sie dafür den Kopf in Streifen, braten Sie ihn in etwas Öl an und dünsten Sie ihn mit geschlossenem Deckel, bis er zusammenfällt, aber noch etwas bissfest ist.

Grüne Bohnen mit Tempeh

Für 2 Portionen
15 Min.

450 g grüne Bohnen • Salz • 4 EL Olivenöl • 200 g Tempeh • frisch gemahlener schwarzer Pfeffer • 1 Handvoll frisches Basilikum • 1 Knoblauchzehe • 5 EL Tahin • 4 EL frisch gepresster Zitronensaft

- Bohnen putzen, waschen und in kochendem Salzwasser 6–8 Minuten kochen.

- 1 EL Öl in einer Pfanne erhitzen. Tempeh in 1–2 cm große Stücke schneiden und von allen Seiten ca. 3 Minuten kräftig anbraten. Mit Salz und Pfeffer würzen, danach vom Herd nehmen. Basilikum waschen, trocken schütteln und die Blätter abzupfen.

- Knoblauch schälen und fein hacken. Knoblauch, Tahin, restliches Olivenöl und Zitronensaft in einer kleinen Schüssel mischen und mit Salz und Pfeffer abschmecken.

- Bohnen abgießen unter kaltem Wasser abschrecken und zusammen mit dem Tempeh und der Sauce servieren. Mit dem Basilikum garnieren.

Tipp Dazu passt Vollkorn-Basmatireis.

Bratreis mit Edamame

Für 2 Personen
50 Min.

180 ml Gemüsebrühe • 80 g Vollkornreis • 2 TL Öl • 2 Frühlingszwiebeln mit Grün • 400 g Edamame (etwa 200 g ohne Hülsen) • 2 Eier • ½ Nori-Blatt • 1 ½ EL Sojasauce • Salz • frisch gemahlener schwarzer Pfeffer

- Brühe mit dem Reis in einer Pfanne aufkochen und zugedeckt bei schwacher Hitze ca. 40 Minuten köcheln, bis der Reis das ganze Wasser aufgesogen hat. Dann aus der Pfanne nehmen und beiseitestellen. Die Frühlingszwiebeln waschen und in Ringe schneiden. Die Edamame aus den Hülsen lösen.

- Öl in einer beschichteten Pfanne erhitzen. Zwiebeln und Edamame ca. 3 Minuten unter Rühren braten, dann herausnehmen.

- Noriblatt fein hacken und Eier verquirlen. In die Pfanne geben und unter Hin-und-her-Schieben mit dem Pfannenwender stocken, bis die Eimasse leicht fest ist.

- Reis zugeben und weiterrühren. Dann auch Sojasauce und beiseitegestelltes Gemüse zugeben, vermischen, salzen und pfeffern.

Kichererbsencurry

Für 2 Personen
30 Min.

1 Zwiebel • 1 Knoblauchzehe • ½ rote Chilischote • 1 EL Öl • 375 g stückige Tomaten (Dose) • 200 ml Kokosmilch • 250 g Kichererbsen (Dose) • 1½ EL Speisestärke • 1 TL gemahlene Kurkuma • 1 TL Garam-Masala-Würzöl • Salz • frisch gemahlener schwarzer Pfeffer • frischer Koriander

- Zwiebel und Knoblauch schälen und fein hacken. Chilischote waschen, Kerne entfernen und die Schote ebenfalls fein hacken.

- Öl in einem Wok oder einer tiefen Pfanne erhitzen und die Zwiebel darin einige Minuten glasig dünsten, dann Chili und Knoblauch zugeben und einige weitere Minuten dünsten.

- Tomaten, Kokosmilch und Kichererbsen dazugeben und bei mittlerer Hitze einige Minuten köcheln lassen. Stärke, Kurkuma und Garam-Masala-Würzöl unterrühren und mit Salz und Pfeffer würzen. Mit Koriander garnieren.

Tipp Dazu passt Vollkorn-Jasminreis.

» Kichererbsencurry

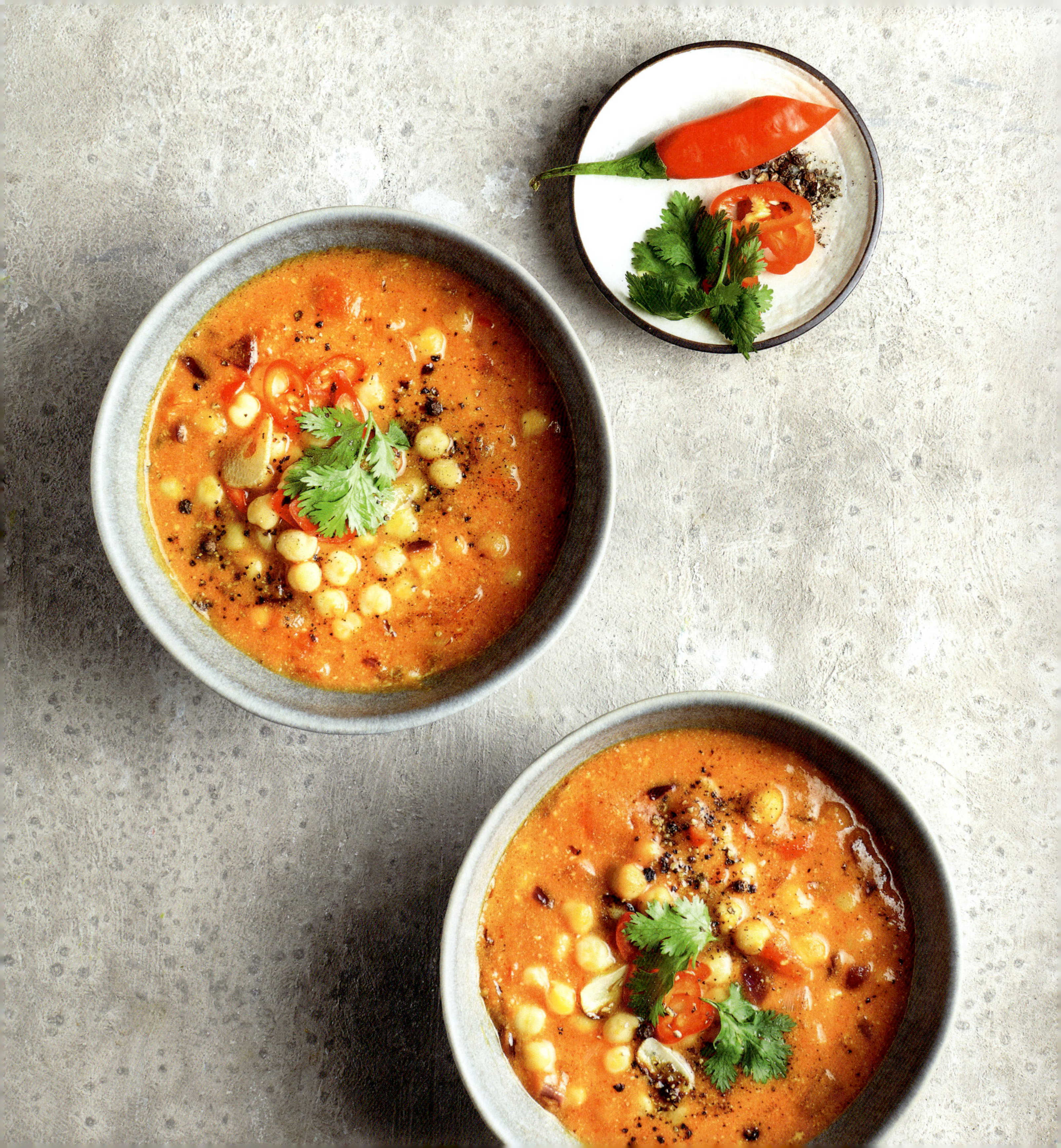

Wirsingrouladen mit Linsenfüllung

Für 2 Portionen
45 Min.

- 1 kleine Zwiebel
- 1 Knoblauchzehe
- 1 ½ EL Öl
- 250 ml Gemüsebrühe
- 125 g rote Linsen
- ½ Granatapfel
- ½ TL Garam Masala (indische Gewürzmischung)
- 1 Prise gemahlener Ingwer
- Salz
- frisch gemahlener schwarzer Pfeffer
- 6 große Wirsingblätter
- 75 ml Sojacreme
- ½ TL Speisestärke
- ¼ Bund Koriander oder Petersilie
- ½ EL frisch gepresster Zitronensaft

● Zwiebel und Knoblauch schälen und fein hacken. 1 EL Öl in einer Pfanne erhitzen. Die Hälfte der Zwiebel und gesamten Knoblauch darin bei mittlerer Hitze glasig dünsten. 150 ml Brühe angießen, Linsen zufügen und in 7–10 Minuten bissfest garen.

● Inzwischen die Kerne aus dem halben Granatapfel lösen. Linsen mit den Granatapfelkernen mischen. Mit Garam Masala, Ingwer, Salz und Pfeffer würzen.

● Wirsingblätter waschen und die dicken Rippen herausschneiden. Blätter 2 Minuten in kochendem Salzwasser blanchieren, abgießen, kalt abschrecken und trocken tupfen.

● Jeweils 3 Blätter überlappend nebeneinanderlegen und ¼ der Linsenmischung daraufgeben. Seiten einschlagen und aufrollen. Mit Zahnstochern fixieren. Päckchen in einen Dämpfeinsatz legen und über heißem Wasserdampf zugedeckt etwa 15 Minuten garen.

● Inzwischen für die Sauce restliches Öl in einer Pfanne erhitzen. Restliche Zwiebel darin bei mittlerer Hitze glasig dünsten. Restliche Brühe zugießen und Sojacreme zufügen. Alles etwa 5 Minuten köcheln lassen. Stärke mit etwas kaltem Wasser glattrühren und zugeben. Einmal aufkochen und cremig einköcheln lassen.

● Koriander oder Petersilie waschen, trocken schütteln, unter die Sauce rühren. Mit Salz, Pfeffer und Zitronensaft abschmecken. Sauce auf 2 Teller verteilen. Wirsingpäckchen in jeweils 3 Stücke schneiden und darauf anrichten.

Nährstoff on top Noch mit etwas gemahlener und frisch geriebener Kurkuma würzen.

Linsenbratlinge mit Joghurtdip

Für 2 Portionen
⏲ 60 Min.

Für die Bratlinge
- 100 g braune Linsen
- 1 Lorbeerblatt
- ½ Dinkelbrötchen vom Vortag
- 1 kleine Zwiebel
- 1 Knoblauchzehe
- ½ rote Chilischote
- 100 g Möhren
- ½ Bund glatte Petersilie
- 1 EL Öl
- 1 Eigelb
- 1 EL Dinkelmehl
- Salz
- frisch gemahlener schwarzer Pfeffer
- gemahlener Koriander
- gemahlener Kreuzkümmel
- frisch geriebener Muskat
- gemahlene Kurkuma

Für den Dip
- 2 Frühlingszwiebeln
- 150 g Joghurt
- 1 EL Leinöl
- Salz
- frisch gemahlener schwarzer Pfeffer

● Linsen mit 250 ml Wasser und Lorbeerblatt in einen Topf geben und zugedeckt bei schwacher Hitze in etwa 40 Minuten weichkochen.

● In der Zwischenzeit das halbe Brötchen in einer kleinen Schüssel in warmem Wasser einweichen. Zwiebel und Knoblauch schälen und fein würfeln. Die halbe Chilischote längs halbieren, Samen entfernen, Schote waschen und fein hacken. Möhren schälen und fein raspeln. Petersilie waschen, trocken schütteln, die Blättchen abzupfen und hacken.

● Öl in einer kleinen Pfanne erhitzen. Zwiebeln, Knoblauch und Chili darin etwa 5 Minuten anschwitzen.

● Linsen, falls nötig, abgießen und das Lorbeerblatt entfernen. Brötchen gut ausdrücken und mit Linsen, Möhren, Petersilie, Zwiebeln, Knoblauch, Eigelb und Mehl verkneten. Kräftig mit Salz, Pfeffer, Koriander, Kreuzkümmel, Muskat und Kurkuma nach Geschmack würzen.

● Aus der Masse mit angefeuchteten Händen 8–10 Bratlinge formen. Bratöl in einer beschichteten Pfanne erhitzen und die Bratlinge darin portionsweise bei mittlerer Hitze auf beiden Seiten in je 3–4 Minuten knusprig braten.

● In der Zwischenzeit für den Dip die Frühlingszwiebeln waschen und in dünne Ringe schneiden. Mit Joghurt und Öl mischen, mit Salz und Pfeffer würzen.

● Dip zu den Bratlingen servieren.

Nährstoff on top Bei trägem Darm noch 1 EL gemahlenen Leinsamen in die Linsenmasse geben und 1 EL in den Dip rühren.

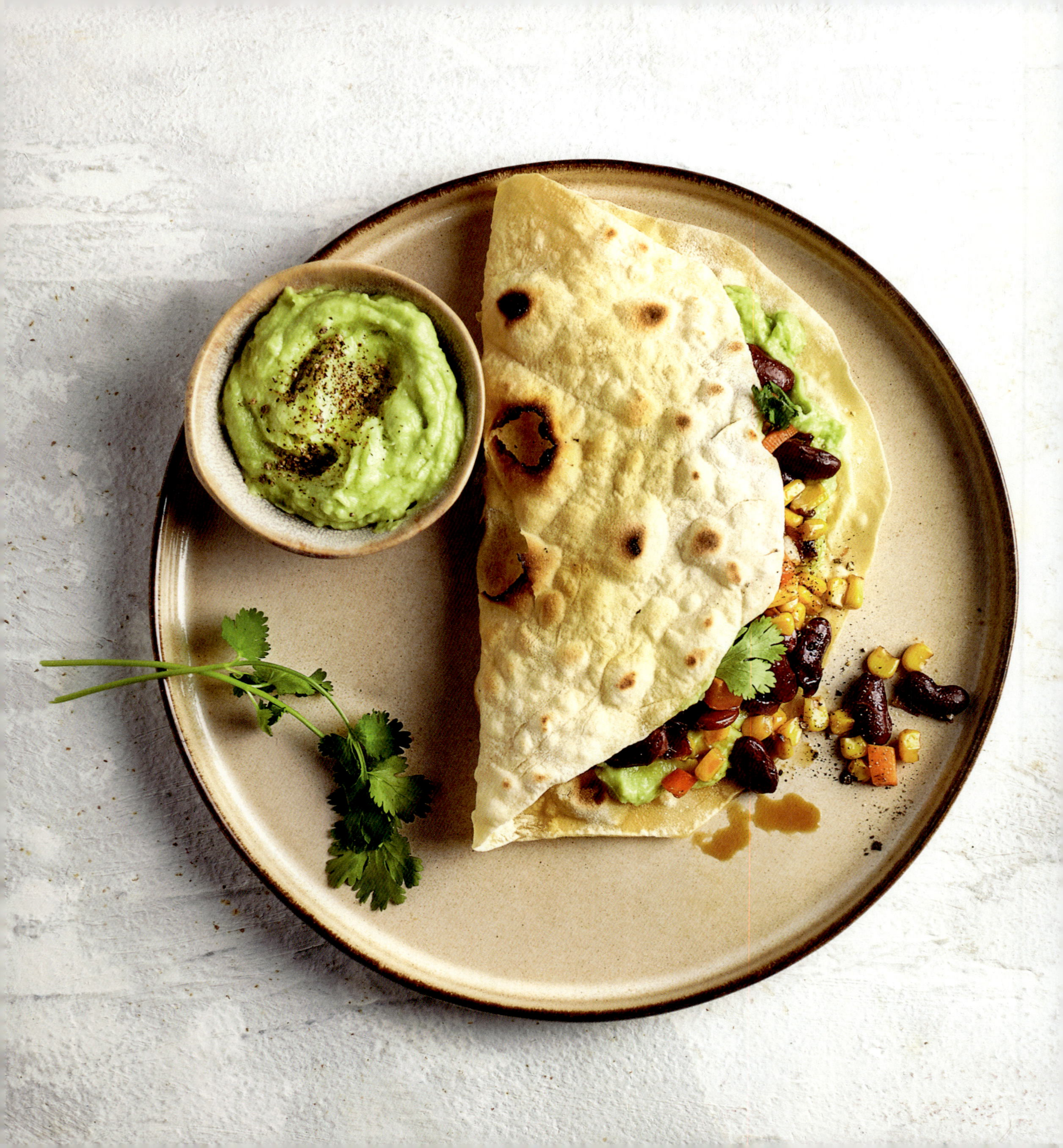

Tortillas mit Kidneybohnen und Avocadodip

Für 2 Portionen
40 Min.

Für die Bohnen
- ½ Zwiebel
- ½ Knoblauchzehe
- 1 kleine Möhre
- 2–3 Korianderstängel
- Öl zum Braten
- Sojasauce
- 150 g Kidneybohnen (Glas)
- 80 g Mais (Glas)
- Oregano
- evtl. etwas Stärke
- ½ TL Salz
- Balsamico-Essig

Für die Tortillas
- 70 g Dinkelmehl (Type 650) und etwas zum Ausrollen
- Salz

Für den Avocadodip
- 1 Avocado
- Salz
- frisch gemahlener schwarzer Pfeffer
- 1 EL frisch gepresster Zitronensaft

- Für die Kidneybohnen Zwiebel und Knoblauch schälen und fein würfeln. Möhre waschen und ebenfalls würfeln. Koriander waschen, trocken schütteln und hacken.

- Öl in einem Topf erhitzen und Zwiebel darin glasig dünsten. Möhren und danach auch den Knoblauch dazugeben und weiterdünsten. Anschließend einen Schuss Sojasauce zugeben.

- Bohnen abgießen, die Flüssigkeit dabei auffangen. Bohnen und Mais (Mais mit der Flüssigkeit) in den Topf geben und etwa 10 Minuten garen, in den letzten 5 Minuten den Oregano mitköcheln lassen.

- Ist das Gemüse zu trocken, noch etwas Bohnenwasser dazugeben. Ist es zu flüssig, mit etwas angerührter Stärke binden. Mit Salz, einem Schuss Balsamico-Essig und gehacktem Koriander abschmecken.

- Für die Tortillas Mehl mit etwas Salz einer Schüssel vermischen. 80 ml Wasser zum Kochen bringen und langsam zugießen. Zu einer klebrigen Teigkugel verkneten. Nach Bedarf noch ganz wenig Wasser zugeben.

- Die Kugel in Frischhaltefolie wickeln und für 15 Minuten in den Kühlschrank legen.

- In der Zwischenzeit die Avocado halbieren, den Stein entfernen und das Fruchtfleisch herauslösen. Mit Salz, Pfeffer und Zitronensaft mit dem Pürierstab zu einer glatten Masse pürieren.

- Den Teig halbieren und zu zwei Kugeln formen. Die Arbeitsfläche mit Mehl bestäuben und die Kugeln zu möglichst dünnen Fladen ausrollen.

- Eine beschichtete Pfanne ohne Fett erhitzen und die Fladen von jeder Seite 1–2 Minuten backen.

- Avocadodip auf jeweils einer Hälfte der Tortillas verteilen und das Gemüse daraufgeben. Tortillas zusammenklappen.

Überbackener Rosenkohl mit Nüssen

Für 2 Personen
40 Min. + 20 Min. Backzeit

500 g Rosenkohl • Salz • 60 g Walnusskerne • 3 Schalotten • 1 Knoblauchzehe • 150 g Maronen (geschält und gegart) • 40 g Gruyère • 30 g Butter • 150 g Crème fraîche • frisch gemahlener schwarzer Pfeffer • frisch geriebene Muskatnuss

- Backofen auf 200 °C vorheizen. Rosenkohl waschen, putzen und halbieren. In kochendem Salzwasser in 2–3 Minuten bissfest blanchieren, dann abgießen, abschrecken und abtropfen lassen.

- Walnüsse in einer Pfanne trocken rösten, bis sie zu duften beginnen. Schalotten und Knoblauch schälen, beides in feine Würfel schneiden. Maronen und Walnüsse grob hacken. Käse reiben.

- Butter in einer großen Pfanne zerlassen, Schalotten und Knoblauch darin glasig anschwitzen. Maronen und Walnüsse zugeben und weitere 3 Minuten anschwitzen. Crème fraîche einrühren, mit Salz, Pfeffer und Muskat würzen. Zusammen mit dem Käse unter den Rosenkohl heben.

- 15–20 Minuten im vorgeheizten Ofen überbacken.

Nährstoff on top Schmeckt auch mit Sojacreme statt der Crème fraîche. Rühren Sie etwas Zitronensaft unter für den säuerlichen, frischen Geschmack und dicken Sie bei Bedarf mit etwas Mandelmehl an.

Süß-saurer Fenchel mit Kichererbsen

Für 2 Portionen
40 Min.

2 EL Öl • 2 Zwiebeln • 2 Knoblauchzehen • 2 TL Curry • 1 TL gemahlener Kreuzkümmel • 1 TL Gemüsebrühepulver • 1 große Möhre • 2 Fenchel • 1–2 Äpfel • 250 g Sahne • 2 EL mittelscharfer Senf • 2 TL Agavendicksaft • 250 g Kichererbsen (Dose) • frisch gemahlener schwarzer Pfeffer

- Öl bei mittlerer Hitze in einem Topf erhitzen. Zwiebeln schälen, längs halbieren und in dünne halbe Ringe schneiden. Knoblauchzehen schälen und fein hacken. Zwiebeln und Knoblauch im Öl anschwitzen.

- Curry und Kreuzkümmel dazu geben und 1–2 Minuten mit anschwitzen. Anschließend das Gemüsebrühepulver in 100 ml heißem Wasser auflösen, in den Topf geben und 10 Minuten köcheln lassen.

- In der Zwischenzeit die Möhre schälen und in kleine Würfel schneiden. Fenchel putzen, vierteln und in dünne Scheiben schneiden. Beides in den Topf geben und weitere 15 Minuten köcheln lassen.

- Äpfel waschen, vierteln, die Kerngehäuse entfernen und das Fruchtfleisch würfeln. Sahne mit Senf und Agavendicksaft verrühren. Kichererbsen in einem Sieb abgießen und abtropfen lassen. Apfel, Senfsahne und Kichererbsen ebenfalls in den Topf geben und 10 Minuten köcheln lassen. Mit Pfeffer abschmecken.

Falafel

Für 2 Portionen
20 Min. + Einweichzeit über Nacht

250 g getrocknete Kichererbsen • 1 kleine Zwiebel • 2 Knoblauchzehen • ½ Bund Petersilie • 3 EL gemahlene Mandeln • 1 Ei • 1 EL gemahlener Koriander • 1 EL gemahlener Kreuzkümmel • frisch gepresster Saft von ½ Zitrone • Salz • frisch gemahlener schwarzer Pfeffer • Chilipulver • 2 EL Parmesan • Öl zum Braten

- Die Kichererbsen über Nacht einweichen, abgießen und gut abtropfen lassen.

- Zwiebel und Knoblauch schälen und grob hacken. Mit den Kichererbsen im Mixer zerkleinern. Es dürfen ruhig noch ein paar gröberer Kichererbsenstücke dabei sein, das gibt den Falafeln mehr Biss.

- Die Petersilie waschen, trocken schütteln und fein hacken. Zusammen mit 2 EL gemahlenen Mandeln, Ei, Koriander, Kreuzkümmel, Zitronensaft, Salz, Pfeffer und Chilipulver zu der Kichererbsenmasse geben und vermischen.

- Parmesan reiben und mit den restlichen gemahlenen Mandeln in einen tiefen Teller vermischen. Aus der Kichererbsenmasse mit einem Esslöffel jeweils etwas abstechen und zu Bällchen formen. Die Bällchen in der Mandel-Parmesan-Mischung wenden, dann etwas flach drücken.

- Reichlich Öl in einer Pfanne erhitzen und die Falafel darin von allen Seiten insgesamt etwa 10 Minuten knusprig braten.

Das passt dazu Hummus und ein grüner Salat.

Flammkuchen mit Rucola

Für 2 Personen
45 Min. + 45 Min. Gehzeit

¼ Würfel Hefe (10 g) • ½ TL Zucker • 300 g Mehl • Salz • 3 EL Öl • 2 kleine rote Zwiebeln • 200 g Schmand • frisch gemahlener schwarzer Pfeffer • 125 g Gruyère • 100 g Schinkenspeckwürfel • 50 g Rucola

- Hefe in 50 ml lauwarmes Wasser bröckeln und mit dem Zucker verrühren. Mehl, ¼ TL Salz, Öl und 125 ml lauwarmes Wasser in eine Schüssel geben. Hefewasser zugeben, zu einem glatten Teig verkneten und zugedeckt an einem warmen Ort ca. 45 Minuten gehen lassen.

- Zwiebeln schälen und in sehr dünne Scheiben schneiden oder hobeln. Schmand mit Salz und Pfeffer verrühren. Käse raspeln. Backofen auf 250 °C vorheizen.

- Backblech mit Backpapier auslegen. Teig halbieren und noch einmal durchkneten. Eine Hälfte auf dem Backblech sehr dünn oval ausrollen. Die Hälfte des Schmands darauf verstreichen und die Hälfte des Specks und Zwiebelringe darauf verteilen. Mit der Hälfte des Käses bestreuen und 10–12 Minuten backen.

- In der Zwischenzeit den Rucola waschen und trockenschleudern. Mit dem restlichen Teig und dem Belag wie beschrieben verfahren und backen.

- Den Rucola auf beiden Flammkuchen verteilen.

Tipp Vegetarier ersetzen den Speck durch gewürfelten und angebratenen Räuchertofu.

Chicorée-Tarte-Tatin mit Orangenkaramell

Für 2 Portionen
25 Min. + 30 Min. Backzeit

- 4 Scheiben TK-Vollkorn-Blätterteig
- 400–500 g Chicorée (möglichst gleichmäßig groß)
- 25 g Butter plus etwas für die Form
- 1 EL Akazienhonig
- frisch gepresster Saft von 1 Orange
- Salz
- frisch gemahlener schwarzer Pfeffer
- 2 EL Ziegenfrischkäse

● Eine quadratische Form (24 cm Durchmesser) buttern. Den Blätterteig auf Backpapier auftauen, dann so zu einem Quadrat nebeneinanderlegen, dass er leicht überlappt, und die Nähte zusammendrücken. Teig etwas größer als den Boden der Form zuschneiden und noch einmal kalt stellen. Den Chicorée waschen und längs halbieren.

● Die restliche Butter in einer Pfanne schmelzen und aufschäumen lassen. Den Honig unterrühren. Die Chicoréehälften mit den Schnittflächen nach unten in die Pfanne legen und 15–18 Minuten bei schwacher Hitze schmoren lassen, hin und wieder wenden. Dann den Orangensaft zugeben, salzen und pfeffern. Die Hitze etwas erhöhen und den Saft einköcheln lassen, bis er eine sirupartige Konsistenz hat. Die Pfanne vom Herd nehmen.

● Backofen auf 200 °C vorheizen und den Chicorée mit der Schnittfläche nach unten in der Form verteilen. Den eingekochten Orangensaft aus der Pfanne über das Gemüse geben. Den Ziegenfrischkäse in kleinen Häufchen auf dem Chicorée verteilen.

● Den Blätterteig auf den Chicorée legen und die Ränder nach unten einschlagen. Mit einem scharfen Messer mehrmals einschneiden, damit der entstehende Dampf abziehen kann. 25–30 Minuten im vorgeheizten Ofen backen, bis der Teig schön gebräunt und knusprig ist.

● Die Form herausnehmen, 1–2 Minuten abkühlen lassen, dann eine Platte auf die Form legen und beides zusammen umdrehen.

Nährstoff on top Statt des Orangesaftes die gleiche Menge Granatapfelsaft oder aber frisch gepressten Grapefruitsaft verwenden.

Auberginen mit Feta-Joghurt

Für 2 Portionen
⏲ 45 Min. + 20 Min. Backzeit

- 2 Auberginen (à 250 g)
- 3 EL Olivenöl plus etwas zum Bestreichen
- Salz
- 1–2 Knoblauchzehen
- 350 g Tomaten
- 20 g Walnusskerne
- 1 TL Oregano
- 1 EL Tomatenmark
- frisch gemahlener schwarzer Pfeffer
- 1 Prise Zucker
- 100 g Feta
- 100 g Joghurt
- Chiliflocken
- frisch gepresster Zitronensaft

● Backofen auf 200 °C vorheizen. Auberginen waschen, längs halbieren und das Fruchtfleisch mit einem Löffel herauslösen, dabei einen ½ cm dicken Rand stehen lassen.

● Auberginen von innen mit etwas Öl bestreichen, salzen und nebeneinander in eine Auflaufform legen. 10–15 Minuten im Ofen vorbacken. Den Ofen danach nicht abstellen.

● In der Zwischenzeit das Auberginenfruchtfleisch klein würfeln und salzen. Knoblauch schälen und fein hacken. Tomaten waschen, vierteln, entkernen und das Fruchtfleisch würfeln. Walnüsse grob hacken.

● 1 EL Öl in einer Pfanne erhitzen und Knoblauch und Auberginen darin etwa 6 Minuten unter Wenden braten. Dann das Tomatenmark hinzufügen und etwa 2 Minuten mitbraten. Walnüsse, Tomaten, Oregano und 3–4 EL Wasser zufügen, etwa 10 Minuten weiter braten. Mit Salz, Pfeffer und Zucker würzen. Feta abtropfen lassen und fein würfeln.

● Füllung in die vorgebackenen Auberginenhälften geben und etwa ⅓ des gewürfelten Käses darüber verteilen. Auberginen im heißen Backofen bei gleicher Temperatur in etwa 20 Minuten goldbraun überbacken.

● Restlichen Feta und Joghurt mit dem Pürierstab pürieren, mit Salz, Chiliflocken und Zitronensaft würzen.

● Auberginen aus dem Ofen nehmen und mit dem restlichen Olivenöl beträufeln. Den Feta-Joghurt mit Chiliflocken bestreuen und dazu reichen.

Nährstoff on top Granatapfelkerne darüberstreuen – passt auch hier wunderbar.

Grünkohl mit Birnen, Bohnen und Speck

Für 2 Portionen
40 Min.

2 EL gehackte Walnusskerne • 1 feste Birne • 1 Zwiebel • 750 g Grünkohl • Salz • 125 g Speckstreifen • frisch gemahlener schwarzer Pfeffer • 200 g weiße Bohnen (Dose) • 100 g Frischkäse

- Walnüsse in einer Pfanne ohne Fett rösten, bis sie zu duften beginnen.

- Birne waschen, vierteln, das Kerngehäuse entfernen und das Fruchtfleisch würfeln. Zwiebel schälen und fein würfeln. Grünkohl gründlich waschen, Strunk entfernen und die Blätter grob zerkleinern.

- Den Grünkohl 1 Minute in ca. 1 l gesalzenem Wasser blanchieren, dann in einem Sieb abschrecken und abtropfen lassen.

- Speck bei mittlerer Hitze ca. 2 Minuten braten. Dann Zwiebel, Birne, Grünkohl und ca. 250 ml Wasser dazugeben, mit Salz und Pfeffer würzen und bei mittlerer Hitze ca. 5 Minuten garen.

- Bohnen in einem Sieb abspülen und zusammen mit dem Frischkäse in den Topf geben. Vermischen und nochmals einige Minuten bei mittlerer Hitze erwärmen.

- Mit Salz und Pfeffer abschmecken und mit Walnusskernen bestreuen.

Entenbrust und Wirsing mit Orangensauce

Für 2 Portionen
30 Min.

200 g Entenbrust ohne Haut • 2 TL Butter • Salz • frisch gemahlener schwarzer Pfeffer • 300 g Wirsing • 1 TL Mehl • 125 ml warme Milch • 75 g Sahne • 250 ml Orangensaft • 1 TL Geflügelbrühe

- Backofen auf 150 °C vorheizen. Die Entenbrust in der Hälfte der Butter in einer beschichteten Pfanne von beiden Seiten kräftig anbraten. In eine feuerfeste Form legen und 6–8 Minuten im vorgeheizten Ofen backen. Mit Salz und Pfeffer würzen und warmhalten.

- Wirsing waschen und in Streifen schneiden. In einem Topf in Salzwasser gar dünsten. Abgießen und warmhalten.

- Die restliche Butter im Bratfett der Entenbrust zerlassen. Das Mehl mit dem Schneebesen einrühren und unter weiterem Rühren die Milch einrühren, dann auch die Sahne und den Orangensaft einrühren. Die Brühe darin auflösen.

- Den Wirsing in die Sauce geben und durchschwenken. Mit Salz und Pfeffer würzen.

» Entenbrust und Wirsing mit Orangensauce

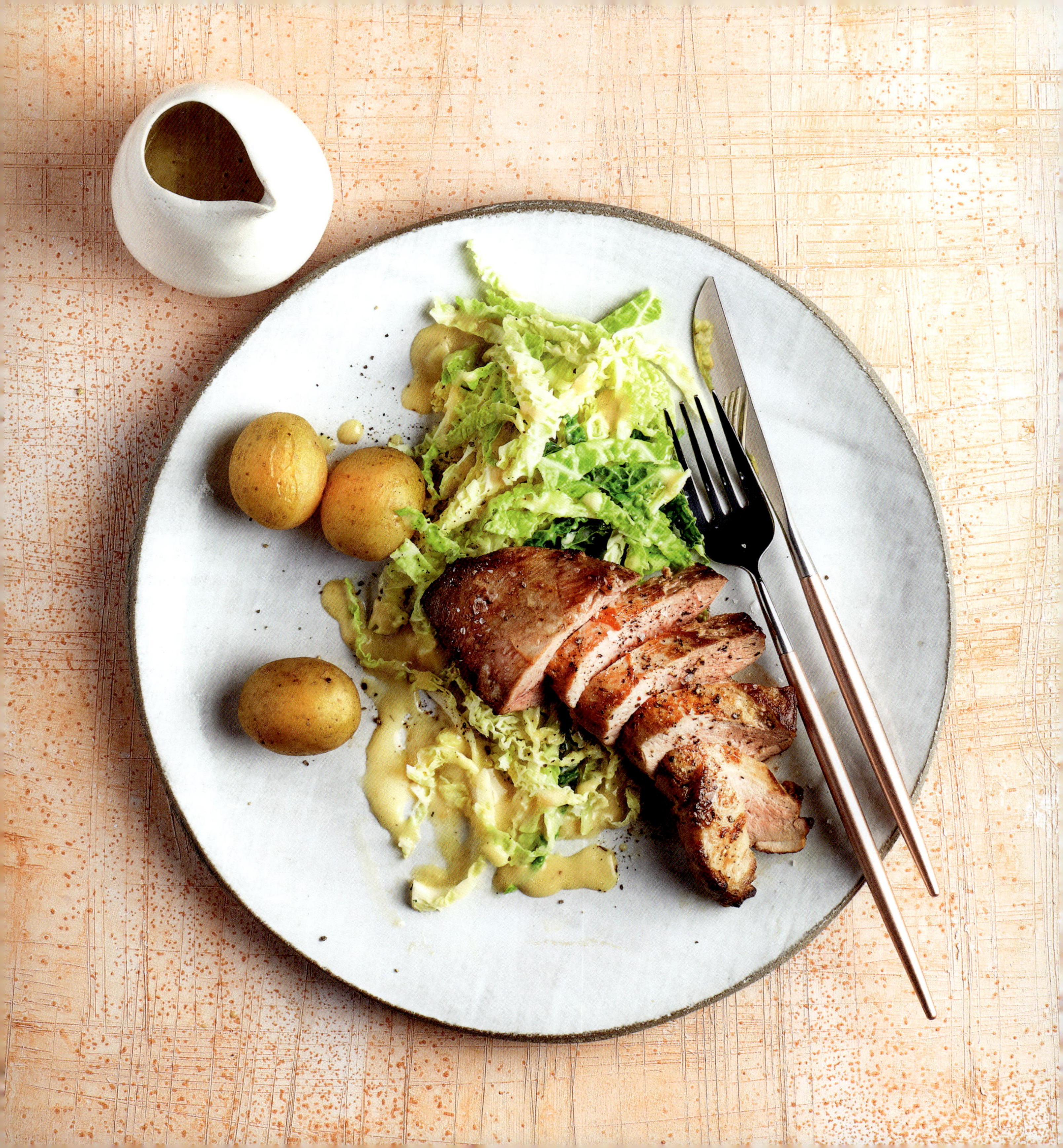

Hähnchen mit Salbeibohnen

Für 2 Portionen
60 Min. + 60 Min. Marinierzeit

- 2 Bio-Hähnchenkeulen (à ca. 250 g; evtl. vom Metzger die Knochen herauslösen lassen)
- 2 Salbeistängel
- 1 Bio-Zitrone
- frisch gemahlener schwarzer Pfeffer
- 4 EL Olivenöl
- 2 kleine Zwiebeln
- 1 Knoblauchzehe
- ½ EL Tomatenmark
- 250 g stückige Tomaten
- 1 Dose (425 ml) weiße Riesenbohnen
- Salz
- 1 Prise Zucker

● Hähnchenkeulen entbeinen und die Haut entfernen. Das Fleisch in mundgerechte Stücke schneiden. Salbei waschen, trocken tupfen und die Blätter abzupfen. Die Hälfte grob hacken. Zitronenschale abreiben und ½ Zitrone auspressen.

● 2–3 EL Saft, Zitronenschale und gehackten Salbei mit etwas Pfeffer vermischen. 2 EL Öl unterrühren und die Marinade mit dem Hähnchenfleisch vermischen. Zugedeckt mindestens 1 Stunde marinieren.

● Zwiebeln und Knoblauch schälen. Zwiebeln in grobe Würfel schneiden, Knoblauch fein hacken. Restliches Öl in einem Topf erhitzen. Zwiebeln und Knoblauch darin andünsten. Tomatenmark, stückige Tomaten und 125 ml Wasser zugeben. Aufkochen und 5–6 Minuten köcheln lassen.

● Bohnen abgießen, abspülen und gut abtropfen lassen. Unter die Sauce heben und ca. 4 Minuten weiterköcheln lassen. Mit Salz, Pfeffer und Zucker abschmecken.

● Eine Pfanne ohne Fett erhitzen. Fleisch mit der Marinade darin unter Wenden in ca. 10 Minuten knusprig braten. Nach gut der Hälfte der Bratzeit übrige Salbeiblätter zugeben und mitbraten. Fleisch mit Salz und Pfeffer würzen.

● Auf den Bohnen anrichten.

Tipp Dazu passt ein Vollkornbaguette.

Geschmorte Hähnchenkeulen mit Nüssen

Für 2 Portionen
45 Min.

4 Bio-Hähnchenkeulen • Salz • frisch gemahlener schwarzer Pfeffer • 1 EL Olivenöl • 2 Zwiebeln • 40 g gemahlene Walnüsse • ½ TL Marsala • ½ EL Tomatenmark • 150 ml Geflügelbrühe, evtl. etwas mehr • 30 ml Grenadine • 1 Spritzer frisch gepresster Limettensaft

- Hähnchenkeulen mit Salz und Pfeffer würzen. Öl in einem Schmortopf oder einer gusseiserneren Pfanne erhitzen und die Keulen darin von beiden Seiten goldbraun anbraten. Herausnehmen.

- Zwiebeln schälen, grob würfeln und im Topf bzw. in der Pfanne glasig anschwitzen. Die gemahlenen Nüsse kurz mitrösten, dann Marsala und Tomatenmark unterrühren. Brühe und Grenadine angießen, mit Salz und Pfeffer würzen. Aufkochen und etwa 5 Minuten leicht sämig einköcheln lassen.

- Hähnchenschenkel darauflegen und zugedeckt ca. 20 Minuten bei schwacher Hitze garen. Nach Bedarf noch Brühe zugeben ergänzen.

- Vor dem Servieren mit Salz, Pfeffer und Limettensaft abschmecken

Das passt dazu Bulgur, Couscous oder Vollkornreis.

Nährstoff on top Mit je 1 EL gehackter Petersilie, gehackten Walnüssen und Granatapfelkernen bestreuen.

Tipp Den Grenadinesirup können Sie übrigens auch durch Granatapfelsirup ersetzen – für noch mehr gesunde Nährstoffe.

Lammhackbällchen mit Kichererbsen und Tomaten

Für 2 Portionen
35 Min.

300 g mageres Lammhackfleisch • 1 Ei • 2 EL Magerquark • 2 EL Vollkorn-Semmelbrösel • Salz • frisch gemahlener schwarzer Pfeffer • 1 Bund Frühlingszwiebeln • 240 g Kichererbsen (Dose) • 1 EL Olivenöl • ½ TL gemahlener Kreuzkümmel • 400 g Tomaten (Dose) • frisch gepresster Saft von 1 kleine Zitrone

- Hackfleisch mit Ei, Quark, Semmelbröseln, Salz und Pfeffer in einer Schüssel gut mischen. Mit angefeuchteten Händen kleine Bällchen daraus formen.

- Frühlingszwiebeln waschen und fein schneiden. Kichererbsen in einem Sieb abspülen und gut abtropfen lassen.

- Öl in einer Pfanne erhitzen und Hackbällchen darin bei mittlerer bis starker Hitze rundherum goldbraun anbraten. Kreuzkümmel zugeben, Tomaten mit einem Messer grob hacken und zusammen mit dem Saft in die Pfanne geben.

- Frühlingszwiebeln und Kichererbsen zufügen und zum Kochen bringen. Bei mittlerer Hitze 12 Minuten kochen, dabei die Bällchen mehrmals wenden. Mit Salz, Pfeffer und Zitronensaft abschmecken und servieren.

Das passt dazu Bulgur oder Cousous.

Nährstoff on top Ein paar klein gehackte Spinatblätter am Schluss mit in die Sauce geben, sie garen allein schon durch die Hitze der Sauce und müssen nicht mitgekocht werden.

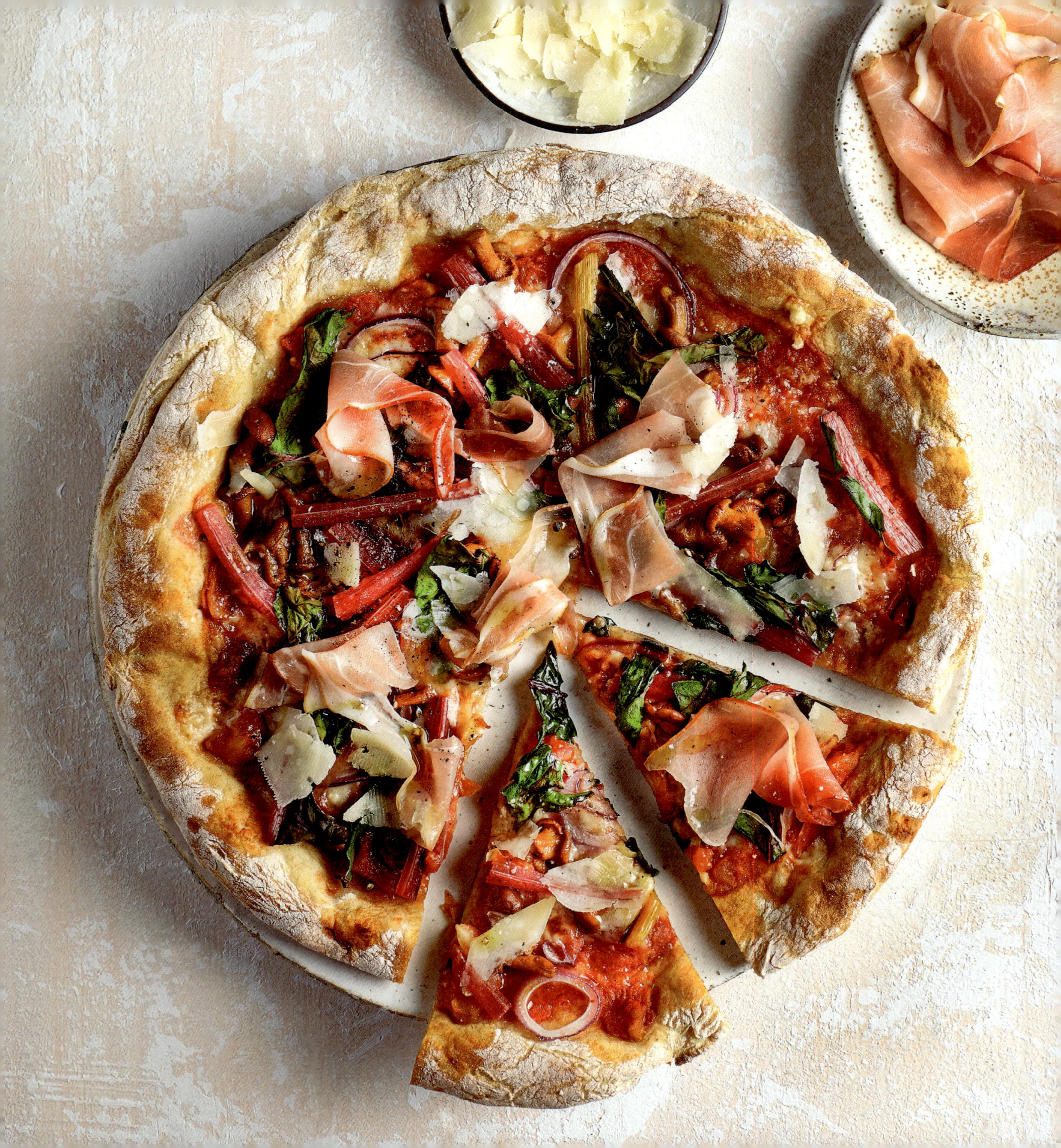

Kartoffelpizza mit Pfifferlingen, Mangold und Schinken

Für 2 Stück

30 Min. + 20 Min. Kochzeit + 20 Min. Backzeit

- 125 g mehligkochende Kartoffeln
- 75 g Vollkorn-Weizenmehl
- 50 g Weizenmehl (Type 550)
- Salz
- 10 g Hefe (1/4 Würfel)
- 100 g Mangold
- 100 g Pfifferlinge
- 1 kleine Zwiebel
- 1 EL Olivenöl
- frisch gemahlener schwarzer Pfeffer
- 40 g Parmesan
- 150 g stückige Tomaten (Dose)
- 1 Msp. getrockneter Oregano
- 30 g geräucherter roher Schinken

● Kartoffeln waschen und ungeschält in kochendem Wasser 20 Minuten garen. Abgießen und kalt abschrecken. Dann pellen und noch heiß durch eine Kartoffelpresse in eine Schüssel drücken.

● Mehl und 1 kräftige Prise Salz zugeben und vermischen. In die Mitte eine Vertiefung drücken und die Hefe hineinbröckeln. 75 ml lauwarmes Wasser darübergeben und zu einem glatten Teig verkneten. Teig abgedeckt an einem warmen Ort etwa 30 Minuten gehen lassen.

● In der Zwischenzeit den Mangold putzen, in Streifen schneiden, waschen und abtropfen lassen. Pfifferlinge mit einem Pinsel säubern. Zwiebel schälen und fein hacken.

● Das Öl in einer beschichteten Pfanne erhitzen. Mangold, Pfifferlinge und Zwiebel darin 2–3 Minuten dünsten. Mit Salz und Pfeffer würzen. Den Backofen auf 220 °C vorheizen.

● Parmesan mit einem Sparschäler in feine Späne hobeln.

● Pizzateig auf einer bemehlten Arbeitsfläche in 2 Stücke teilen und jedes Stück rund ausrollen. Auf ein mit Backpapier belegtes Backblech legen.

● Tomaten auf den Pizzen verteilen. Mit Salz, Pfeffer und Oregano würzen. Die Hälfte des Parmesans darauf verteilen. Im vorgeheizten Backofen auf der untersten Schiene 10 Minuten vorbacken.

● Mangold-Pfifferling-Mischung auf den vorgebackenen Pizzen verteilen und weitere 5–10 Minuten backen.

● Schinken in grobe Stücke zupfen und Pizzen damit belegen. Mit dem beiseitegelegten Parmesan bestreuen und sofort servieren.

Tipp Wenn es vegetarisch sein soll, dann schmeckt die Pizza natürlich auch ohne den Schinken.

Wildschwein-Medaillons mit Walnusskruste und Granatapfelsauce

Für 2 Portionen
60 Min.

- 250 g Wildschweinfilet
- Salz
- frisch gemahlener schwarzer Pfeffer
- ½ EL Öl
- 1 Rosmarinzweige
- 25 g dunkles Vollkornbrot (½ Scheibe)
- 10 g Walnusskerne
- 1 Eiweiß
- 1 großer Granatapfel
- 100 ml Wildfond (Glas)
- ½ TL eingelegter grüner Pfeffer (Glas)
- 1 EL Crème fraîche

- Das Fleisch in Medaillons schneiden. Mit Salz und Pfeffer würzen.

- Öl in einer großen Pfanne erhitzen und Medaillons darin bei starker Hitze von beiden Seiten je 3–4 Minuten scharf anbraten. Dann die Pfanne vom Herd nehmen, die Medaillons in eine flache Auflaufform oder einen Bräter legen und kurz ruhen lassen.

- In der Zwischenzeit Rosmarinnadeln abzupfen und fein hacken. Das Vollkornbrot grob zerkleinern und mit den Walnüssen mittelfein hacken. Zusammen mit den Rosmarinnadeln und dem Eiweiß in die Schüssel geben. Salzen, pfeffern und verrühren.

- Granatapfel halbieren und eine Hälfte auf einer Zitruspresse auspressen. Aus der anderen Hälfte die Kerne herauslösen.

- Granatapfelsaft und -kerne mit dem Wildfond in die Pfanne gießen und bei starker Hitze aufkochen lassen.

- Brotmischung auf den Medaillons verteilen, etwas andrücken und unter dem Backofengrill 8–12 Minuten überbacken, bis die Kruste braun wird.

- In der Zwischenzeit den Granatapfelsaft mit dem Wildfond bei starker Hitze 5–6 Minuten einkochen lassen. Eingelegten Pfeffer mit einem Messerrücken leicht zerdrücken und unterrühren. Dann die Crème fraîche ebenfalls unterrühren und die Sauce noch 2–3 Minuten cremig einkochen lassen. Die Sauce mit Salz, Pfeffer und 1 Prise Zucker abschmecken.

Das passt dazu Kartoffelklöße oder Schupfnudeln.

Nährstoff on top Sojacreme statt Crème fraîche unterrühren.

Libanesisches Lamm-Spinat-Ragout

Für 2 Portionen

30 Min. + 60 Min. Kochzeit

- 150 g TK-Spinat
- 1 Zwiebel
- 230 g mageres Lammfleisch
- 2 EL Butter
- Salz
- frisch gemahlener schwarzer Pfeffer
- 180 ml Rinderbrühe oder Wasser
- 2 EL frisch gepresster Zitronensaft
- 20 g Pinienkerne
- 1 Msp. scharfes Paprikapulver
- 1 Pitabrot

Für die Joghurt-Minz-Sauce

- 125 g Joghurt
- 1 Knoblauchzehe
- Salz
- ½ EL fein gehackte Minze

- TK-Spinat auftauen und grob hacken. Zwiebel schälen und fein hacken. Fleisch in mundgerechte Stücke schneiden.

- 1 EL Butter in einem Topf bei mittlerer Hitze schmelzen. Zwiebeln darin glasig dünsten. Dann das Fleisch zugeben und unter gelegentlichem Rühren braun anbraten, salzen und pfeffern.

- Brühe oder Wasser zum Fleisch geben und zum Kochen bringen. Bei schwacher Hitze etwa 1 Stunde zugedeckt köcheln lassen, bis das Fleisch zart und die meiste Flüssigkeit aufgenommen ist. Falls nötig, ohne Deckel weiter einkochen lassen.

- Spinat zugeben, Topf schließen und alles etwa 10 Minuten köcheln lassen. Mit Zitronensaft abschmecken.

- In einem kleinen Topf die restliche Butter schmelzen. Pinienkerne zugeben und bei schwacher Hitze unter Rühren braun rösten, dann das Paprikapulver unterrühren.

- Pitabrot im Ofen oder im Toaster rösten, dann in Stücke schneiden.

- Für die Joghurtsauce Knoblauch schälen und durchdrücken. Mit den anderen Zutaten verrühren.

- Die gerösteten Brotstücke auf Tellern verteilen, zuerst das Ragout, dann die Joghurtsauce darauf verteilen. Mit der Pinienkern-Paprika-Butter beträufeln.

Gegrillte Kräuterforelle mit Dicke-Bohnen-Salat

Für 2 Portionen
50 Min.

- 150 g dicke Bohnen (TK)
- 75 g Staudensellerie
- 1 kleine rote Zwiebel
- 75 g Kirschtomaten
- 2 TL Weißweinessig
- 3 EL Öl
- Salz
- frisch gemahlener schwarzer Pfeffer
- 1 Prise Zucker
- 2 kleine küchenfertige Forellen (à ca. 200 g)
- ½ Bio-Zitrone
- 2 Stiele glatte Petersilie
- 3 Thymianzweige
- 1 Knoblauchzehe

● Bohnen etwa 10 Minuten in kochendem Wasser garen. Dann abgießen, abschrecken und abtropfen lassen. Die Bohnenkerne aus der dicken Schale drücken.

● In der Zwischenzeit Sellerie waschen, putzen und in dünne Scheiben schneiden. Die Zwiebel schälen und in Ringe schneiden. Tomaten waschen und halbieren.

● Essig und 1 EL Öl mit je 1 Prise Salz, Pfeffer und Zucker verquirlen. Bohnen, Sellerie, Zwiebel und Tomaten mit dem Dressing vermischen.

● Jede Forelle viermal schräg einschneiden, salzen und pfeffern. Von der Zitrone 2 Scheiben abschneiden und die Scheiben vierteln. In die Einschnitte je 1 Stück Zitrone stecken.

● Alu-Grillschalen mit ½ EL Öl ausstreichen, die Forellen hineinlegen.

● Petersilie und Thymian waschen, trocken schütteln und die Blättchen von den Stielen zupfen. Den Knoblauch schälen. Kräuter und Knoblauch fein hacken und mit dem restlichen Öl mischen. Das Kräuteröl mit Salz, Pfeffer und 1–2 Spritzern Zitronensaft würzen und über die Forellen träufeln. Auf dem heißen Grill 12–15 Minuten grillen, dabei einmal in der Schale wenden.

● Den Salat abschmecken und mit den Forellen servieren.

Tipp Beim Kräuteröl können Sie nach eigenem Geschmack variieren – statt Thymian beispielsweise Salbei oder Rosmarin verwenden und die Petersilie durch Dill ersetzen

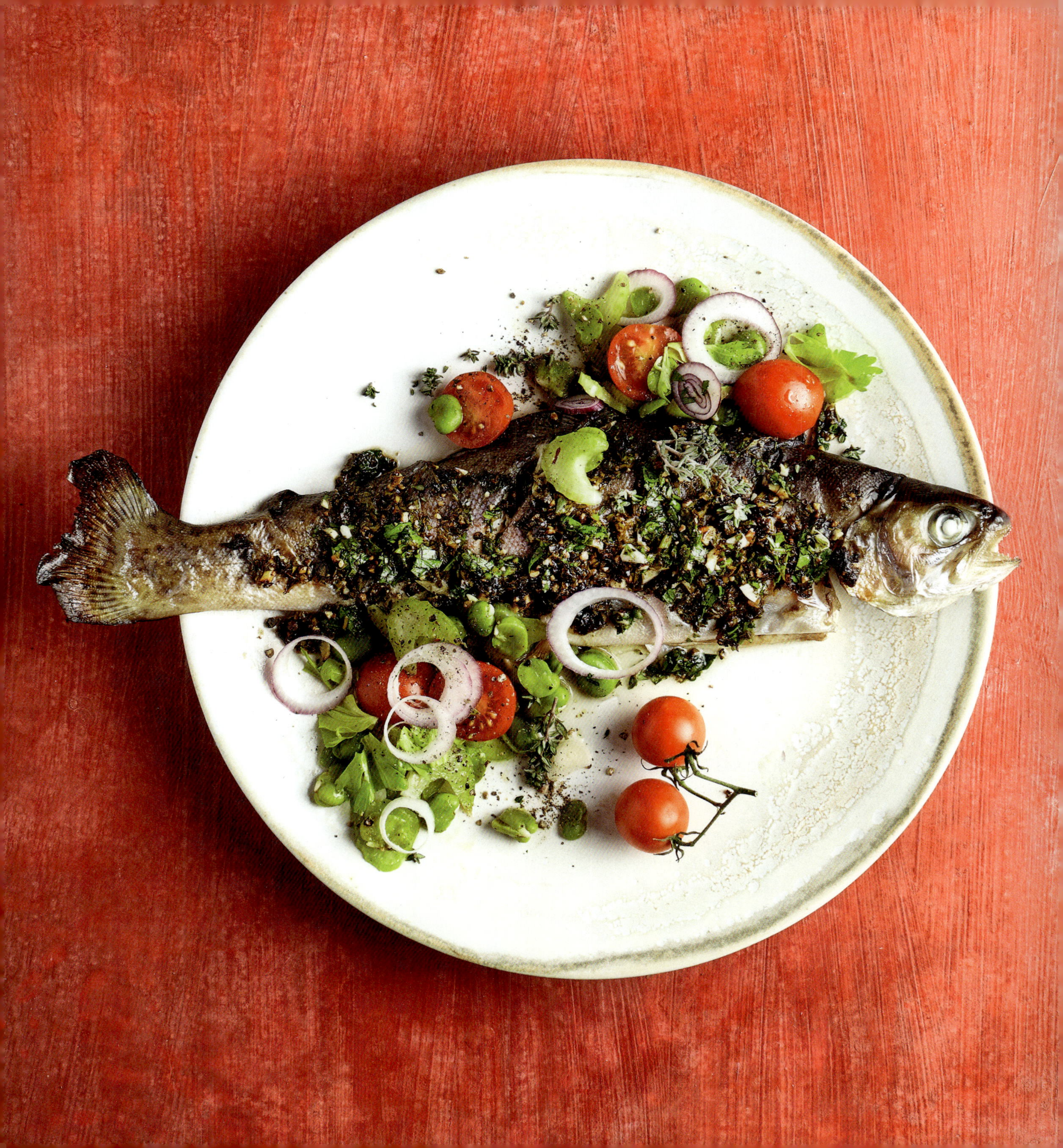

Pizza mit Thunfischboden und Artischocken

Für 2 Portionen
10 Min. + 45 Min. Backzeit

300 g Thunfisch im eigenen Saft (Dose) • 3 Eier • 1 EL Tomatenmark • Salz • ½ TL frisch gemahlener schwarzer Pfeffer • 1 TL Kräuter der Provence • 1 Zwiebel • 2 eingelegte Artischocken • 150 g Feta • 30 g Parmesan • 2 EL Kapern in Salzlake

- Ein Blech mit Backpapier belegen und den Backofen auf 175 °C vorheizen. Thunfisch in einem Sieb gründlich abtropfen lassen. In eine Schüssel geben und mit einer Gabel zerpflücken. Eier hinzufügen und gut mit dem Thunfisch vermischen. Die Masse auf dem Blech verteilen und 15 Minuten backen.

- In der Zwischenzeit das Tomatenmark mit 1–2 EL Wasser, Salz, Pfeffer und Kräutern der Provence verrühren. Zwiebel schälen und in sehr feine Ringe schneiden, die Artischocken abtropfen lassen und zerpflücken. Feta in schmale Streifen schneiden und den Parmesan reiben.

- Pizzaboden aus dem Backofen nehmen und zuerst die Tomatensauce, dann Artischocken, Zwiebeln und Kapern darauf verteilen. Mit Feta belegen und mit Parmesan bestreuen. Die Pizza in 30 Minuten fertigbacken.

Lachsfrikadellen-Pilzburger

Für 2 Burger
20 Min.

200 g Räucherlachs • einige Korianderstängel • 2 Eier • 40 g Semmelbrösel • frisch gepresster Saft von 1 Limette • Salz • 1 EL Öl • 4 Riesenchampignons oder Portobello-Pilze • Tomatenscheiben • Salatblätter • Avocadoscheiben • Guacamole

- Lachs fein würfeln. Korianderblätter abzupfen, waschen, trocken schütteln und fein hacken. Beides mit Eiern, Semmelbröseln, Limettensaft und etwas Salz vermischen. Wenn die Masse zu fest ist, etwas Wasser zugeben. Aus der Masse zwei Burger formen.

- Öl in einer Pfanne erhitzen und die Burger von jeder Seite goldbraun braten, bis sie durchgegart sind.

- In der Zwischenzeit die Pilze waschen und die Stiele entfernen. In einer großen flachen Pfanne etwas Wasser erhitzen und die Champignonköpfe kopfunter so lange dünsten, bis sie leicht zusammenschrumpfen.

- Die Unterseite von zwei Pilzen mit etwas Guacamole bestreichen. Darauf je einen Burger-Pattie legen, nach Wunsch mit Tomaten, Salat und Avocado belegen und mit einem weiteren Pilz bedecken.

Tipp Statt der Pilzköpfe kann man selbstverständlich auch Burgerbrötchen verwenden –aber am besten in der Vollkorn-Version.

Kabeljau mit Orangen-Haselnuss-Kruste

Für 2 Portionen
⏲ 20 Min. + 15 Min. Backzeit

400 g Kabeljaufilet • 60 g Haselnusskerne • 1 Bio-Orange • 2 EL Butter plus etwas für die Form • Salz • frisch gemahlener schwarzer Pfeffer

● Ofen auf 140 °C vorheizen. Die Haselnüsse mit dem Messer oder in der Küchenmaschine fein hacken. Die Orange heiß abwaschen, abtrocknen und die Schale in dünnen Streifen abschälen, dabei das Weiße nicht mit entfernen. Orangenschale mit den Nüssen mischen.

● Orange nun von der weißen Haut befreien und das Fruchtfleisch klein würfeln. Zu den Nüssen geben.

● Butter in einem kleinen Topf schmelzen und mit der Nuss-Orangen-Masse vermischen.

● Eine Auflaufform fetten und den Fisch hineinlegen. Mit Salz und Pfeffer würzen. Die Nuss-Orangen-Masse darauf verteilen. Etwa 15 Minuten im vorgeheizten Ofen backen.

Tipp Wenn Sie tiefgekühlten Fisch verwenden wollen, lassen Sie ihn vorher wie auf der Packungsanweisung angegeben auftauen.

Saibling mit Artischockensalat

Für 2 Portionen
⏲ 40 Min.

425 g Artischockenherzen (Dose) • 1 kleine rote Zwiebel • 1 große Tomate • 2 Basilikumstängel • 10 schwarze Oliven (ohne Stein) • 1 Orange • 3 EL Olivenöl • 1 EL Rotweinessig • Salz • frisch gemahlener schwarzer Pfeffer • 4 Saiblingsfilets (à 100 g, mit Haut, geschuppt) • 2 Knoblauchzehen • 2 Rosmarinzweige

● Artischockenherzen in einem Sieb abtropfen lassen und halbieren. Die Zwiebel schälen und in feine Streifen schneiden. Tomate waschen, vierteln, Kerne entfernen und das Fruchtfleisch grob würfeln. Basilikumblätter abzupfen und fein schneiden. Oliven grob hacken. Orange schälen, dabei die weiße Haut mit entfernen. Die Fruchtfilets herausschneiden.

● Alles in einer Schüssel mit 2 EL Olivenöl, Essig, Salz und Pfeffer mischen und 30 Minuten marinieren.

● Saiblingsfilets salzen und pfeffern. Knoblauchzehen schälen. Rosmarin waschen und trockenschütteln.

● Das restliche Öl in einer Grillpfanne erhitzen und den Fisch darin mit Knoblauch und Rosmarin von jeder Seite 2 Minuten braten. Den Artischockensalat dazu servieren.

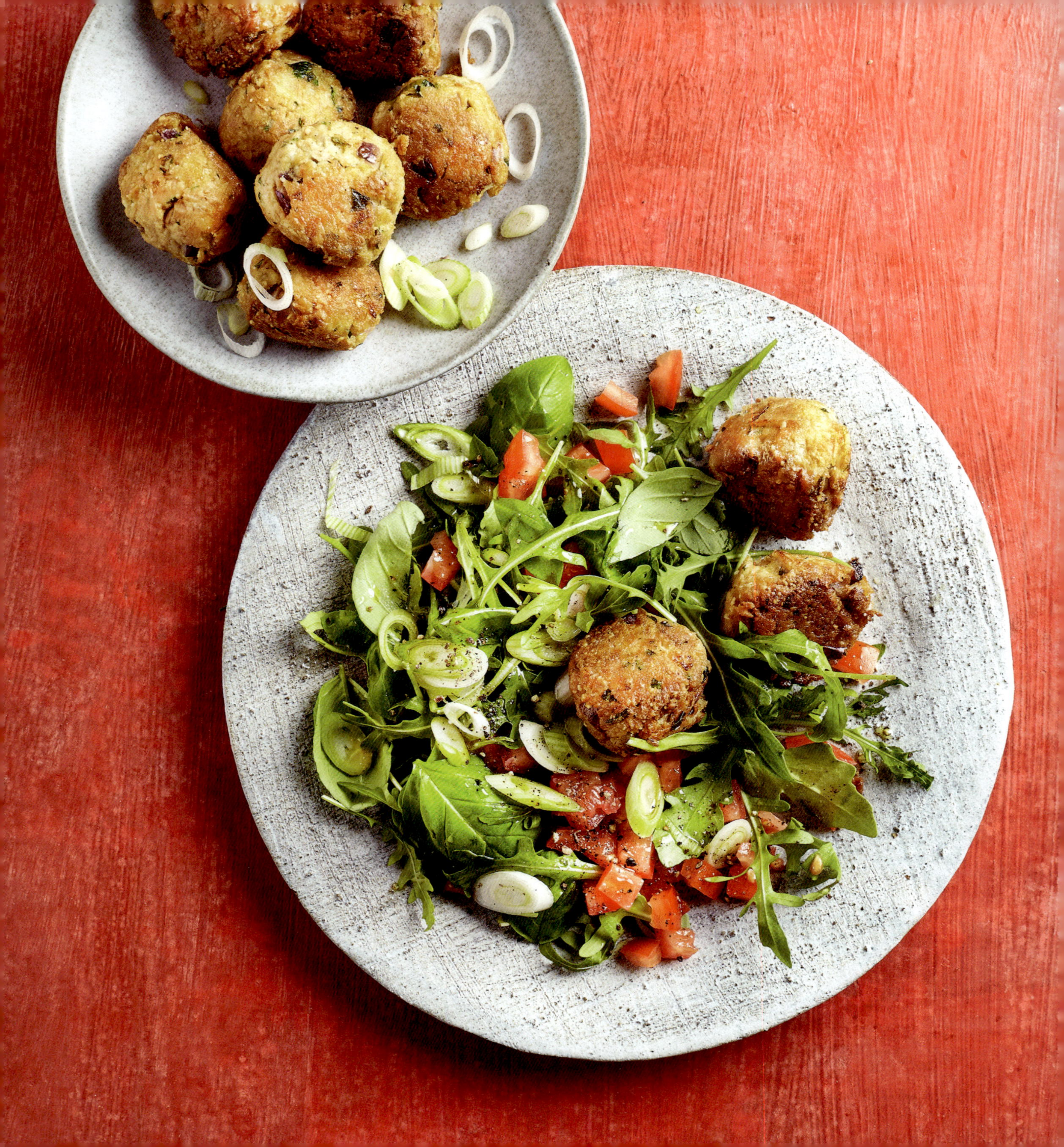

Thunfischfrikadellen mit Rucola-Kräuter-Salat

Für 2 Portionen
20 Min.

Für den Salat: 2 Frühlingszwiebeln • ¼ Bund Basilikum • 1 Bund Rucola (ca. 60 g) • 1 Tomate • 1 ½ EL heller Balsamico-Essig • ½ EL flüssiger Honig • 1 ½ EL natives Olivenöl extra • Salz • frisch gemahlener schwarzer Pfeffer
Für die Frikadellen: 1 Dose Thunfisch im eigenen Saft (140 g Abtropfgewicht) • 1 Zwiebel • 1 Knoblauchzehe • 2 TL Öl • 30 g gemahlene Mandeln • 1 Ei • Salz • frisch gemahlener schwarzer Pfeffer • 1 EL gehackte Petersilie • ½ TL edelsüßes Paprikapulver

- Für den Salat die Frühlingszwiebeln waschen und in dünne Ringe schneiden. Basilikum waschen, trocken schütteln und die Blätter abzupfen. Rucola waschen und gut abtropfen lassen. Tomate waschen und fein würfeln.

- Essig, Honig, etwas Salz und Pfeffer für die Vinaigrette verrühren. Mit den vorbereiteten Salatzutaten mischen.

- Thunfisch in ein Sieb geben und mit einer Gabel das Wasser ausdrücken. Zwiebel und Knoblauch schälen und fein würfeln. 2 TL Öl in einer Pfanne erhitzen, Zwiebel und Knoblauch darin glasig dünsten.

- Thunfisch erneut ausdrücken, bis er ganz trocken ist, und mit Mandeln, Eiern, Zwiebel und Knoblauch mischen. Mit Salz, Pfeffer, Petersilie und Paprika würzen.

- Aus der Masse Frikadellen formen. Das restliche Öl in einer Pfanne erhitzen, die Frikadellen darin auf einer Seite in 3 Minuten goldbraun braten, dann wenden und weitere 2 Minuten braten.

« Thunfischfrikadellen mit Rucola-Kräuter-Salat

Schmorgurken mit Lachs

Für 2 Portionen
20 Min.

500 g Schmorgurken (oder 1 Salatgurke) • 1 rote Zwiebel • 250 g Lachsfilet • 1 EL Olivenöl • Salz • frisch gemahlener schwarzer Pfeffer • 100 ml Gemüsebrühe • 100 g saure Sahne • 1 Bund Dill • 2 EL Kürbiskerne

- Gurken waschen, schälen und halbieren. Kerne mit einem Teelöffel herausschaben. Gurken in 1,5 cm breite Stücke schneiden. Zwiebel schälen und fein würfeln.

- Lachsfilet in etwa 2 cm große Würfel schneiden. Öl in einer Pfanne erhitzen und den Fisch darin von allen Seiten in 4 Minuten bei mittlerer Hitze hellbraun anbraten. Dann herausnehmen, salzen und pfeffern.

- Zwiebeln in die heiße Pfanne geben und 2 Minuten bei mittlerer Hitze dünsten. Dann die Gurken zugeben und 2 Minuten mitdünsten, salzen und pfeffern.

- Brühe und saure Sahne dazugeben, kurz aufkochen lassen und bei schwacher Hitze 4–5 Minuten köcheln lassen. Dill waschen, trocken schütteln und fein hacken.

- Den Lachs wieder in die Pfanne geben und 2 weitere Minuten garen. Mit Salz und Pfeffer abschmecken.

- Mit Dill und Kürbiskernen bestreut servieren.

Nährstoff on top Verwenden Sie Sojacreme statt der sauren Sahne und rühren Sie etwas Zitronensaft darunter für die säuerliche Note. Wenn die Sauce damit zu flüssig gerät, mit etwas Speisstärke andicken.

SÜSSER SEELENBALSAM OHNE REUE

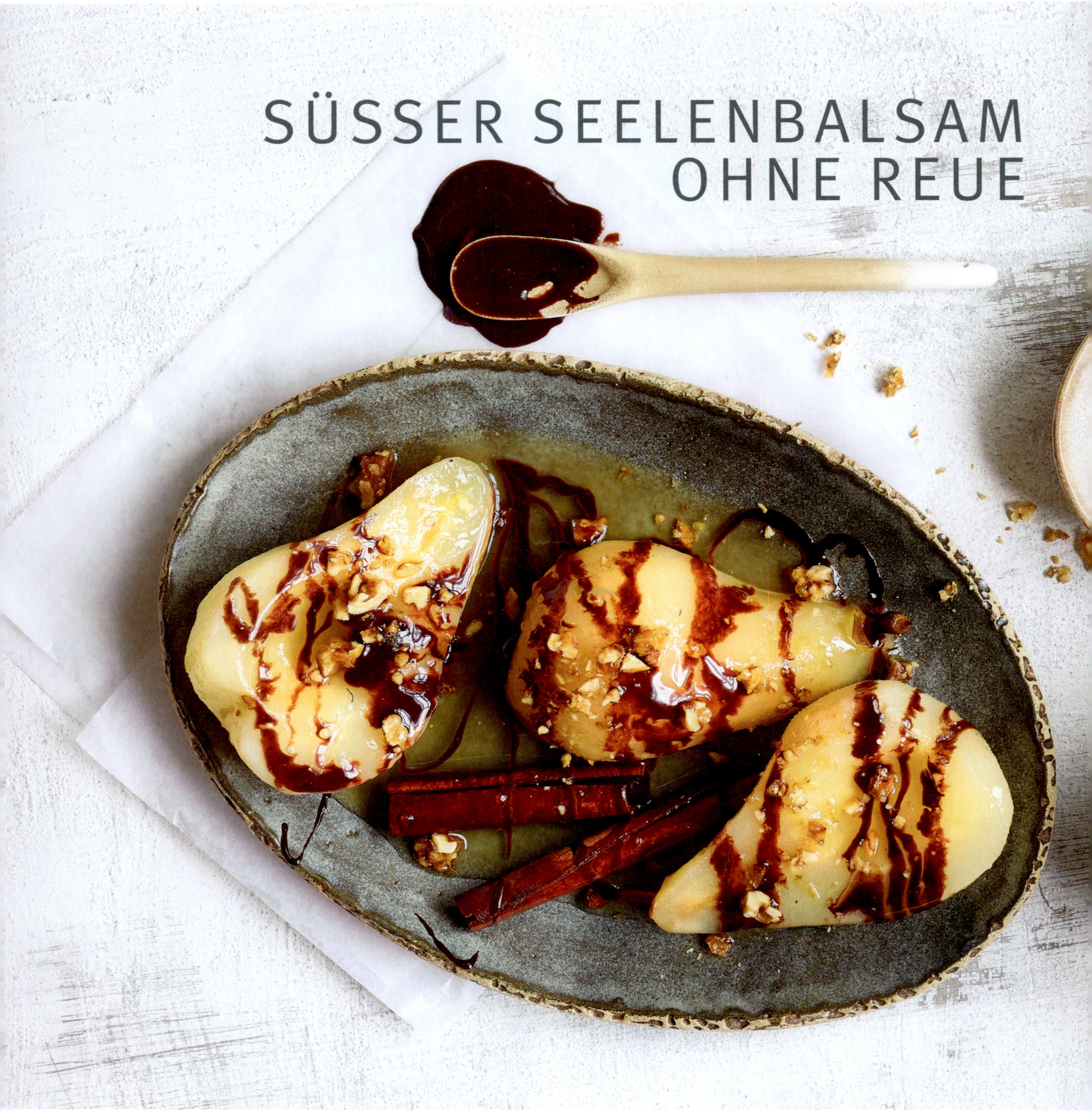

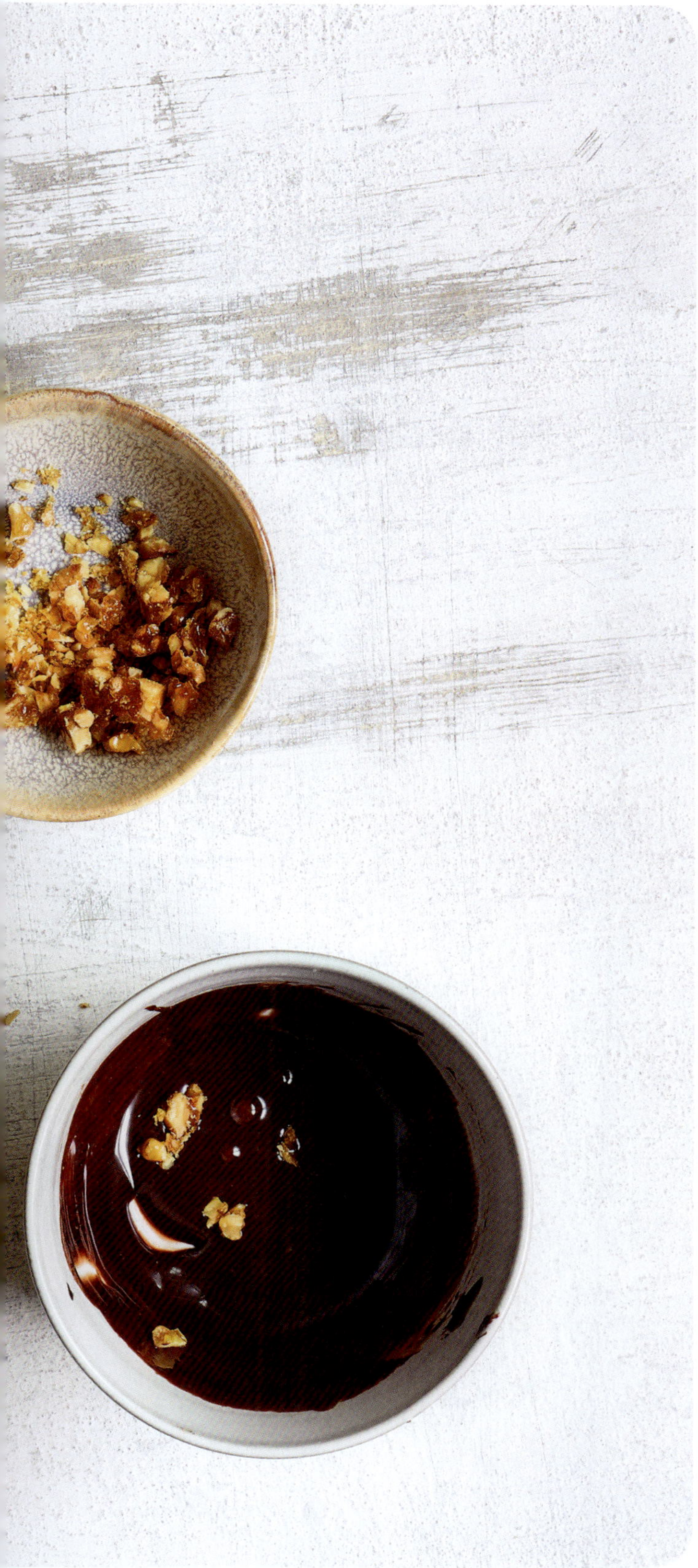

Birne Helene

Für 2 Stück
40 Min.

1 Birne • 200 ml ungesüßter Birnensaft • 1 Prise Salz • ½ Zimtstange • 1 TL Stärke

Für die Schokoladensauce
1 EL Mandelmus • 1 EL ungesüßtes Kakaopulver • 1 ½ EL Ahornsirup
Für die Walnüsse
30 g Walnusskerne • Ahornsirup

- Birne waschen, halbieren, Kerngehäuse entfernen und Birne nach Wunsch schälen. Den Birnensaft in einen kleinen Topf geben und die Birnen darin mit Salz und der Zimtstange 30 Minuten köcheln lassen, bis die gewünschte Konsistenz erreicht ist. Die Stärke mit etwas Wasser anrühren und den Saft damit binden.

- Alle Zutaten für die Schokoladensauce mit 1 EL Wasser verrühren.

- Die Walnüsse in einer Pfanne ohne Fett bei mittlerer Hitze kurz anrösten. Dabei rühren, damit sie nicht anbrennen. Mit einem Esslöffel etwas Ahornsirup über die Nüsse ziehen und sie so karamellisieren. Sofort auf einen Teller geben und abkühlen lassen, dann grob hacken.

- Je eine Birnenhälfte auf einen Teller geben, die Schokoladensauce darübergießen, mit karamellisierten Walnüssen bestreuen und sofort servieren.

Brombeer-Trifle

Für 2 Portionen
20 Min.

½ reife Avocado • ¼ reife Banane • 100 ml Kokoscreme • 2 TL frisch gepresster Saft und etwas abgeriebene Schale von 1 Bio-Limette • 2 TL Vanilleextrakt • 50 g Brombeeren • 30 g Cashewkerne

- Avocado und Banane schälen. Avocado, Banane, Kokoscreme, Limettensaft und -schale sowie die Hälfte des Vanilleextrakts in einem hohen Gefäß mit dem Pürierstab mixen oder in einer Schüssel mit einer Gabel zerdrücken und vermischen.

- Die Brombeeren mit dem restlichen Vanilleextrakt in einer weiteren Schüssel vermischen.

- Bananen-Avocado-Creme und Brombeeren abwechselnd in 2 Gläser schichten.

- Die Cashewkerne in eine Pfanne ohne Fett rösten, bis sie zu duften beginnen. Über den Trifle in den Gläsern streuen.

Tipp Natürlich kann man auch TK-Brombeeren (oder andere Beerensorten) verwenden. Rechtzeitig auftauen!

Mandel-Kokos-Pralinen

Für ca. 30 Stück
20 Min. + 60 Min. Kühlzeit

50 g gehackte Mandeln • 200 g gemahlene Mandeln • 1 EL ungesüßtes Kakaopulver • 2 TL Stevia • 1 TL Vanilleextrakt • 2 EL Mandelmus • 3 EL Kokosöl • 100 g Kokosraspel

- Gehackte Mandeln in einer Pfanne ohne Fett goldbraun rösten, bis sie zu duften beginnen. Abkühlen lassen.

- Gemahlene Mandeln, Kakao, Stevia und Vanilleextrakt mischen, dann das Mandelmus unterrühren. Alles so lange mischen, bis eine geschmeidige Masse entsteht.

- Kokosöl bei schwacher Hitze schmelzen. Zu den Mandeln geben, geröstete Mandeln ebenfalls zugeben und alles vermischen.

- Die Masse 5 Minuten kühl stellen. In der Zwischenzeit die Kokosraspel in einer Pfanne ohne Fett rösten, bis sie goldbraun sind.

- Von dem Teig kirschgroße Stücke abnehmen und zu Kugeln formen. Dann in den Kokosflocken wälzen und 1 Stunde im Kühlschrank fest werden lassen.

Schokopudding

Für 2 Portionen
15 Min. + 30 Min. Kühlzeit

2 reife Avocados • 2 EL Ahornsirup • 50 g ungesüßtes Kakaopulver • 300 ml Milch oder Mandeldrink • 50 g geschroteter Leinsamen

- Avocados halbieren, Stein entfernen und das Fruchtfleisch mit einem Löffel herauslösen.

- Mit allen anderen Zutaten im Mixer pürieren.

- Auf zwei Gläser verteilen und 30 Minuten im Kühlschrank quellen lassen.

Brownies

Für 1 Form (23 × 23 cm)
20 Min. + 18 Min. Backzeit

100 g Butter • 70 g Zartbitterschokolade (mind. 80 % Kakaoanteil) • 120 g Xylit • 150 g Mandelmehl • 50 g ungesüßtes Kakaopulver • 1 TL Backpulver • 1 Prise Salz • 4 Eier

- Butter und Schokolade in Stücke schneiden, in ein hitzefestes Schälchen geben und über einem heißen Wasserbad schmelzen. Xylit unterrühren und auskühlen lassen.

- Backofen auf 180 °C Ober-/Unterhitze vorheizen.

- Mandelmehl mit Kakao, Backpulver und Salz in einer kleinen Schüssel vermischen. Die Eier unter die Schokoladen-Butter-Mischung schlagen. Dann die Mandelmehl-Kakao-Mischung unterrühren, bis ein homogener Teig entsteht. Nicht zu lange rühren.

- Im vorgeheizten Ofen ca. 18 Minuten backen.

- Abkühlen lassen und in Stücke schneiden.

Melonen-Granatapfel-Eis am Stiel

Für 8 Stück
15 Min. + 4 Std. Gefrierzeit

½ Granatapfel • 750 g Wassermelone • 8 Eisförmchen und Eisstiele

- Granatapfelkerne aus Schale und Haut lösen.

- Melone von der Schale schneiden, die Kerne entfernen. Etwa 250 g des Fruchtfleischs in kleine Würfel schneiden, den Rest pürieren.

- Püree, Melonenwürfel und Granatapfelkerne mischen und in 8 Eisförmchen (à ca. 75 ml) füllen.

- Eis mindestens 4 Stunden gefrieren lassen. Nach 1 Stunde die Stiele in das angefrorene Eis stecken.

Kichererbsen-Cashew-Waffeln

Für 4–5 Waffeln
25 Min.

3 Eier • 50 g Kichererbsenmehl • 125 g Cashewkerne • 125 ml Sojadrink • 3 EL Öl plus etwas zum Fetten • ½ TL Backpulver • 1 Prise Salz • 1 Prise Zimt • ½ TL gemahlene Vanille • Fett für das Waffeleisen

- Alle Zutaten im Mixer mischen. Das Waffeleisen fetten, anheizen und nach und nach 4–5 Waffeln darin backen.

Tipp Servieren Sie dazu süße Zutaten wie frische Beeren mit Joghurt, Vanilleeis oder Apfelmus. Und halten Sie nach Cashewbruch Ausschau, er ist günstiger zu haben als die ganzen Kerne.

Gersten-Nuss-Creme

Für 2 Portionen
20 Min.

250 ml Sojadrink • Zimt • 50 g Vollkorn-Gerstenmehl • 1–2 EL flüssiger Honig • 1–2 EL gemahlene Haselnüsse • 6 EL ungesüßtes Kakaopulver • 75 g aufschlagbare Sojacreme

- Sojadrink mit etwas Zimt zum Kochen bringen und das Mehl mit dem Schneebesen einrühren. Kurz aufkochen lassen, dann auf der ausgeschalteten Herdplatte 15 Minuten quellen lassen.
- Honig unterrühren Haselnüsse in einer Pfanne ohne Fett rösten, bis sie zu duften beginnen, und zusammen mit dem Kakao in die Creme rühren.
- Die Sojacreme steif schlagen und unterheben.

Nährstoff on top Auch Granatapfelkerne machen sich darauf gut.

Tipp Zu dieser Creme kann man auch noch kleingeschnittenes Obst wie Bananen, Pfirsiche oder Beeren servieren.

Leinsamenpudding mit Obst

Für 2 Portionen
10 Min. + Quellzeit über Nacht

120 g Leinsamenschrot • 400 ml Mandeldrink (oder eine andere Pflanzenmilch) • 1 Birne • 1 Kiwi • Zimt

- Leinsamenschrot in einer Schüssel mit dem Mandeldrink verrühren und zugedeckt mindestens 5 Stunden oder über Nacht in den Kühlschrank stellen.
- Am nächsten Morgen Birne und Kiwi schälen, das Kerngehäuse der Birne entfernen. Obst in Scheiben schneiden.
- Den Pudding umrühren und in 2 Schälchen füllen. Birne und Kiwi darübergeben und mit Zimt bestreuen.

Variante Natürlich schmeckt der Pudding auch mit anderen Obstsorten. Hier ein paar leckere Mischungen: Apfel, Banane und Kakaonibs, Himbeeren und Mandelblättchen, Pfirsiche und gemahlene Vanille, gedünsteter und leicht gesüßter Rhabarber und gemahlene Vanille.

Energiebällchen mit Cranberries

Für 30 Stück
25 Min. + Kühlzeit über Nacht

150 g getrocknete Cranberries • 1 reife Banane • 100 g Kokosmehl • 100 g gemahlene Mandeln • 2 EL Tahin (Sesammus) • 1 EL flüssiger Honig • ungesüßtes Kakaopulver zum Wälzen • Puderzucker zum Bestäuben

- Cranberries im Mixer fein pürieren. Banane schälen, in grobe Stücke brechen, zu den Cranberries geben und erneut pürieren. Kokosmehl, Mandeln, Tahin und Honig unterrühren und vermengen, bis eine homogene Masse entsteht.
- Aus der Masse 30 walnussgroße Kugeln formen. In Kakao wälzen und über Nacht abgedeckt im Kühlschrank ruhen lassen.
- Vor dem Servieren mit wenig Puderzucker bestäuben.

Energiebällchen mit Cranberries

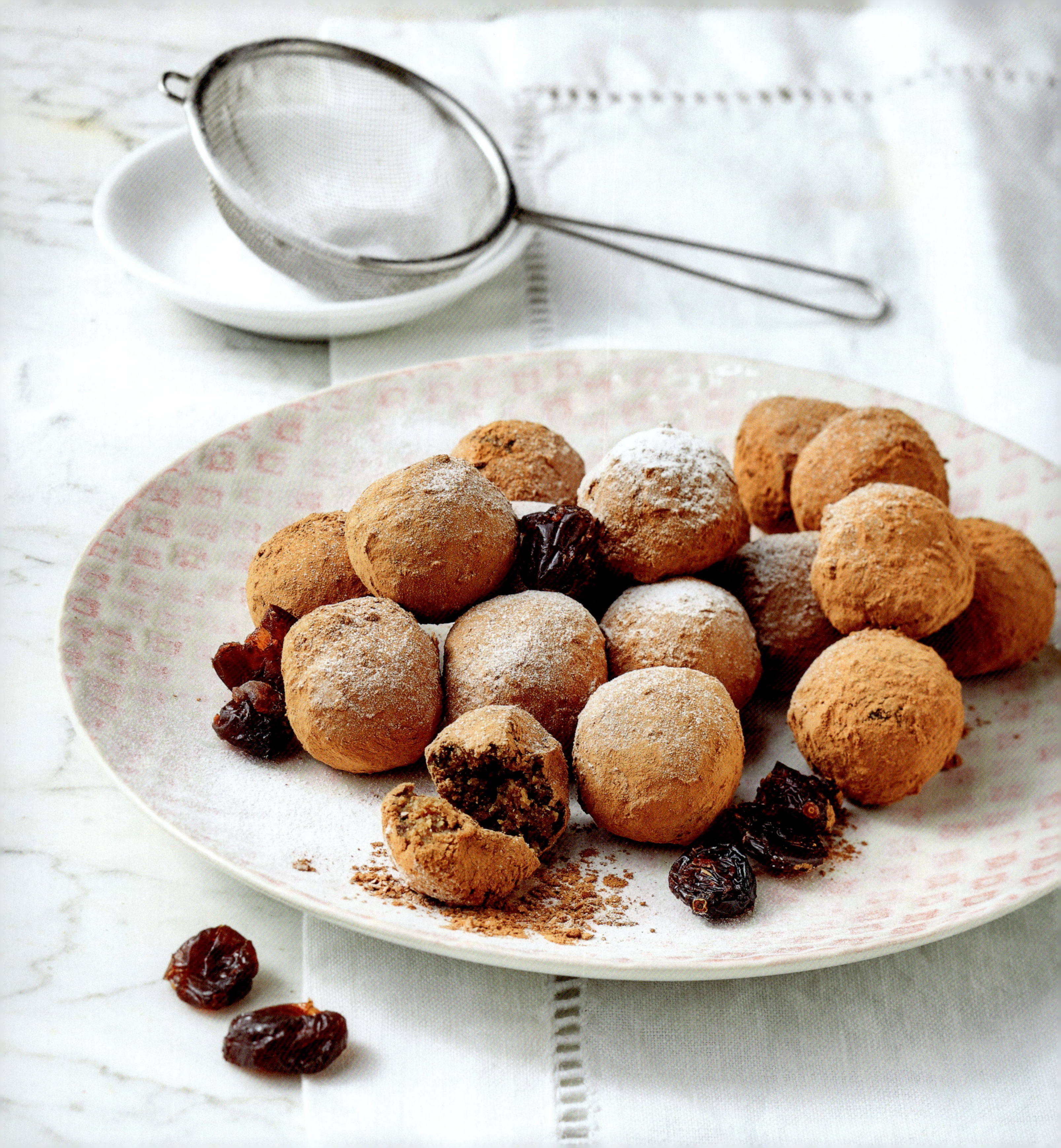

Mousse au Chocolat mit Granatapfelkompott

Für 2 Portionen
40 Min.

- 1 Granatapfel
- ca. 2 EL Cranberrysaft
- Speisestärke
- 1 EL Kokosblütenzucker
- 50 g Zartbitterschokolade (mind. 80 % Kakaoanteil)
- 40 g gekühlte Sojacreme zum Aufschlagen
- 125 g abgetropfter Seidentofu
- ½ EL ungesüßtes Kakaopulver
- gemahlene Vanille

● Für das Kompott den Granatapfel längs halbieren. Eine Hälfte in einer Zitronenpresse auspressen. Den Saft mit Cranberrysaft auf ca. 40 ml auffüllen. Aus der anderen Hälfte die Kerne herauslösen, dabei die weißen Trennhäute entfernen.

● Stärke mit 1 EL Saft glattrühren. Übrigen Saft mit ½ EL Zucker in einem kleinen Topf aufkochen, Stärke einrühren und ca. 1 Minute köcheln lassen. Den Saft abkühlen lassen, die Kerne zugeben und vollständig auskühlen lassen.

● Schokolade in kleine Stücke brechen. Zwei Drittel davon in einem Topf über einem Wasserbad bei schwacher Hitze unter Rühren schmelzen. Den Topf aus dem Wasserbad nehmen und die restliche Schokolade darin unter Rühren schmelzen.

● Sojacreme steif schlagen und zugedeckt in den Kühlschrank stellen. Seidentofu grob schneiden und mit Kakao, etwas gemahlener Vanille und ½ EL Zucker pürieren.

● Die lauwarme geschmolzene Schokolade mit einem Schneebesen unter den pürierten Tofu rühren. Dann auch die geschlagene Sojacreme unterheben.

● Mousse und Granatapfelkompott, bis auf etwas zum Verzieren, in zwei Dessertgläser schichten und ca. 4 Stunden kaltstellen. Vor dem Servieren mit dem restlichen Kompott garnieren.

Tipp Geben Sie eine paar Chiliflöckchen auf die Mousse, das gibt einen kleinen überraschenden Schärfekick.

Schoko-Auberginen mit gerösteten Pinienkernen

Für 2 Personen
⏲ 20 Min. + 3 Std. Kühlzeit

1 Aubergine (etwa 400 g) • Olivenöl zum Braten • 250 g Zartbitterschokolade (mind. 70 % Kakaoanteil) • 100 ml Milch • 50 g Pinienkerne

- Aubergine waschen und in 5 mm dünne Scheiben schneiden. Olivenöl in einer Pfanne erhitzen und die Auberginenscheiben bei mittlerer Hitze von beiden Seiten braten, bis sie weich, aber nicht gebräunt sind. Auf Küchenpapier abtropfen lassen und gründlich abtupfen.

- Für die Schokoladensauce die Schokolade in Stücke brechen und im Wasserbad schmelzen, dabei gut rühren. Die Milch gut einrühren.

- Eine flache Form mit der Hälfte der Auberginenscheiben auslegen. Mit der Hälfte der heißen Schokoladensauce bestreichen. Die zweite Hälfte der Auberginenscheiben daraufschichten und die restliche Schokoladensauce darauf verstreichen. Mit Frischhaltefolie abdecken und im Kühlschrank mindestens 3 Stunden fest werden lassen.

- Anschließend in etwa 8 cm große Quadrate schneiden.

- Die Pinienkerne in einer Pfanne ohne Fett rösten, bis sie zu duften beginnen. Die Schokoladenauberginen mit Pinienkernen bestreuen und eiskalt servieren.

Nährstoff on top Statt Kuhmilch Sojamilch oder eine andere pflanzliche Milch verwenden.

Bananen-Grapefruit-Quark mit Kurkuma

Für 2–3 Portionen
⏲ 15 Min.

1 Grapefruit • 1 Banane • frisch gepresster Saft von ½ Zitrone • 250 g Quark (20 % Fett i. Tr.) • 1 TL gemahlene Vanille • 1 EL flüssiger Honig • einige Mandelblättchen • ½ TL gemahlene Kurkuma

- Grapefruit schälen, filetieren und die Filets in mundgerechte Stücke schneiden. Banane schälen und zusammen mit dem Zitronensaft mit einer Gabel grob zerdrücken.

- Quark und Banane in eine große Schüssel geben, Zitronensaft, Vanille und Honig zugeben und cremig verrühren.

- In der Zwischenzeit die Mandelblättchen in einer Pfanne ohne Fett hellbraun rösten, bis sie zu duften beginnen.

- Grapefruitstückchen unter den Quark rühren, dann auch die Kurkuma leicht unterrühren, sodass der Quark marmoriert ist.

- Quark in 2–3 Dessertschalen füllen und die Mandelblättchen darüberstreuen.

Tipp Wer es etwas süßer mag, streut noch etwas Zimtzucker oder braunen Zucker darüber.

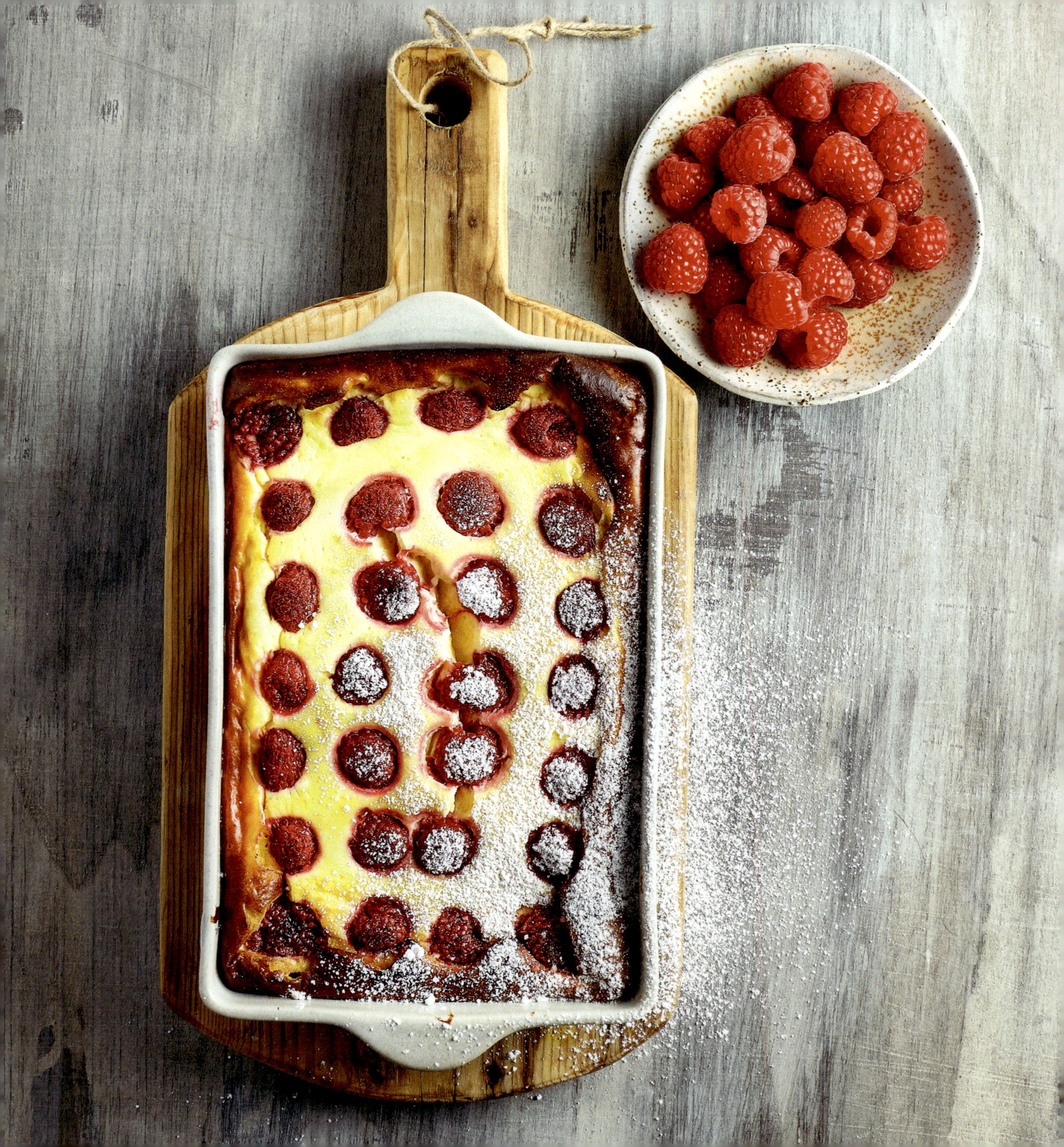

Quark-Himbeer-Auflauf

Für 4 Portionen
50 Min.

500 g Magerquark • 300 g Frischkäse • 4 Eier (M) • 80 g Haferkleie • 120 g Xylit • 1 TL gemahlene Vanille • Fett für die Form • 100 g Himbeeren (TK oder frisch) • Zimt oder gemahlene Vanille nach Geschmack

- Backofen auf 175 °C vorheizen. Quark und Frischkäse in einer Schüssel verrühren. Eier und Haferkleie nacheinander unterrühren. Dann auch Xylit und Vanille zugeben und alles zu einem glatten Teig rühren.

- Die Masse in eine leicht gefettete Auflaufform geben und die Himbeeren darauf verteilen.

- Den Auflauf im vorgeheizten Backofen 30–45 Minuten backen. Mit Zimt oder Vanille bestreuen.

Variante Probieren Sie den Auflauf mit Erdbeeren oder einer Mischung aus Erdbeeren und Rhabarber.

Tipp Der Auflauf schmeckt auch kalt.

« Quark-Himbeer-Auflauf

Gegrillte Grapefruit mit Joghurt

Für 2 Portionen
20 Min.

2 Grapefruits • 2 TL Kokosblütenzucker • 100 g griechischer Joghurt • ½ Bio-Limette • Zimt • Kokosraspel

- Ofengrill vorheizen. Grapefruits halbieren und die einzelnen Segmente mit einem scharfen Messer einschneiden. Anschließend das Fruchtfleisch mit dem Messer entlang der Schale trennen, die Schale dabei nicht zerschneiden.

- Kokosblütenzucker auf die Schnittflächen streuen und die Grapefruits mit der Schnittfläche nach oben auf ein mit Backpapier belegtes Backblech legen. Ca. 15 Minuten grillen, dabei aufpassen, dass die Grapefruits nicht zu dunkel werden.

- Grapefruits aus dem Ofen nehmen, je einen Klacks Joghurt daraufgeben, etwas Limettenschale darüberreiben und mit Zimt und Kokosraspeln bestreuen. Warm servieren.

Walnuss-Quark-Dessert

Für 2 Portionen
20 Min. + 30 Min. Kühlzeit

80 g Walnusskerne • 200 g Sahnequark • 1 ½ EL Xylit • 1 Msp. gemahlene Vanille • 30 ml Buttermilch • 50 g Zartbitterschokolade (mindestens 80 % Kakaoanteil) • 30 g Sahne • 1 Prise Zimt

- Für die Dekoration zwei Walnusshälften beiseitelegen. Die restlichen Nüsse grob hacken.

- Quark mit Xylit, Vanille und Buttermilch zu einer glatten Masse verrühren.

- Schokolade grob zerbröckeln und in einem Schälchen über einem heißen Wasserbad langsam schmelzen. Sahne und Zimt unterrühren.

- Abwechselnd Quark, Nüsse und Schokolade (bis auf einen kleinen Rest zum Garnieren) in zwei Gläser schichten. Mit den Walnusshälften und der restlichen Schokolade garnieren.

- Im Kühlschrank 30 Minuten kühlen.

Nährstoff on top Die Sahne durch Sojadrink ersetzen.

Brombeer-Nicecream

Für 2 Portionen
5 Min. + mehrere Std. Gefrierzeit

3 reife Bananen • 100 g TK-Brombeeren • 1–2 EL Milch

- Bananen schälen, in grobe Stücke schneiden und einige Stunden oder über Nacht gefrieren.

- Gefrorene Bananenstücke und gefrorene Brombeeren zu einer cremigen Masse pürieren und Milch zugeben, bis die gewünschte Konsistenz erreicht ist.

Variante Probieren Sie die Nicecreme auch mit anderen Beeren, Pfirsichen oder Mangos.

Kardamom-Zimt-Nicecream

Für 2 Portionen
5 Min. + mehrere Std. Gefrierzeit

3 reife Bananen • 1 Msp. gemahlener Kardamom • 1 Msp. Zimt • 3–4 EL Milch

- Bananen schälen, in grobe Stücke schneiden und einige Stunden oder über Nacht gefrieren.

- Gefrorene Bananenstücke mit den Gewürzen zu einer cremigen Masse pürieren und Milch zugeben, bis die gewünschte Konsistenz erreicht ist.

Himbeereis

Für 2 Portionen
5 Min.

300 g Magerquark • 300 g TK-Himbeeren • 1 TL flüssiger Honig nach Belieben

- Quark, gefrorene Himbeeren und Honig nach Belieben in einen Mixer geben und gut durchrühren. Sofort genießen.

Grüntee-Zitrus-Sorbet

Für 2 Portionen
15 Min. + 6 Std. 30 Min. Ziehzeit

2 TL grüner Tee (Blätter) • Eiswürfel • 2 Minzestängel • 1 Orange • 2 Zitronen • Xylit nach Geschmack

- Grünen Tee mit 500 ml 80 °C heißem Wasser aufgießen und 2 Minuten ziehen lassen, dann abseihen und in eine Schüssel über Eiswürfel gießen.

- Minze waschen, trocken schütteln, die Blättchen abzupfen. Einige Blättchen für die Deko beiseitelegen, den Rest fein hacken. Die Zitrusfrüchte auspressen.

- Minze und Zitrussaft zum Tee geben, nach Geschmack mit Xylit süßen und

- 30 Minuten ziehen lassen.

- Die Schüssel für ca. 6 Stunden ins Eisfach stellen, dabei alle 2 Stunden gut durchrühren, damit sich nicht zu große Eiskristalle bilden.

- Das fertige Sorbet mit beiseitegelegten Minzeblättchen dekorieren.

Grüntee-Panna-cotta

2 Portionen
25 Min. + 2 Std. Kühlzeit

2 Blatt Gelatine • 150 g Sahne • 75 ml Milch • 2 EL Kokosblütenzucker • ½ TL gemahlene Vanille • 5 g grüner Tee (Blätter) • 50 g Crème fraîche

- Gelatine in Wasser einweichen. Sahne, Milch, Zucker und Vanille zusammen in einem Topf aufkochen, dann den Topf vom Herd nehmen und 10 Minuten abkühlen lassen.

- Tee in einen Teebeutel füllen und 3 Minuten in der Sahne ziehen lassen, hin und wieder umrühren. Teebeutel herausnehmen und ausdrücken.

- Gelatine ausdrücken und einrühren. Die Crème fraîche ebenfalls einrühren.

- Auf 2 Schälchen oder Gläser verteilen, abkühlen lassen und dann für 2 Stunden in den Kühlschrank stellen.

Tipp Dazu passt mit Zimt und Kardamom gewürztes Apfelmus oder ein Pfirsichkompott.

Quinoa-Milchreis

Für 2 Portionen
30 Min.

100 g Quinoa • 300 ml Milch oder Mandeldrink • 1 Msp. Zimt • Granatapfelkerne zum Garnieren

- Quinoa in einem Sieb gründlich mit kaltem Wasser abspülen. Mit Milch und Zimt in einen Topf geben und bei mittlerer Hitze im offenen Topf zum Kochen bringen. Topf mit einem Deckel schließen und Quinoa bei schwacher Hitze ca. 15 Minuten köcheln lassen. Dann vom Herd nehmen und ca. 10 Minuten ausquellen lassen.

- In 2 Schälchen füllen und mit Granapfelkernen bestreuen.

Tipp Dazu passen frische Beeren, Mandeln und nach Belieben etwas Honig.

Heiße Schokolade

Für 2 Tassen
⏲ 10 Min.

40 g Schokolade (mind. 80 % Kakaoanteil) • 2 geh. TL ungesüßtes Kakaopulver • 2 geh. TL Xylit • 75 g Sahne

● 300 ml Wasser erhitzen und die Schokolade darin schmelzen. Kakaopulver, Xylit und Sahne zugeben und mit dem Pürierstab mixen.

Heidelbeer-Quark-Auflauf

Für 4 Portionen
⏲ 45 Min.

3 Eier • 4 EL Xylit • 600 g Magerquark • etwas abgeriebene Schale von 1 Bio-Zitrone • 4 EL Mandelmehl (ersatzweise gemahlene Mandeln) • 1 Msp. Natron • etwas Butter für die Form • 300 g Heidelbeeren (frisch oder TK)

● Den Backofen auf 170 °C vorheizen. Eier trennen und die Eiweiße zusammen mit dem Xylit steif schlagen. Den Quark mit den Eigelben glatt rühren.

● Abgeriebene Zitronenschale, Mandelmehl und Natron unterrühren, dann den Eischnee unterheben. Eine eckige Auflaufform (ca. 20 × 12 cm) mit Butter ausfetten und die Masse einfüllen.

● Die Heidelbeeren darauf verteilen und mit einem Teigschaber leicht eindrücken.

● Auflauf im vorgeheizten Ofen 30 Minuten backen.

Tipp Der Auflauf schmeckt auch mit anderen Beerensorten. Probieren Sie ihn z. B. auch einmal mit Stachelbeeren oder Cranberries.

Wackelpudding mit frischen Beeren

Für 4 Portionen
⏲ 30 Min. + 60 Min. Abkühlzeit

500 ml ungesüßter Apfelsaft • 1 TL Agar-Agar • 1 TL abgeriebene Schale von 1 Bio-Orange • 1 Prise Salz • 1 EL Maisstärke • 200 g Beeren (Erdbeeren, Heidelbeeren, Himbeeren, Johannisbeeren)

● Apfelsaft und Agar-Agar zusammen in einem Topf zum Kochen bringen. Orangenschale und Salz zugeben und 6–7 Minuten unter Rühren bei mittlerer bis schwacher Hitze kochen.

● Stärke mit etwas Wasser anrühren und in den Apfelsaft geben. Weiterrühren, bis die Masse andickt.

● Beeren säubern oder waschen, auf Schälchen verteilen und die heiße Flüssigkeit darübergießen. Mindestens 1 Stunde abkühlen lassen, erst dann ist der Wackelpudding fest.

Variante Statt Beeren eignet sich auch anderes Obst wie klein geschnittene Pfirsiche, Aprikosen, Kiwis oder Mangos.

» Wackelpudding mit frischen Beeren

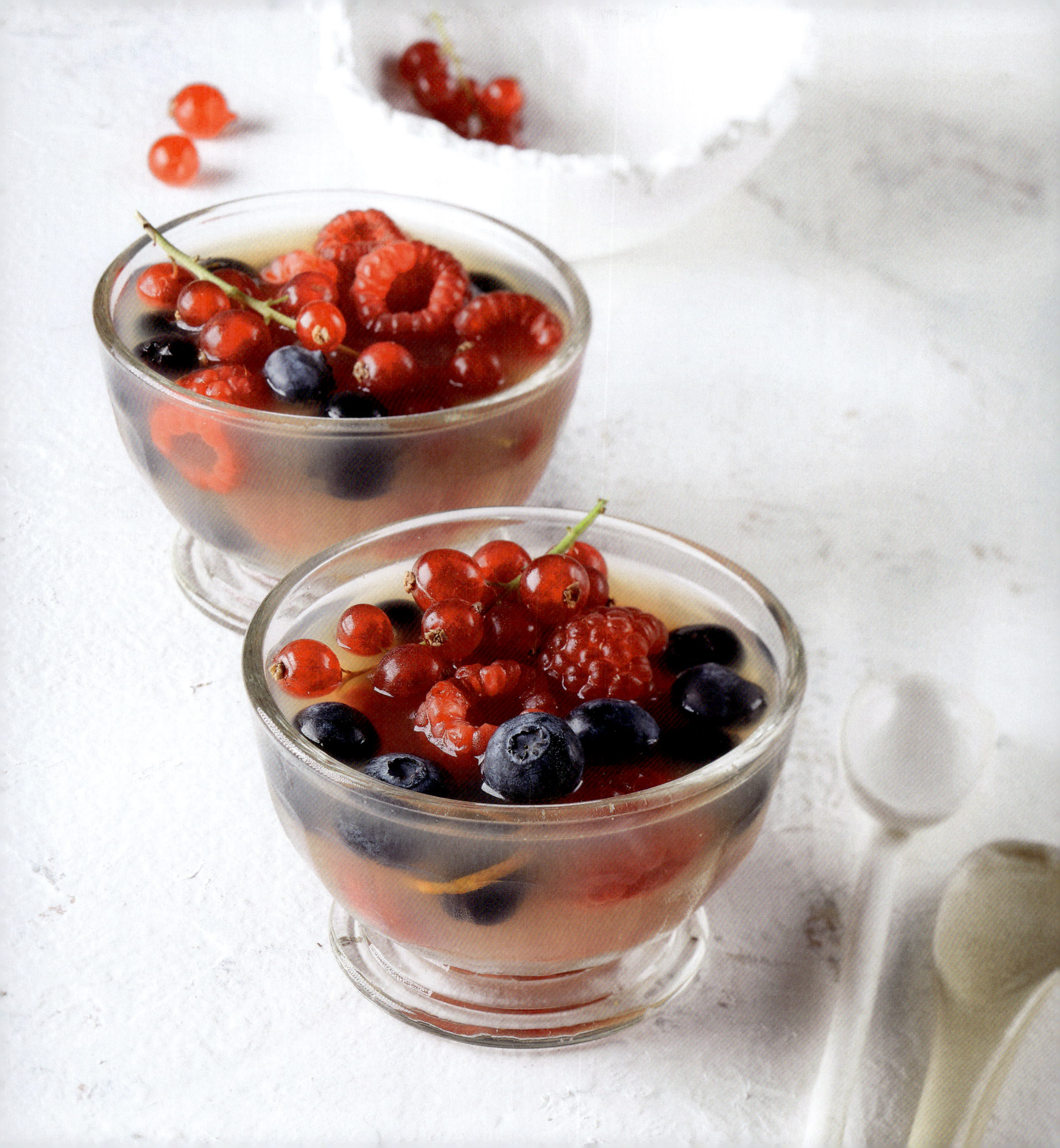

OFENGERICHTE GANZ OHNE HITZESCHUB

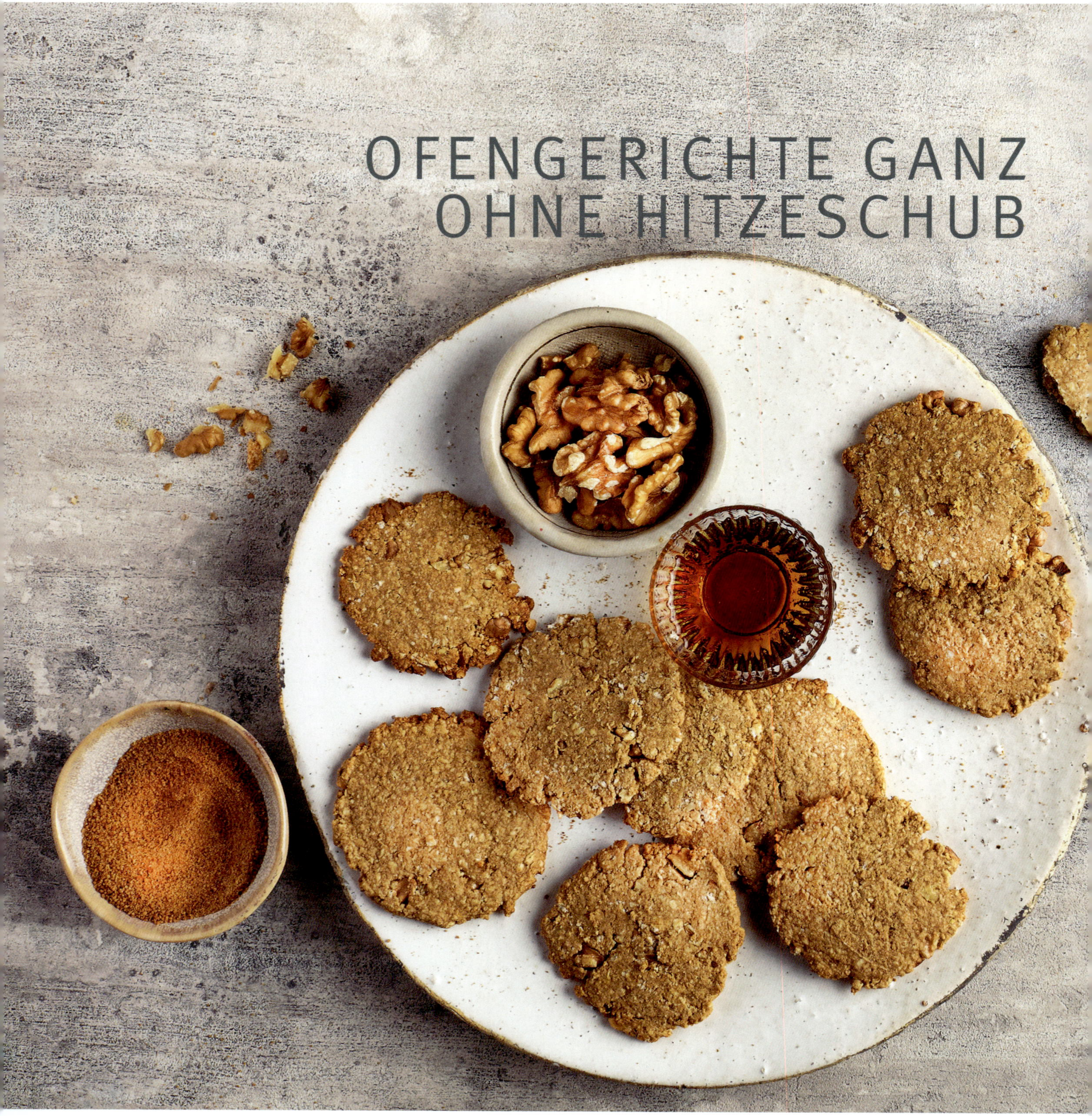

Hafer-Walnuss-Kekse

Für 15 Stück
15 Min. + 15 Min. Backzeit

130 g feine Haferflocken • 1 Prise gemahlene Vanille • ½ TL Backpulver • 75 g Mandelmus • 2 EL Ahornsirup • 75 ml Milch • 50 g Kokosblütenzucker • 30 g Walnusskerne

- Die Hälfte der Haferflocken in der Küchenmaschine fein mahlen. Mit den restlichen Haferflocken, Vanille und Backpulver in eine Rührschüssel geben.

- Mandelmus in einem kleinen Topf leicht erhitzen, bis es flüssig ist. Ahornsirup, Milch und Kokosblütenzucker hinzugeben und bei schwacher Hitze mit einem Schneebesen verrühren. Die Walnüsse grob hacken.

- Mandelmus-Masse und Walnüsse zu den Haferflocken geben und mit einem Handrührgerät oder der Küchenmaschine gut verrühren. Der Teig ist sehr klebrig.

- Zwei Backbleche mit Backpapier auslegen und den Backofen auf 180 °C vorheizen. Jeweils 2 TL Teig zu einer Kugel formen. Die Kugeln mit angefeuchteten Händen zu sehr flachen, runden Keksen drücken.

- Die Kekse 12–14 Minuten backen, bis sie an den Rändern dunkel werden.

Nährstoff on top Statt der Milch Sojadrink verwenden.

Quark-Eiweiß-Brot

Für 1 Brot/1 Kastenform
⏲ 20 Min. + 50 Min. Backzeit

100 g gemahlene Mandeln • 100 g geschroteter Leinsamen • 4 EL Weizenkleie plus 1–2 EL zum Ausstreuen • 2 EL Vollkorn-Weizen- oder Dinkelmehl • 1 Pck. Backpulver • 1 TL Salz • 300 g Magerquark • 8 Eiweiß • 2 EL Kürbiskerne

- Backofen auf 175 °C vorheizen. Mandeln, Leinsamen, Weizenkleie, Mehl, Backpulver und Salz vermischen. Quark und Eiweiße dazugeben und mit den Knethaken des Handrührgerätes zu einem glatten Teig verkneten.
- Eine Kastenform mit Wasser bestreichen und mit Weizenkleie ausstreuen. Den Boden der Form mit Backpapier auslegen. Den Teig in die Form füllen und mit Kürbiskernen bestreuen.
- Ca. 50 Minuten backen. Dann ca. 10 Minuten in der Form ruhen lassen, anschließend an den Rändern lösen und vorsichtig aus der Form stürzen. Abkühlen lassen.

Variante Statt Kürbiskernen mit Sonnenblumenkernen, Leinsamen oder einer Samenmischung bestreuen.

Möhrenbrot

Für 1 Brot/1 Kastenform (25 cm)
⏲ 15 Min. + 1 Std. 30 Min. Backzeit

2 mittelgroße Möhren • 250 g Magerquark • 4 Eier (M) • 150 g gemahlene Mandeln • 150 g Leinsamen • 2 EL Sojamehl • 4 EL feine Haferflocken • 1 Pck. Backpulver • 4 EL Sonnenblumenkerne • ½ TL Brotgewürz nach Belieben • 1 TL Salz

- Backofen auf 175 °C vorheizen. Die Kastenform mit Backpapier auskleiden.
- Möhren schälen und fein raspeln. Quark und Eier mit dem Handrührgerät vermischen. Mandeln, Leinsamen, Sojamehl, Haferflocken, Backpulver, Sonnenblumenkerne, Möhren, Salz und Brotgewürz nach Belieben unter die Quarkmasse rühren.
- In die Backform geben und glattstreichen. Im vorgeheizten Ofen auf der mittleren Schiene 70–90 Minuten backen. Aus dem Ofen nehmen und kurz abkühlen lassen, dann aus der Form stürzen und auf einem Backrost vollständig abkühlen lassen.

Kürbiskernbrot

Für 1 Brot/1 Kastenform (30 cm)
⏲ 15 Min. + 60 Min. Backzeit

200 g gemahlene Mandeln • 25 g gemahlene Kürbiskerne • 150 g geschroteter Leinsamen • 1 Pck. Backpulver • 1 TL ungesüßtes Kakaopulver • ½ TL gemahlener Kreuzkümmel • 2 TL Salz • 2 EL Sonnenblumenkerne • 3 EL Kürbiskerne • 250 g Magerquark • 5 Eier (M)

- Backofen auf 175 °C vorheizen und die Kastenform mit Backpapier auslegen. Gemahlene Mandeln und Kürbiskerne, geschroteten Leinsamen, Backpulver, Kakao, Kreuzkümmel und Salz in einer Schüssel vermischen. Sonnenblumenkerne und 1 EL Kürbiskerne dazugeben und unterrühren.
- Quark und Eier in einer zweiten Schüssel vermischen, dann zu den trockenen Zutaten geben und zu einem Teig verrühren. Den Teig in die Kastenform füllen und glattstreichen.
- Die restlichen Kürbiskerne über das Brot streuen und leicht andrücken. 50–60 Minuten im vorgeheizten Backofen backen. Dann das Brot aus der Kastenform stürzen und vollständig abkühlen lassen.

Leinsamenbrot

Für 1 Brot/1 Kastenform (30 cm)
⏲ 20 Min. + 30 Min. Backzeit + 15 Min. Abkühlzeit

300 g fein geschroteter Leinsamen • 1 TL Backpulver • 1 TL Salz • 5 Eiweiß • 2 Eier (M) • 6 EL Olivenöl

- Ofen auf 200 °C vorheizen und die Kastenform mit Backpapier auslegen. Leinsamen, Backpulver und Salz mischen.
- Eiweiße und Eier in einer großen Schüssel mit dem Handrührgerät mindestens 5 Minuten sehr cremig rühren. Dann zuerst 125 ml kaltes Wasser, anschließend Leinsamen portionsweise sowie das Olivenöl unterrühren. In die Kastenform geben, glattstreichen und im vorgeheizten Ofen 30 Minuten backen.
- Brot 15 Minuten in der Form abkühlen lassen, erst dann aus der Form stürzen.

Quark-Ei-Brot

Für 1 Brot/1 Kastenform (25–30 cm)
⏲ 10 Min. + 1 Std. 30 Min. Backzeit

300 g Magerquark • 8 Eier (L) • 1 Pck. Backpulver • 100 g gemahlene Mandeln • 100 g geschroteter Leinsamen • 6 EL Weizenkleie • 2 EL Sojamehl • 1 TL Salz • 2 EL Sonnenblumenkerne • Fett für die Form

- Ofen auf 175 °C vorheizen. Quark, Eier und Backpulver in einer Schüssel mit dem Handrührgerät cremig rühren, dann die restlichen Zutaten dazugeben und gut verrühren.
- Die Kastenform fetten und das Innere mit den Sonnenblumenkernen bestreuen. Den Teig einfüllen, glattstreichen und 90 Minuten backen.
- Brot aus der Form stürzen und auf einem Backrost abkühlen lassen.

Tipp Das Brot im Kühlschrank in einer nicht fest geschlossenen Tüte aufbewahren. Es lässt sich auch gut einfrieren.

Leinsamenmehlbrötchen

Für 6–8 Stück
⏲ 20 Min. + 50 Min. Backzeit

100 g Leinsamenmehl • 80 g Kokosmehl • 35 g gemahlene Flohsamenschalen • 4 Eiweiß • 1 TL Salz • 2 TL Backpulver

- Ofen auf 200 °C vorheizen und ein Backblech mit Backpapier belegen. Leinsamenmehl, Kokosmehl und Flohsamenschalen in einer Schüssel gut vermischen. 220 ml Wasser aufkochen und kurz abkühlen lassen.
- Die Eiweiße unter die trockenen Zutaten heben. Anschließend das kochende Wasser nach und nach hinzufügen. Evtl. noch etwas mehr Wasser verwenden, damit der Teig nicht zu fest wird.
- Aus der Masse 6–8 Brötchen formen, auf das Blech legen und im vorgeheizten Ofen 45–50 Minuten backen. Abkühlen lassen.

Tipp Die Brötchen schmecken auch getoastet sehr gut.

Vollkorn-Roggenbrot

Für 2 Laibe
30 Min. + 1,5 Tage Gehzeit + 60 Min. Backzeit

- 50 g frischer Sauerteig (vom Bäcker oder selbst angesetzt)
- 1 kg Vollkorn-Roggenmehl plus etwas für die Arbeitsfläche
- 20 g Salz
- Brotgewürz nach Belieben

- Morgens den Sauerteig mit einem Holzlöffel in einer metallfreien Schüssel mit 50 g Mehl und 50 ml lauwarmem Wasser verrühren und bis zum Abend gehen lassen, bis der Ansatz Bläschen bekommen hat. Dann 450 g Mehl mit dem Sauerteigansatz in eine metallfreie Schüssel geben und mit 500 ml lauwarmem Wasser mit einem Holzkochlöffel verrühren. 12 Stunden mit einem feuchten Geschirrtuch bedeckt bei Zimmertemperatur gehen lassen.

- Am nächsten Morgen restliches Mehl und etwa 250 ml lauwarmes Wasser, Salz und nach Belieben Brotgewürz in den Teig rühren, zum Schluss mit den Händen einarbeiten. Der Teig muss recht fest sein und ist sehr klebrig. Nach Bedarf noch weiteres Mehl zugeben.

- Teig auf einer bemehlten Arbeitsfläche »rundwirken«, bis er auf allen Seiten gut bemehlt ist und nicht mehr klebt. Dafür den Teig mithilfe eines Teigschabers von verschiedenen Seiten aus mehrmals übereinanderfalten. In 2 bemehlte Gärkorbe (falls vorhanden) oder Schüsseln legen und 2–3 Stunden bei Zimmertemperatur gehen lassen, bis sich sein Volumen um etwa ein Drittel erhöht hat.

- Backofen auf 220 °C vorheizen und ein ofenfestes Schälchen mit Wasser auf den Boden des Ofens stellen. Die Brote auf ein mit Backpapier belegtes Backblech stürzen und sofort in den heißen Ofen schieben. 15–20 Minuten backen, dann die Hitze auf ca. 190 °C reduzieren und weitere 45 Minuten backen. Die Brote sind fertig, wenn sie beim Klopfen auf die Unterseite hohl klingen.

- Aus den Formen stürzen und abkühlen lassen.

Tipps Wer dieses Brot regelmäßig backen möchte, nimmt vor der letzten Mehlzugabe 2 Löffel voll Teig ab, dieser dient als Sauerteigansatz für das nächste Mal und hält sich im Kühlschrank etwa 2 Wochen. Beim nächsten Backen einfach wieder wie beschrieben anfüttern und backen.

Das Brot lässt sich sehr gut einfrieren.

Rotkohlbrot

Für 1 Brot/1 Kastenform (30 cm)
15 Min. Gehzeit + 50 Min. Backzeit

- 1 Zwiebel
- 1 Knoblauchzehe
- 200 g Rotkohl
- 2 EL Öl und etwas für die Form
- 1 TL gemahlener Kümmel
- Salz
- frisch gemahlener schwarzer Pfeffer
- 400 g Vollkorn-Dinkelmehl
- 200 g Weizenmehl (Type 550) plus etwas für die Arbeitsfläche
- 2 EL Zuckerrübensirup
- 150 g Joghurt
- 50 g Kürbiskerne plus etwas zum Bestreuen
- 50 g geschroteter Leinsamen
- 1 Würfel Hefe (42 g)

- Zwiebel und Knoblauch schälen und fein würfeln. Kohl waschen und klein schneiden.

- Öl in einem Topf erhitzen, Zwiebel, Knoblauch und Kohl hinzugeben und in 10 Minuten weich dünsten. Mit den Gewürzen abschmecken und etwas abkühlen lassen.

- Für den Teig Mehl, Zuckerrübensirup, Joghurt, Kürbiskerne, Leinsamen und 300 ml warmes Wasser in die Rührschüssel der Küchenmaschine geben und die Hefe darüberbröckeln. Alles in etwa 5 Minuten zu einem glatten Teig kneten. Dann den Rotkohl kurz unterkneten.

- Teig zugedeckt an einem warmen Ort etwa 30–60 Minuten gehen lassen, bis er gut aufgegangen ist. Die Form fetten und den Backofen auf 200 °C vorheizen.

- Dann den Teig auf einer leicht bemehlten Arbeitsfläche noch einmal kurz durchkneten und in die Form geben.

- Das Brot noch einmal zugedeckt so lange gehen lassen, bis es wieder gut aufgegangen ist. Die Oberseite mit etwas Wasser bestreichen und mit einem scharfen Messer mehrmals etwa 1 cm tief einschneiden. Mit den Kürbiskernen bestreuen und im vorgeheizten Ofen etwa 50 Minuten backen.

- Aus der Form stürzen und abkühlen lassen.

Variante Schmeckt auch mit Weiß- oder Spitzkohl anstelle des Rotkohls.

Birnen-Walnuss-Kuchen

Für 12 Stücke/1 Kastenform
20 Min. + 60 Min. Backzeit

Fett für die Form • 40 g Walnusskerne plus einige Walnusskernhälften für die Deko • 1 große oder 2 kleine Birnen • 150 g Vollkorndinkelmehl • 60 g feine Haferflocken • ½ TL Backpulver • ½ TL Natron • ½ TL Salz • 1 Pck. Bourbon-Vanillezucker • 50 g Kokosblütenzucker • 1 TL gemahlener Ingwer • 60 g weiche Butter • 2 Eier (L) • 110 ml Buttermilch • Milch nach Bedarf

Für das Frosting
2 EL weiche Butter • 150 g Kokosblütenzucker • ½ TL Bourbon-Vanillepulver • 1 EL Rotweinessig • 2 EL frisch gepresster Zitronensaft

- Backofen auf 175 °C vorheizen. Eine Kastenform fetten. Die Walnüsse grob hacken. Die Birnen schälen und klein schneiden. Mehl, gehackte Nüsse, Haferflocken, Backpulver, Natron, Salz, Vanillezucker, Zucker, Ingwer und Butter in eine Schüssel geben.

- Eier und Buttermilch verquirlen, dann die Birnenmischung zugeben und alle Zutaten verrühren. Wenn der Teig zu trocknen ist, etwas Milch zugeben.

- Teig in die Form füllen und 1 Stunde im vorgeheizten Backofen backen. Stäbchenprobe machen.

- Während der Kuchen abkühlt, das Frosting vorbereiten. Dafür alle Zutaten in einer Schüssel gut mit der Gabel zu einer Creme vermischen.

- Kuchen aus dem Ofen nehmen, das Frosting darauf verteilen und mit den Walnusshälften garnieren.

Apfel-Walnuss-Muffins

Für 12 Stück
15 Min. + 40 Min. Backzeit

Butter für die Form • 200 g feine Haferflocken • 50 g Walnusskerne plus 12 Walnusskernhälften • ½ Granatapfel • 30 g geschrotete Leinsamen • 1 TL Zimt • 2 TL Backpulver • 1 Prise Salz • 2 Eier • 250 g Buttermilch • 200 g ungesüßtes Apfelmus • 50 g flüssiger Honig

- Backofen auf 175 °C vorheizen. Ein 12er-Muffinblech mit Butter einfetten. Die Haferflocken zu grobem Mehl mahlen (mit der Mühle, der Küchenmaschine oder dem Blitzhacker). Die Walnusskerne grob hacken. Die Kerne aus dem halben Granatapfel herauslösen.

- Hafermehl mit Walnüssen, Leinsamen, Zimt, Backpulver und Salz in einer großen Schüssel vermischen. Eier in einer weiteren Schüssel mit dem Schneebesen schaumig rühren. Dann Buttermilch, Apfelmus und Honig zugeben, verrühren und anschließend unter die Hafer-Nuss-Mischung rühren. Schließlich auch die Granatapfelkerne unterrühren.

- Teig auf die Muffinförmchen verteilen und je 1 Walnusshälfte daraufsetzen. Die Muffins im vorgeheizten Backofen 40 Minuten backen.

- Muffins herausnehmen und in den Förmchen auskühlen lassen. Erst dann aus den Vertiefungen lösen.

» Apfel-Walnuss-Muffins

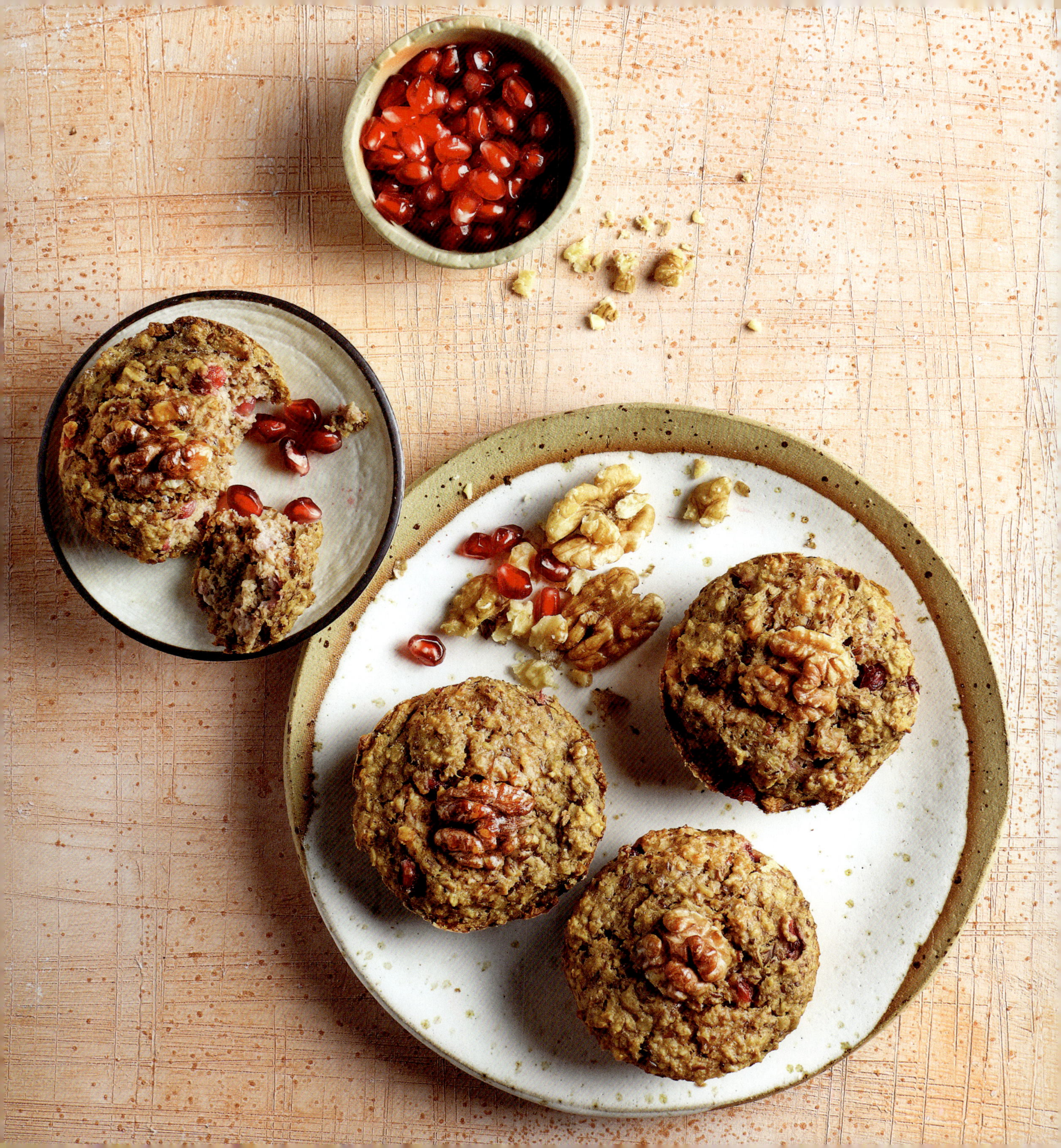

Dinkelbrötchen

Für 6 Stück
20 Min. + 40 Min. Backzeit

350 g Dinkelmehl (Type 650) • 2 TL Backpulver • ½ TL Salz • 3 ½ EL Olivenöl • 40 g Sesam

- Backofen auf 210 °C vorheizen und ein Backblech mit Backpapier belegen. Mehl, Backpulver, Salz und Öl vermengen. Langsam 200 ml Wasser hinzufügen und gut verkneten.

- Teig zu einer Rolle formen und in 6 Stücke schneiden. 6 Brötchen aus der Masse formen, auf das Blech legen. Die Brötchen mit etwas Wasser bepinseln, den Sesam darauf verteilen und etwas andrücken.

- Eine ofenfeste Schale mit kaltem Wasser in den Ofen stellen und die Brötchen im vorgeheizten Ofen 35–40 Minuten backen.

Variante Mit Mohn oder Sonnenblumenkernen bestreuen.

Hüttenkäsebrötchen

Für 4 Brötchen
15 Min. plus 25 Min. Backzeit

3 Eier (M) • 175 g körniger Frischkäse (Hüttenkäse) • ¼ TL Salz • 3 TL Backpulver • 40 g Leinsamenmehl • 40 g Mandelmehl plus etwas für Arbeitsfläche und Hände • 1 EL gemahlene Flohsamenschalen

- Ofen auf 220 °C vorheizen und ein Backblech mit Backpapier belegen. Eier, Frischkäse, Salz und Backpulver zu einem homogenen Teig verrühren. Dann Leinsamen- und Mandelmehl sowie Flohsamenschalen unterrühren.

- Die Arbeitsfläche und die Hände mit etwas Mandelmehl bemehlen. 4 Brötchen aus der Masse formen, im Mandelmehl wälzen und auf das Blech legen.

- Brötchen auf das Blech legen und 25 Minuten im vorgeheizten Ofen backen. Abkühlen lassen.

Tipp Im Kühlschrank halten sich die Brötchen einige Tage.

Käse-Quark-Pizzabrötchen

Für 8 Brötchen
15 Min. + 45 Min. Backzeit

80 g Gouda • 100 g Magerquark • 100 g Frischkäse • 90 g Leinsamenmehl • 50 g Mandelmehl • 3 Eier (M) • ½ TL Salz • 1 TL italienische Kräuter • 1 TL Backpulver • geschroteter Leinsamen oder etwas geriebener Gouda zum Bestreuen

- Backofen auf 200 °C vorheizen. Ein Backblech mit Backpapier auslegen.

- Käse reiben und mit allen anderen Zutaten zu einem sehr feuchten Teig vermischen. Hände mit kaltem Wasser befeuchten und aus dem Teig 8 Kugeln formen. Auf dem Backblech verteilen und leicht flachdrücken. Dann mit Leinsamen und Käse bestreuen.

- Im vorgeheizten Ofen etwa 45 Minuten backen. Abkühlen lassen.

Tipp Die Brötchen bleiben mehrere Tage saftig.

Erdbeer-Rhabarber-Muffins

Für 6 Stück
15 Min. + 20 Min. Backzeit

50 g Xylit • 25 g Kokosblütenzucker • 2 Eier (M) • 1 TL gemahlene Vanille • 100 g Frischkäse • 60 g weiche Butter • 160 g Dinkelmehl (Type 630 oder 1050) • ½ Pck. Backpulver • 2 Rhabarberstangen • 150 g Erdbeeren

- Alle Zutaten auf Zimmertemperatur bringen. Den Backofen auf 175 °C vorheizen und ein 6er-Muffinblech mit Förmchen auslegen.
- Xylit, Kokosblütenzucker und Eier schaumig schlagen. Vanille, Frischkäse und weiche Butter hinzugeben und gut unterrühren. Dann das Mehl mit dem Backpulver vermischen, darübersieben und kurz unterrühren.
- Rhabarber schälen und in 1 cm lange Stücke schneiden. Erdbeeren waschen und kleinschneiden. Beides vorsichtig unter den Teig heben. Teig in den Förmchen verteilen und 20–22 Minuten goldgelb backen.
- 2–3 Minuten in den Formen abkühlen lassen, dann erst herauslösen.

Bohnen-Schokocookies

Für ca. 12 Stück
15 Min. + 30 Min. Backzeit

100 g Zartbitterschokolade (mindestens 80 % Kakaoanteil) • 2 EL Kokosöl • 100 g schwarze Bohnen (Dose) • 50 g Walnusskerne • 1 EL ungesüßtes Kakaopulver • 50 g Kokosblütenzucker • 2 Eier (M) • ⅓ TL gemahlene Vanille • ½ TL Zimt • 1 EL Mandelmus • 1 Prise Salz

- Backofen auf 175 °C vorheizen. Schokolade in grobe Stücke brechen und zusammen mit dem Kokosöl in einem Topf schmelzen. Bohnen in einem Sieb abgießen und abtropfen lassen.
- Nüsse hacken. Bohnen mit Nüssen, geschmolzener Schokolade, Kakao, Kokosblütenzucker, Eiern, Vanille, Zimt, Mandelmus und Salz im Mixer mischen.
- Ein Backblech mit Backpapier belegen. Teig in einen Spritzbeutel oder einen Gefrierbeutel geben und eine kleine Ecke des Beutels abschneiden. Damit flache Kekse auf das Backblech spritzen.
- Die Kekse etwa 30 Minuten im vorgeheizten Ofen backen.

Apfelkuchen mit Cranberries

Für 8 Stück/1 Springform Ø 20 cm
25 Min. + 45 Min. Backzeit

300 g säuerliche Äpfel • 1 EL frisch gepresster Zitronensaft • 50 g ungesüßte getrocknete Cranberries • 200 g Dinkelmehl • 2 TL Backpulver • 1 Prise Salz • 50 g gemahlene Mandeln • ½Vanilleschote • 1 TL Zimt • 150 ml Milch • 150 g ungesüßtes Apfelmus • 1 EL Öl

- Backofen auf 175 °C vorheizen. Äpfel schälen, halbieren, Kerngehäuse entfernen und Fruchtfleisch fein würfeln. Mit Zitronensaft beträufeln. Cranberries grob hacken.
- Mehl mit Backpulver, Salz und Mandeln verrühren. Die halbe Vanilleschote längs halbieren und das Mark mit dem Messerrücken herauskratzen. Mit dem Zimt zum Mehl geben.
- Milch mit Apfelmus und Öl verrühren, dann ebenfalls zum Mehl geben und glatt verrühren.
- Äpfel und Cranberries unterheben. Die Springform fetten, den Teig einfüllen und glattstreichen. Im vorgeheizten Backofen ca. 45 Minuten backen.

Nährstoff on top Statt der Milch Sojadrink verwenden.

Käsekuchen

Für 12 Stücke/1 Springform Ø 26 cm
20 Min. + 60 Min. Backzeit

Für den Boden
250 g gemahlene Mandeln • 100 g weiche Butter • 50 g Erythrit • 1 Ei (M)
Für den Belag
3 Eier (M) • 2 Vanilleschoten • 500 g Magerquark • 400 g Doppelrahm-Frischkäse • 120 g Erythrit • 50 g Speisestärke

- Für den Boden alle Zutaten mit dem Handrührgerät verrühren. Backofen auf 200 °C vorheizen und die Springform mit Backpapier auslegen. Den Teig auf dem Boden der Backform verteilen und mit den Fingern festdrücken. An den Rändern etwa 2 cm hochdrücken.

- Eier für den Belag trennen und Eiweiße steif schlagen. Vanilleschoten längs aufschlitzen und das Mark herauskratzen. Eigelbe mit Vanillemark, Quark, Frischkäse, Erythrit und Speisestärke in einer großen Schüssel mit dem Handrührgerät gut verrühren.

- Eiweiß unterheben und die Masse auf dem Kuchenboden verteilen.

- Kuchen ca. 1 Stunde im vorgeheizten Ofen backen. Nach ca. 30 Minuten mit Alufolie abdecken, damit er nicht zu dunkel wird.

Tipp Zu Käsekuchen machen sich Fruchtsaucen wie Himbeer- oder Erdbeersauce oft sehr gut. Natürlich können Sie es hier auch mit ein wenig Granatapfelsirup versuchen.

Kirsch-Quark-Kuchen

Für 8 Stücke/1 Springform Ø 20 cm
20 Min. + 45 Min. Backzeit

400 g entsteinte Sauerkirschen (Glas) • 1 Bio-Zitrone • 3 Eier (M) • 1 Prise Salz • 100 g Kokosblütenzucker • 1 Vanilleschote • ½ TL Zimt • 250 g Ricotta • 100 g Magerquark • 90 g Vollkorn-Dinkelgrieß • Fett für die Form

- Backofen auf 175 °C vorheizen. Sauerkirschen in einem Sieb abtropfen lassen. Zitronenschale abreiben.

- Eier mit Salz, Kokosblütenzucker und 1 EL heißem Wasser mit dem Handrührgerät etwa 3 Minuten zu einer hellen Creme aufschlagen.

- Vanilleschote längs aufschlitzen und das Mark zusammen mit der Zitronenschale und dem Zimt unter die Creme rühren. Ricotta, Magerquark und Grieß ebenfalls kurz unterrühren. Kirschen unterheben.

- Die Springform fetten, den Teig einfüllen und glattstreichen. Im vorgeheizten Backofen etwa 45 Minuten backen.

- Herausnehmen und auf einem Backrost 10 Minuten abkühlen lassen. Dann erst den Springformrand entfernen.

Tipp Wer möchte, bestäubt den Kuchen anschließend mit Puderzucker. Den gibt es auch aus Erythrit. Der Kuchen schmeckt auch mit Beeren wie Himbeeren, Brombeeren oder Heidelbeeren anstelle der Kirschen.

Schokoladen-Cupcakes mit Frischkäsefrosting

Für 6 Stück
⏲ 25 Min. + 35 Min. Backzeit + Kühlzeit über Nacht

Für das Frosting
200 g Cashewkerne • 200 g Frischkäse • 40 ml frisch gepresster Zitronensaft
Für die Cupcakes
175 g Rote Bete • 30 ml Rapsöl plus etwas für die Form • ½ TL Apfelessig • 50 g Zartbitterschokolade (mind. 80 % Kakaogehalt) • 120 g Dinkelmehl • 60 g Rohrzucker • 1 EL ungesüßtes Kakaopulver • 1 TL Backpulver • ½ TL Natron • ½ TL Zimt • 1 Prise Salz • 100 ml Sojadrink

- Die Cashewkerne für das Frosting 30 Minuten in heißem Wasser einweichen, dann das Wasser abgießen. Cashewkerne mit Frischkäse und Zitronensaft im Mixer so lange mixen, bis eine sehr cremige Masse entsteht. Anschließend in einen Spritzbeutel füllen und über Nacht in den Kühlschrank stellen.

- Am nächsten Tag den Backofen auf 180 °C vorheizen. Rote Bete schälen, grob zerkleinern und mit Öl und Apfelessig im Mixer fein pürieren. Schokolade im Wasserbad schmelzen und unter die Rote-Bete-Mischung rühren.

- Mehl, Zucker, Kakaopulver, Backpulver, Natron, Zimt und Salz in einer Rührschüssel mischen. Die Rote-Bete-Mischung und den Sojadrink hinzugeben und glattrühren.

- Ein 6er-Muffinblech gut einölen, jeweils 3 EL Teig hineingeben und ca. 20 Minuten backen.

- Die Cupcakes aus dem Ofen nehmen und auskühlen lassen. Anschließend mit dem Frosting garnieren.

Himbeer-Sahne-Torte

Für 8 Stücke/1 Springform Ø 20 cm
⏲ 35 Min. + Abkühlzeit über Nacht

Für den Boden
100 g gemahlene Mandeln • 100 g gehackte Mandeln • 50 g weiche Butter • 1 Ei (M) • Zimt • 1 Prise Salz
Für die Creme
200 g Sahne • 20 g Erythrit • 100 g Crème fraîche • 100 g Schmand • 1 Spritzer frisch gepresster Zitronensaft
Für den Belag
200 g Himbeeren (frisch oder TK) • 10 g Erythrit

- TK-Himbeeren für den Belag auftauen lassen. Für den Boden alle Zutaten mit dem Handrührgerät verrühren. Backofen auf 175 °C vorheizen und die Springform mit Backpapier auslegen. Teig auf dem Boden der Backform verteilen und mit den Fingern festdrücken. Teig im vorgeheizten Backofen in ca. 20 Minuten goldbraun backen, dann herausnehmen und abkühlen lassen.

- In der Zwischenzeit die Sahne für die Creme mit dem Erythrit steif schlagen. Crème fraîche, Schmand und Zitronensaft unterheben.

- Creme auf dem gebackenen Boden verteilen und über Nacht im Kühlschrank fest werden lassen. Himbeeren mit Erythrit mischen und auf dem Kuchen verteilen.

Nährstoff on top Statt der Sahne Sojacreme verwenden.

Tipp Schmeckt mit jeder Beerensorte gut, wie Erdbeeren, Heidelbeeren, Stachelbeeren, Johannisbeeren oder einer Beerenmischung.

Service

Literatur

Bayrisches Landesamt für Gesundheit und Lebensmittelsicherheit. Basis: 1205 konventionelle und 505 Bio-Sojaprodukte in den Jahren 2004 bis 2008. https://www.lgl.bayern.de/lebensmittel/technologien/gentechnik/ue_2008_gv_mais_soja.htm (entnommen am 03.12.2020)

Brøndum-Jacobson P. et al. 25-hydroxyvitamin d levels and risk of ischemic heart disease, myocardial infarction and early death. Arterioscler Thromb Vasc Biol. 2012 Nov; 32(11): 2794–802.

Buck K et al. Serum Enterolactone and Prognosis of Postmenopausal Breast Cancer. J Clin Oncol 2011; 29 (28): 3730–8.

Chang-Claude J, Hermann S, Eilber U, Steindorf K. Lifestyle determinants and mortality in German vegetarians and health-conscious persons: results of a 21-year follow-up. Cancer Epidemiol Biomarkers Prev. 2005; 14(4): 963–968.

Cooper R et al. Medicinal benefits of green tea: part II. review of anticancer properties. J Altern Complement Med. 2005 Aug; 11(4): 639–52.

de la Rubia Ortí JE, García-Pardo MP, Drehmer E, et al. Improvement of Main Cognitive Functions in Patients with Alzheimer's Disease after Treatment with Coconut Oil Enriched Mediterranean Diet: A Pilot Study. J Alzheimers Dis. 2018; 65(2): 577–587.

Depommier C, Everard A, Druart C, et al. Supplementation with Akkermansia muciniphila in overweight and obese human volunteers: a proof-of-concept exploratory study. Nat Med. 2019; 25(7): 1096–1103.

Feldmann D et al. The role of Fit D in reducing cancer risk and progression. Nat Rev Cancer. 2014 May; 14 (5): 342–57.

Fowke JH et al. Brassica vegetable consumption shifts estrogen metabolism in healthy postmenopausal women. Cancer Epidemiol Biomarkers Prev. 2000 Aug; 9 (8): 773–9.

Heidt T, Sager HB, Courties G, et al. Chronic variable stress activates hematopoietic stem cells. Nat Med. 2014; 20(7): 754–758.

Hemmelmann C, Brose S, Vens M et al. Perzentilen des Body-Mass-Index auch für 18- bis 80-Jährige? Daten der Nationalen Verzehrsstudie II. DMW – Deutsche Medizinische Wochenschrift 2010; 135(17): 848–852.

Katz E, Nisani S, Chamovitz DA. Indole-3-carbinol: a plant hormone combatting cancer. F1000Res. 2018;7:F1000 Faculty Rev-689. Published 2018 Jun 1.

Mischley LK, Lau RC, Bennett RD. Role of Diet and Nutritional Supplements in Parkinson's Disease Progression. Oxid Med Cell Longev. 2017; 6405278.

Poole R, Kennedy OJ, Roderick P, Fallowfield JA, Hayes PC, Parkes J. Coffee consumption and health: umbrella review of meta-analyses of multiple health outcomes [published correction appears in BMJ. 2018 Jan 12; 360: k194]. BMJ. 2017; 359: j5024. Published 2017 Nov 22.

Shu XO, Zheng Y, Cai H, et al. Soy food intake and breast cancer survival. JAMA. 2009; 302(22):2437–2443.

Sperling S, Zander U, Lankreijer K. Yoga für die Hormon-Balance. TRIAS Verlag 2020.

Thomson CA et al. Vegetable intake is associated with reduced breast cancer recurrence in tamoxifen users: a secondary analysis from the Women's Healthy Eating and Living Study. Breast Cancer Res Treat. 2011 Jan; 125 (2): 519–27. doi: 10.1007/s10549-010-1014–9.

Zhao TT, Jin F, Li JG, et al. Dietary isoflavones or isoflavone-rich food intake and breast cancer risk: A meta-analysis of prospective cohort studies. Clin Nutr. 2019; 38(1): 136–145.

Stichwortverzeichnis

Rezeptregister

Bibliografische Information der Deutschen Nationalbibliothek
Die Deutsche Nationalbibliothek verzeichnet diese Publikation in der Deutschen Nationalbibliografie; detaillierte bibliografische Daten sind im Internet über http://dnb.d-nb.de abrufbar.

Programmplanung: Uta Spieldiener
Projektmanagement: Annalena Müller
Redaktion: Sabine Klonk, Stuttgart
Bildredaktion: Christoph Frick, Caroline Merdian

Umschlaggestaltung und Layout:
CYCLUS · Visuelle Kommunikation, Stuttgart

Bildnachweis:
Umschlagfoto und Bild S. 3:
Rogge & Jankovic, Köln
Fotos im Innenteil: Meike Bergmann, Berlin
Zeichnungen (außer S. 13): Grafikbüro Schaaf, Bellheim

MIX
Papier | Fördert gute Waldnutzung
FSC® C008457

1. Auflage 2021

TRIAS Verlag in Georg Thieme Verlag KG
Rüdigerstraße 14, 70469 Stuttgart, Germany
www.trias-verlag.de

Printed in Germany

Satz und Repro: Fotosatz Buck, Kumhausen
Gesetzt in Adobe Indesign CS6
Druck: AZ Druck und Datentechnik GmbH, Kempten

Gedruckt auf chlorfrei gebleichtem Papier

ISBN 978-3-432-11202-2 3 4 5 6

Auch erhältlich als E-Book:
eISBN (ePub) 978-3-432-11203-9